Moritz Bayer

Das „Showrooming"-Verhalten von Konsumenten im deutschen Arzneimittel- und Apothekenmarkt

Ursachen, Ausprägungen
und strategische Handlungsempfehlungen für die
operative Apothekenführung

SCHRIFTENREIHE MASTERSTUDIENGANG CONSUMER HEALTH CARE

herausgegeben von Prof. Dr. Marion Schaefer

ISSN 1869-6627

17 *Beate Kern*
Arzneimittel für seltene Erkrankungen:
Evidenzlevel der Wirksamkeitsstudien, Frühe Nutzenbewertung und Preisentwicklung in Deutschland
ISBN 978-3-8382-0762-9

18 *Heike Dally*
Anforderungen an das Design klinischer Studien in der Onkologie nach Einführung der frühen Nutzenbewertung
ISBN 978-3-8382-0933-3

19 *Malena Johannes*
Big Data for Big Pharma
An Accelerator for The Research and Development Engine?
ISBN 978-3-8382-0942-5

20 *Christian Keinki*
Informationsbroschüren für Krebspatienten
Eine empfehlenswerte Quelle für Ratsuchende?
ISBN 978-3-8382-0920-3

21 *Anne Thoring*
Gesundheits-Applikationen (Apps) von pharmazeutischen Unternehmen und Medizinprodukte-Herstellern
Chancen und Risiken für die Patientenkommunikation
ISBN 978-3-8382-1009-4

22 *Cornelia Wiese*
Frühe Nutzenbewertung von Arzneimitteln aus Sicht der behandelnden Ärzte
ISBN 978-3-8382-0923-4

23 *Raphael Sell*
Arzneimitteltherapiesicherheit aus der Apotheke
Eine Studie zur Medikationsanalyse
ISBN 978-3-8382-1187-9

24 *Moritz Bayer*
Das „Showrooming“-Verhalten von Konsumenten im deutschen Arzneimittel- und Apothekenmarkt
Ursachen, Ausprägungen und strategische Handlungsempfehlungen für die operative Apothekenführung
ISBN 978-3-8382-1160-2

Moritz Bayer

DAS „SHOWROOMING"-VERHALTEN VON KONSUMENTEN IM DEUTSCHEN ARZNEIMITTEL- UND APOTHEKENMARKT

Ursachen, Ausprägungen und strategische Handlungsempfehlungen für die operative Apothekenführung

ibidem-Verlag
Stuttgart

Bibliografische Information der Deutschen Nationalbibliothek
Die Deutsche Nationalbibliothek verzeichnet diese Publikation in der Deutschen Nationalbibliografie; detaillierte bibliografische Daten sind im Internet über http://dnb.d-nb.de abrufbar.

Bibliographic information published by the Deutsche Nationalbibliothek
Die Deutsche Nationalbibliothek lists this publication in the Deutsche Nationalbibliografie; detailed bibliographic data are available in the Internet at http://dnb.d-nb.de.

∞

Gedruckt auf alterungsbeständigem, säurefreien Papier
Printed on acid-free paper

ISBN-13: 978-3-8382-1160-2

Printed in the EU

Danksagung

Die Herausforderung, praxisnah und umfassend zu den vielschichtigen Aspekten rezeptfreier Arznei- und Gesundheitsmittel Stellung zu nehmen und sie in dieser Arbeit zusammenzutragen, verlangte die Unterstützung zahlreicher engagierter Personen.

Diese Studie konnte nur entstehen, weil mir sehr geschätzte, geduldige und fürsorgliche Menschen zur Seite standen. Diesen möchte ich an dieser Stelle danken. Mein größter Dank gilt dabei den Branchenexperten, die diese Studie mit ihren kompetenten Beiträgen bereichert haben. Ihrem Entgegenkommen, sich nach intensiven Arbeitstagen mit Fragestellungen der Apotheke auseinanderzusetzen, gebührt meine besondere Anerkennung.

Auf der universitären Seite möchte ich einen besonderen Dank Frau Prof. Dr. Marion Schaefer, Vorsitzende des Vereins Consumer Health Care und Initiatorin des gleichnamigen postgradualen Masterstudienganges an der Humboldt-Universität zu Berlin aussprechen. Sie hat mir die Selbständigkeit und kreativen Freiraum bei der Konzeption dieser Studie gewährt und in den entscheidenden Phasen mit konstruktiver Unterstützung zur Seite gestanden. Zudem hat Sie mir geholfen, die Thematik zu spezifizieren und mir während meiner Arbeit gute Anregungen zur Gliederung und zu Themeninhalten gegeben.

Zu großem Dank verpflichtet bin ich meiner Frau, die mir die notwendigen Freiräume zugestanden hat, um diese Arbeit vollenden zu können. Sie hat meine Persönlichkeit und mein Engagement im Laufe der letzten Jahre immer wieder herausgefordert, mir zahlreiche verantwortungsvolle Aufgaben abgenommen sowie mich zur Anfertigung dieser umfangreichen Arbeit motiviert. Für die grammatikalische und syntaktische Durchsicht bedanke ich mich herzlich bei meinen Eltern.

Schließlich bedanke ich mich herzlich bei allen Apothekern(innen), pharmazeutisch-technischen Assistenten(innen) (PTA), Pharmazie-praktikanten(innen), PTA-Auszubildenden sowie Pharmaziestudent(innen) und Endverbrauchern, die meine Arbeit durch ihre wertvollen Perspektiven, Anregungen und Einschätzungen im Rahmen der Interviews und Umfragen bereichert und mich dadurch maßgeblich unterstützt haben, den empirischen Teil anfertigen zu können.

Zusammenfassung

Konsumenten zeigen bei der Beschaffung rezeptfreier Arzneimittel sowie in Apotheken erhältlicher Kosmetika und Körperpflegemittel zunehmend ein hybrides multioptionales Kanalkaufverhalten, indem mehrere und unterschiedliche Informations-, Kommunikations- und Transaktionskanäle opportunistisch genutzt werden. Konsumenten suchen demnach stationäre Apotheken ausschließlich zur unentgeltlichen Beratung und zur sensorischen Wahrnehmung von rezeptfreien Präparaten auf und beenden den Einkaufsprozess über einen konkurrierenden Arzneimittel-Versandhändler. Das hier geschilderte Konsumentenverhalten wird mit dem Begriff „Showrooming" beschrieben.

Die Forschungsergebnisse führen das Verhalten auf eine geringe Loyalität zur stationären Apotheke, auf die individuelle *Convenience*-Orientierung sowie auf ein unbefriedigendes Einkaufserlebnis, aber vor allem das steigende Preis-Leistungs-Bewusstsein der Konsumenten zurück. Wahrgenommene Kaufrisiken und Informationsdefizite verstärken den Trend zusätzlich. Durch die Nutzung der Vorzüge konkurrierender Distanzhändler entstehen den stationären Apotheken weitreichende Folgen, die sich in Kaufabbrüchen bemerkbar machen und dadurch finanzielle Einbußen mit sich bringen. Etwa 22 Prozent des gesamten *E-Commerce*-Umsatzes lassen sich auf eine Beratung in der stationären Apotheke zurückführen.

Strategien des pharmazeutischen Personals, sich gegen den aufkommenden Trend zu wehren, sind bisher uneinheitlich und erscheinen wenig effektiv. Entweder werden preisaggressive Angebote offeriert, günstigere Produktalternativen wie Generika vorgeschlagen oder abwartend reagiert. Künftige Maßnahmen zielen auf die Fort- und Weiterbildung und Digitalisierung der im Handverkauf tätigen Mitarbeiter, kombiniert mit einer dynamischen Preisstrategie bei *OTC*- und Freiwahlprodukten und gleichzeitigem Ausbau der Marketingaktivitäten in der Offizin und im Internet, ab.

Um einer Abwanderung der Konsumenten in die Online-Apotheken entgegenzuwirken, könnte eine Transformation von der traditionellen Apotheke vor Ort zu einem *Omni-Channel*-Geschäftsmodell vollzogen werden, um dem Informationsbedürfnis der Kunden zu entsprechen.

Abkürzungsverzeichnis

ABDA	Bundesvereinigung Deutscher Apothekerverbände
ADA	Arbeitgeberverband Deutscher Apotheker
AG	Aktiengesellschaft
AIDA	Attention, Interest, Desire, Action
AMG	Arzneimittelgesetz
AMNOG	Arzneimittelmarktneuordnungsgesetz
AMPreisV	Arzneimittelpreisverordnung
AMVerkRV	Verordnung über apothekenpflichtige und freiverkäufliche Arzneimittel
ApBetrO	Apothekenbetriebsordnung
ApoG	Apothekengesetz
B	Regressionskoeffizient
B&C	Buy and Collect
BAH	Bundesverband der Arzneimittel-Hersteller e.V.
BLE	Bluetooth Low Energy
BM	Bluetooth Marketing
BPI	Bundesverband der Pharmazeutischen Industrie
BRD	Bundesrepublik Deutschland
BT	Bluetooth
C&C	Click & Collect
CAPI	Computer Assisted Personal Interview
CAWI	Computer Aided Web Interview
CHC	Consumer Health Care
CRM	Customer Relationship Management
DAV	Deutscher Apotheken Verlag
DAZ	Deutsche Apothekerzeitung
DIMDI	Deutsches Institut für Medizinische Dokumentation und Information
E-Commerce	Electronic Commerce, Elektronischer Handel
E-Shop	Elektronischer Marktplatz

EAN	European Article Number
EBM	Einheitlicher Bewertungsmaßstab
EC	Electronic Cash
ECC	E-Commerce-Center Köln
EFS	Enterprise Feedback Suite
ESL	Electronic Shelf Labels
EXP	Odds Ratio (Quotenverhältnis)
FAZ	Frankfurter Allgemeine Zeitung
FB	Facebook
FW	Freiwahl
GbR	Gesellschaft bürgerlichen Rechts
GfK	Gesellschaft für Konsumforschung
GH	Pharmazeutischer Großhandel
GKV	Gesetzliche Krankenversicherung
GKV-GMG	Gesundheitsmodernisierungsgesetz
GMS	Gesundheitsmittel Studie
GOÄ	Gebührenordnung für privatärztliche Leistungen
GPS	Global Positioning System
H	Hypothese
HV	Handverkaufstisch
HWG	Heilmittelwerbegesetz
IBM	International Business Machines Corporation
IFA	Informationsstelle für Arzneispezialitäten
IFH	Institut für Handelsforschung
IKT	Informations- und Kommunikations-Technologien
IMS	Institut für medizinische Statistik
KPMG	Klynveld, Peat, Marwick und Goerdeler
LBS	Location Based Services
LED	Light-Emitting Diode
LOGIT	Logistische Regression
M-Payment	Mobile Payment
MOB	Mail Order Business (Versandhandel)

MS	Microsoft
NFC	Near Field Communication
OHG	Offene Handelsgesellschaft
OOS	Out of Stock
OPAC	Online-Katalog der Universitätsbibliothek
OPP	Object Push Profile
OTC	Over the counter
P&I	Plan & Impuls
PC	Personal Computer
PCK	Packungen
PDA	Personal Digital Assistant
<PEC	Personal Care
PKA	Pharmazeutisch-kaufmännische(r) Assistent(in)
PM	Proximity Marketing
POP	Point of Purchase
POS	Point of Sale
PTA	Pharmazeutisch-technische(r) Assistent(in)
PWC	Price Waterhouse Coopers
PZ	Pharmazeutische Zeitung
PZN	Pharmazentralnummer
QR	Quick Response
R&C	Reserve and Collect
RFID	Radio-Frequency Identification
RFS	Riesenfaltschachtel
ROPO	Research Online, Purchase Offline
Rx	Verschreibungspflichtiges Arzneimittel
S-O-R-Modell	Stimulus-Organismus-Response-Modell
S-R-Modell	Stimulus-Response-Modell
SDD	Same Day Delivery
SEA	Search Engine Advertising
SEM	Search Engine Marketing
SEO	Search Engine Optimization

SPSS	Statistical Package for the Social Sciences
SW	Sichtwahl
Tab	Tabelle
TNS	Taylor Nelson Sofres
TV	Television
VH	Versandhandel
Vj	Vorjahr
VR	Virtual Reality
WDR	Westdeutscher Rundfunk
WIWO	Wirtschaftswoche
WKZ	Werbekostenzuschuss
WLAN	Wireless Local Area Network
WUV	Werben und Verkaufen
XLSTAT	Excel Statistik (Software Add-In für Microsoft Excel)
YTD	Year to date

Inhaltsverzeichnis

1 Einleitung

Das Informations- und Kaufverhalten von Konsumenten, aber auch die Handelslandschaft haben sich in den letzten Jahren dynamisch gewandelt. Als ausgewählte Kennzeichen eines grundlegenden Strukturwandels sind dabei Filialisierung, Vertikalisierung und der wachsende Online-Handel zu nennen.[1] Konzentrierte sich früher der Kauf von zahlreichen Produkten noch ausschließlich auf stationäre Betriebsformen, haben sich inzwischen alternative Einkaufskanäle wie Katalog, Telefon oder Marktplätze im Internet etabliert.[2] Die gebotene Multioptionalität an Informations- und Kaufkanälen führt schon jetzt dazu, dass das Entscheidungsverhalten von Konsumenten im Rahmen des gesamten Kaufprozesses zunehmend kanalübergreifendend stattfindet. Es lässt sich als durchweg mehrdimensional, inkonsistent und divergierend beschreiben: Konsumenten zeigen bereits in zahlreichen Branchen zur Beschaffung von präferierten Produkten verschiedener Kategorien zunehmend ein hybrides inkonsistentes Informations- und Kaufverhalten, indem mehrere und unterschiedliche Kommunikations- und Transaktionskanäle flexibel genutzt und kombiniert werden.[3]

Aktuell bestimmen unterschiedliche Distributionskanäle (*Multi-Channel*) über zahlreiche Branchen hinweg den Weg zum Kunden.[4] Demzufolge beanspruchen nur noch wenige Konsumenten das Leistungsangebot von Unternehmen über lediglich einen Absatzkanal; der Bezug von Produkten ist immer häufiger durch den simultanen Einsatz traditioneller und innovativer Informations- und Transaktionskanäle (*Mono-Channel*) gekennzeichnet.[5] Vorrangig vertikal agierende Händler organisieren den Vertrieb eigener Produkte zunehmend über mehrere Kanäle und werden auch online aktiv, um Kunden vielfältige und umfassende Verknüpfungen zwischen den verschiedenen Kanälen zu ermöglichen.[6] Konsumenten können sich dann unabhängig von Ort und Uhrzeit informieren

---

[1] Vgl. *Institut für Handelsforschung*: Handel im Fokus, 2014, S. 9.

[2] Vgl. *Ehrlich, O.*: Determinanten der Kanalwahl im Multichannel-Kontext, 2011, S. 1.

[3] Vgl. *Liebmann, H.-P.*: Multioptionales Konsumentenverhalten und Marketing, 1998, S. 1.

[4] Vgl. *Heinemann, G.*: Multi-Channel-Handel, 2008, S. 13.

[5] Vgl. *Hetzel, M.*: Die Nutzung des Internets bei extensiven Kaufentscheidungen, 2009, S. 1.

[6] Vgl. *Wilhelm, S.*: Zukunft des Handels, 2012, www.derhandel.de.

sowie bequem Preise und Produkteigenschaften vergleichen.[7] Zusätzlich unterstützen Nutzerbewertungen und Erfahrungsberichte vorheriger Käufer die Kaufentscheidung. Im Zuge dieser Entwicklungen hat auch bereits bei zahlreichen Konsumenten ein entsprechendes Umdenken und Konsumieren gemäß derartiger Konzepte eingesetzt. Entsprechend kann der Online-Handel seit Jahren durch die von der Digitalisierung der Gesellschaft eingeleiteten Veränderungen im Hinblick auf Kundenverhalten und Marktstruktur profitieren.[8] Die wachsende Verbreitung und Nutzung moderner Informations- und Kommunikationstechnologien sowie mobiler Endgeräte (*Smartphones, Handys, Tablets*) hat die Entwicklung des elektronischen Zahlungs- und Warenverkehrs noch weiter beschleunigt.[9] Doch nach wie vor implementiert nur ein geringer Teil der stationären Händler den innovativen Ansatz einer *Multi-Channel*-Strategie, integriert und vernetzt stationäre Offline- und digitale Online-Kanäle vollständig und kann dem Wunsch der Kunden nach *Channel-Hopping* Rechnung tragen.

Das Phänomen der *Multi-Channel*-Nutzung betrifft keinesfalls nur klassische Handelswaren, sondern kann genauso bei rezeptfreien Arzneimitteln und weiteren, in Apotheken erhältlichen Produkten vermutet werden. Diese Entwicklung birgt für Präsenzapotheken mit stationärer Ausrichtung vor dem Hintergrund eines sich parallel wandelnden Konsumentenverhaltens zahlreiche Risiken. Stagnieren die Umsätze der rezeptfreien Arzneimittel in stationären Apotheken weitestgehend, zeichnet sich seit der Versandhandelslegitimation durch den Gesetzgeber im Jahr 2004 auch eine deutliche Wachstumsdynamik bei *over the counter* (*OTC*)-Produkten im Versandhandelsmarkt ab.[10] Der Distanzhandel erwirtschaftet mit rezeptfreien Arzneimitteln in Deutschland inzwischen einen Umsatz von rund 1,3 Milliarden Euro, mit steigender Tendenz.[11] Von der steigenden Akzeptanz und Attraktivität des Internets profitieren lediglich rund zwei Dutzend Apotheken, die in marktrelevantem Umfang Arzneimittel über den Versandweg professionell in den Verkehr bringen.[12] Als Antwort auf die Absatzkrise in stationären Apotheken engagieren sich zudem ausgewählte Online-Apotheken immer intensiver im Vertrieb der Arzneimittel bis an die Schnittstelle zum Kunden, den *Point of Sale* (*PoS*).

---

[7] Vgl. *Bitkom*: Konsumentenverhalten beim Online-Shopping, 2013, S. 4.
[8] Vgl. *Heinemann, G.*: Der neue Online-Handel, 2015, S. 41.
[9] Vgl. *KPMG*: Trends im Handel, 2012, S. 20.
[10] Vgl. *Bitkom:* Medikamente Online, 2016, www.bitkom.org.
[11] Vgl. *Voigt, R.*: Apothekenversandhandel im Kontext, 2015, S. 28.
[12] Vgl. *Kannamüller, G.*: Marktanalyse beleuchtet Online-Apotheken, 2013, S. 28.

Sei es in Form von *Pick-Up*-Konzepten in Drogerieketten oder in der Entscheidung, *TV*-Werbung zu betreiben.[13] Strategien der Apotheken vor Ort, die wegbrechenden Absätze zu kompensieren und sich gegen den Versandhandel zu profilieren, bestehen unter anderem darin, das Angebot noch stärker auf rezeptfreie Arzneimittel und freiverkäufliche Medizinprodukte auszurichten (Intensivierung der Werbeaktivitäten).[14] Zudem soll eine Verbesserung der Beratungsleistungen vor Ort die Kundenbindung fördern.[15] Die Preise rezeptfreier Arzneimittel, die nicht mehr verschreibungsfähig sind, dürfen durch die jeweilige Apotheke frei kalkuliert und festgelegt werden. Dementsprechend kommen Arzneimittelpreise vor Ort ebenfalls in Bewegung und nähern sich dem preisgünstigen Niveau des *Online*-Handels teilweise weiter an.[16]

Vor dem Hintergrund dieser Veränderungen im Konsumentenverhalten stehen Handelsunternehmen mit traditionell stationärer Ausrichtung wie Präsenzapotheken beim Management ihres Sortiments, bei der eigenen Wertschöpfung und ihren Absatzkanälen vor der Herausforderung, dem steigenden Bedürfnis der Konsumenten nach Preistransparenz, Informationsvielfalt und *Convenience* mit neuen Angeboten und Lösungen zu begegnen.[17] Denn Konsumenten entscheiden heute vermehrt nach opportunistischen Gesichtspunkten oder nach persönlichen Präferenzen, ob stationäre Betriebsformen präferiert aufgesucht oder spezifische Bedürfnisse, bevorzugt per Katalog, per Telefon, über Home-Shopping-*TV*-Kanäle, im Internet oder kombiniert, bedient werden sollen.[18] Durch das Informationsdefizit im Onlinehandel, das sich vor allem durch die unzureichende Möglichkeit zur physischen Begutachtung und Beurteilung funktionaler Eigenschaften von Waren im Internet ergibt, fühlen sich Konsumenten beim elektronischen Warenbezug aber oft in ihrer Entscheidungsfähigkeit eingeschränkt.[19] Diese wahrgenommenen Kaufrisiken zeigen Auswirkungen auf das Informations- und Kaufverhalten der Kunden. Denn die zur Verfügung stehenden

---

[13] Vgl. *Müller, A.*: Pick-Aus, 2015, www.apotheke-adhoc.de.
[14] Vgl. *Fingerhut, C.*: Gewinnbringer mit viel Konkurrenz, 2012, S. 48.
[15] Vgl. *Kade, C.*: Apotheker wollen Patienten mehr beraten, 2014, www.abendblatt.de.
[16] Vgl. *Apotheke Adhoc*: Kampfpreise vor Vor-Ort-Apotheken, 2016, www.apotheke-adhoc.de.
[17] Vgl. *Institut für Handelsforschung*: Handel im Fokus, 2014, S. 17.
[18] Vgl. *Witek, M.*: Einkaufen bei Multichannel-Retailern, 2014, S. 91.
[19] Vgl. *Kollmann, T.*: Online-Marketing, 2007, S. 81.

Informations- und Kaufkanäle des Handels werden dann immer häufiger im Rahmen des Einkaufsprozesses genutzt und kombiniert.[20]

Diese Entwicklung belastet möglicherweise auch den stationären Apothekenmarkt. Denn insbesondere der lokal agierende Handel mit vergleichbaren Produkten und hoher Markttransparenz wird von einigen Konsumenten hauptsächlich zur Kaufvorbereitung genutzt und dient dem Onlinehandel oftmals als reine Ausstellungsfläche mit Beratungsfunktion.[21]

Das hier geschilderte Phänomen wird in der gegenwärtigen Praxisliteratur mit dem englischen Begriff „Showrooming" definiert und beschreibt die Absicht von Kunden, favorisierte Waren im Stationärhandel zunächst physisch zu begutachten und darüber hinaus auch Beratungsleistungen in Anspruch zu nehmen. Der anschließende Bezug der in Augenschein genommenen Waren erfolgt jedoch wegen des häufig potenziell niedrigeren Preisniveaus über den konkurrierenden Versandhandel.[22]

Für zahlreiche Unternehmen wie auch für Präsenzapotheken mit noch ausschließlich stationärem Angebot entstehen durch die Abwanderung von Konsumenten in den internetbasierten Distanzhandel weitreichende Nachteile, da die im elektronischen Warenverkehr erzielten Umsätze in der Regel nicht dem gleichen Anbieter zugesprochen werden, bei dem zuvor die Stationärinformation erfolgt ist.[23] Dass dieses Phänomen auch für den Apothekenmarkt an Relevanz gewonnen hat, deutet sich in der Forderung der Bundesvereinigung Deutscher Apothekerverbände (ABDA) an, bisher unentgeltliche Beratungsleistungen des Apothekenpersonals zukünftig honorieren zu lassen.

Diese Forderung erstaunt zwar zunächst angesichts der Verpflichtung des pharmazeutischen Personals, Kunden in Apotheken vor Ort im Sinne des § 20 Apothekenbetriebsordnung (ApBetrO) über Arzneimittel und apothekenpflichtige Medizinprodukte zu beraten.[24] Sie erscheint aber plausibel, da die vertragsärztliche Versorgung ambulante Leistungen wie den persönlichen Arzt-Patienten-Kontakt mit einschließt, der durch den einheitlichen Bewertungsmaßstab (EBM) gegenüber der gesetzlichen Krankenversicherung (GKV) vergütet wird. Werden ärztliche

---

[20] Vgl. *o.V.*: Jedem Dritten fehlt beim Online-Shopping die Beratung, 2013.

[21] Vgl. *o.V.*: Beratung im Laden, Kauf im Internet, 2013, www.faz.net.

[22] Vgl. *TNS Global*: Connected World, 2013, S. 3.

[23] Vgl. *intelliAd*: Showrooming nimmt im stationären Handel zu, 2014, S. 1.

[24] Vgl. *o.V.*: Apotheker wollen Geld für Beratung, 2013, www.wiwo.de.

Leistungen außerhalb der vertragsärztlichen Versorgung erbracht, können diese nach der Gebührenordnung für Ärzte (GOÄ) abgerechnet werden. Daraus lässt sich ableiten, dass Konsumenten „Showrooming" möglicherweise nicht bewusst betreiben, da das Bewusstsein für Vergütungssysteme im Gesundheitssystem nicht ausgeprägt vorhanden ist.

1.1 Zielstellung

Das Phänomen des „Showrooming" ist bisher für den Apothekenmarkt kaum erforscht worden. Zurzeit existiert keine Forschung, die „Showrooming" und Beratungsdiebstahl im Spektrum der Güter untersucht hat, die in Apotheken angeboten werden. Es existieren weder verlässliche Daten über mögliche Einbußen, die dadurch für Apotheken vor Ort entstehen, noch konnten Handlungsempfehlungen für die Apothekenpraxis entwickelt werden.

Das Anliegen der vorliegenden Studie ist es, die unterschiedlichen Forschungslücken zum Stand des „Showrooming"-Phänomens aufzugreifen und eine wissenschaftliche Klärung dieses Praxisthemas vorzunehmen. In dieser Studie soll die Frage bearbeitet werden, in welchem Maße das in anderen Branchen praktizierte Konsumentenverhalten, lokale Handelsformen kaufvorbereitend für Bestellungen im Distanzhandel aufzusuchen, auch in Präsenzapotheken anzutreffen ist. Dabei soll zwischen der Inanspruchnahme von Beratungsleistungen für rezeptfreie Arzneimittel und dem „Showrooming"-Effekt beim Kauf von in Apotheken erhältlicher Kosmetika unterschieden werden. Denn es kann davon ausgegangen werden, dass haptische, optische oder olfaktorische Informationen für den Kauf von Arzneimitteln nicht entscheidend sind, wohingegen Kosmetika vermutlich eher gekauft werden, wenn sie vor Ort angesehen und ausprobiert werden können.

Weiter werden in der vorliegenden Arbeit die Ziele verfolgt, das „Showrooming"-Verhalten und die Facetten des geänderten, vertriebskanalübergreifenden Informations- und Kaufverhaltens der Konsumenten im Apothekenmarkt empirisch abzusichern und zu beschreiben sowie für den stationären Markt der Apotheken geeignete Lösungen daraus abzuleiten. Zum anderen soll die vorliegende Arbeit Erkenntnisse darüber liefern, welche Gegenstrategien das in der Beratung tätige pharmazeutische Personal in Apotheken vor Ort unternehmen und künftig implementieren könnte. Die vorliegende Studie soll damit auch für die praktische Apothekenführung neue Erkenntnisse und praktikable Handlungsempfehlungen liefern.

1.2 Methodik

Das „Showrooming“-Phänomen wurde bisher in der Elektronik-, Textil- und Möbelbranche sowie für den Buch- und Spielwarenhandel nachgewiesen. Durch die Sichtung des derzeitigen Forschungsstandes konnte kein unmittelbarer Nachweis des „Showroomings“ in der Apothekenbranche erbracht werden. Die Bestandsaufnahme des derzeitigen Forschungsstandes zum „Showrooming“ dient zunächst der Konzeptualisierung und Operationalisierung des Konstrukts „Showrooming“. Dazu wurde eine Literaturrecherche mit folgenden Schlagworten „Showrooming“, „Webrooming“, „Beratungsdiebstahl“, „Beratungsklau“ und „ROPO“ im Internet und in den Online-Datenbanken der Universitätsbibliothek (OPAC) durchgeführt.

Durch die Analyse des vorhandenen Datenmaterials konnten die kaufprozessbeeinflussenden Faktoren herausgearbeitet werden, die Konsumenten zwischen dem sofortigen und späteren Besitz favorisierter Produkte abwägen lassen. Die gewonnenen Erkenntnisse bilden das Fundament zur Ableitung der Forschungsfragen und Hypothesen für den Untersuchungsgegenstand der *OTC*-Arzneimittel und apothekenexklusiven Kosmetika in Präsenzapotheken. Zudem konnten zahlreiche Auswirkungen auf den Stationärhandel sowie potenzielle Strategien gegen den „Showrooming“-Trend untersucht werden.

In der Einleitung erfolgt ein kurzer Exkurs in die gegenwärtige Situation des Arzneimittel- und Apothekenmarktes. Darüber hinaus wird auf die Problemstellung der Arbeit eingegangen sowie die Zielsetzung näher thematisiert. Die Vorgehensweise der Untersuchung wird in diesem Kapitel der Arbeit ergänzt. Der Grundlagenteil dieser Arbeit zielt darauf ab, das notwendige theoretische und terminologische Grundgerüst zu errichten. Zunächst werden im Grundlagenkapitel im Abschnitt 2.1 die für diese Arbeit wesentlichen Begriffe definiert, abgegrenzt und erläutert. In Kapitel 2.2 der Arbeit werden in einem zweiten Schritt derzeit geltende apothekenspezifische, juristische Rahmenbedingungen aufgezeigt sowie auf zu berücksichtigende Besonderheiten des Marktes freiverkäuflicher Arzneimittel und in Apotheken erhältlicher Kosmetik hingewiesen. Es folgt eine Analyse der aktuellen Situation des relevanten Apothekenmarktes.

Das zweite Kapitel thematisiert das Verhalten der Konsumenten bei Kaufvorgängen und die Auswahl des entsprechenden Beschaffungskanals. Dazu werden Modelle zur Erfassung des Kaufentscheidungsverhaltens von Konsumenten vor dem Hintergrund erläutert, einen konzeptionellen Bezugsrahmen für die Studie im

Allgemeinen und einen Ausgangspunkt für die Entwicklung des Forschungsmodells für die empirische Arbeit im Besonderen zu schaffen. Daran anschließend erfolgt eine Konzeptualisierung einzelner Kaufphasen, die in der späteren empirischen Untersuchung Beachtung finden. Das Kapitel schließt mit einer kritischen Analyse der Modelle und einer Zusammenfassung.

Kapitel 3 hat anschließend die Entwicklung eines konzeptionellen Bezugsrahmens zum Ziel. An das dritte Kapitel schließt sich in Kapitel 4 der Teil an, welcher die Entwicklung eines empirischen Forschungsdesigns beschreibt. Da zum „Showrooming"-Verhalten von Privatpersonen in deutschen Präsenzapotheken bislang keine Informationen vorliegen, soll die aufgezeigte Forschungslücke durch eine Primärerhebung geschlossen werden. Dazu werden die kaufprozessbeeinflussenden Determinanten strukturiert aufgegriffen und durch die gewonnenen Erkenntnisse aus der Analyse der Kaufentscheidungsmodelle in Kapitel 3.1 ergänzt. Es erfolgt jeweils eine kurze Ausführung zu den in dieser Arbeit eingesetzten Befragungsmethoden und dem Pretest. Zudem werden die methodischen Grundlagen der empirischen Untersuchung dargelegt. Die Untersuchungsmethode wird dabei vorgestellt sowie der Ablauf der Untersuchung präsentiert. Anschließend wird die Datengrundlage, auf der die Auswertungen basieren, erläutert. Daneben wird ein Überblick über das Untersuchungsmodell, das Erhebungsverfahren und die Validität sowie Reliabilität der eingesetzten Messinstrumente gegeben. Daneben wird die soziodemografische Struktur der Stichprobe vorgestellt und mögliche Informationsquellen diskutiert. Darüber hinaus werden die zum Einsatz kommenden statistischen Analyseverfahren erläutert.

In Kapitel 5 werden die zentralen Ergebnise der empirischen Forschungsarbeit vorgestellt. Die Operationalisierungen und die Güteberurteilungen der Konstrukte werden dabei näher thematisiert. Demanch führen die Abschnitte des fünften Kapitels zur abschließenden Beantwortung der zentralen Forschungsfragen und Hypothesen. Die wesentlichen Erkenntnisse der Studie werden abschließend zusammengefasst und Implikationen für die Forschung und auch für die Apothekenpraxis dargelegt. Kapitel 6 beschließt mit einem Fazit und gibt einen Ausblick auf potenzielle Handlungsempfehlungen für die operative Apothekenführung.

2 Begriffliche und konzeptionelle Basis des „Showrooming"

2.1 Terminologische Eingrenzungen

Zum besseren Verständnis der Arbeit werden zunächst die im Titel der Arbeit enthaltenen Begriffe erläutert. Die in der Praxis häufig uneinheitlich verwendeten Begriffe machen eine genaue terminologische Abgrenzung notwendig.

2.1.1 Definition von „Showrooming" im Apothekenkontext

Übergeordnet beschreibt der Begriff ein bestimmtes Informations- und anschließendes Kaufverhalten von Privatpersonen (Konsumenten), findet sich aber bisher in der deutschsprachigen Literatur äußerst selten. Mitunter verwendete deutsche Begriffe wie Beratungsdiebstahl oder Beratungsklau sind dabei nicht analog zu verstehen, da die Informationsbeschaffung der Konsumenten auf lokalen Handelsflächen nicht zwangsläufig die persönliche Interaktion mit dem Verkaufspersonal voraussetzt, sondern auch durch sensorische Prüfung der Produkte erfolgen kann.[25] Denn nach *Pasqua/Elkin* wird „Showrooming" als ein bestimmtes Informationsverhalten von Onlinekäufern definiert, bei denen sich Käufer vor dem Kaufabschluss im Internet in stationären Ladenflächen relevante Produktinformationen durch sensorische, in der Regel haptische Begutachtung von favorisierten Produkten und Inanspruchnahme einer unentgeltlichen Beratungsleistung einholen.[26]

Aus Sicht des Handels erfolgt beim „Showrooming" eine Warenpräsentation und Beratung durch das Verkaufspersonal, aus der kein Kauf als Abschluss des Beratungsgesprächs resultiert.[27] Demnach suchen Kunden, mehr oder weniger bewusst, stationäre Apotheken zur Information und Prüfung von präferierten Waren und Dienstleistungen auf, brechen den Kauf aber ab, mitunter sogar sehr abrupt, und beenden den Einkaufsprozess in einer anderen Apotheke oder über einen konkurrierenden Kanal wie den internetbasierten Distanzhandel.

---

[25] Vgl. *Thieme, T.:* Online-Boom im Handel, 2013, http://www.stuttgarter-zeitung.de.
[26] Vgl. *Pasqua, R.*: Mobile Marketing, 2012, S. 324.
[27] Vgl. *Müller-Hagedorn, L.*: Nutzen des Internets für den stationären Einzelhandel, 2002, S. 17.

2.1.2 Abgrenzung des Begriffs Absatzkanal im Multi-Channel-Kontext

Obwohl der *Multi-Channel*-Begriff in der betriebswirtschaftlichen Literatur und Praxis zunehmend inflationär verwendet wird, existiert keine allgemeingültig einheitliche Definition des Ausdrucks.[28] Auch wenn eine grundlegende Klärung der Begriffsinhalte noch aussteht, werden nahezu alle Modelle zur Beschreibung des Einsatzes mehrerer Betriebs- bzw. Vertriebstypen im Rahmen der Distribution von Handelsunternehmen und dessen Weiterentwicklung häufig unter dem Oberbegriff *Multi-Channel*-Handel zusammengefasst.[29] Nachfolgend wird deshalb eine Abgrenzung für den weiteren Verlauf der Arbeit unternommen.

Im Multi-Channel-Kontext werden mehrere Begriffe teilweise synonym verwendet: „mehrgleisiger Vertrieb", „mehrgleisige Distribution", „hybride Verkaufssysteme", „mehrgleisiger Einzelhandel", „Mehrkanalsystem im Einzelhandel", „Mehrkanalhandel", „Mehrkanalsystem", „Mehrwegsystem" oder „Multiple-Channel-System".[30] Zwar beschreiben die Begriffe ganz allgemein die Nutzung mehrerer Bezugskanäle für die Information und Beschaffung von Waren oder Dienstleistungen, vermitteln dabei noch keine genauen Informationen über die kanalspezifischen Funktionen.

Die Begriffe „Multiple Channel Distribution", „Multiple Distribution" oder „hybrides Distributions-system" konkretisieren den Bedeutungsinhalt schon näher, da der Schwerpunkt auf der Distributionsfunktion der Kanäle liegt. Der Begriff des *Multi-Channel-Retailing* ist stark von seinem angloamerikanischen Kontext geprägt. Im deutschen Verständnis wird darunter der Multiple-*Channel-Handel* verstanden, der eine Fokussierung auf den Einzelhandel erkennen lässt, ohne dabei die Art der Distributionskanäle näher zu beschreiben. Entsprechend muss zunächst näher auf den Begriff „Channel" (deutsch: Kanal) eingegangen werden.

Der angloamerikanische „Channel"-Begriff, der aktuell auch häufig in deutschsprachigen Quellen zu finden ist, bezeichnet den Absatzweg eines Einzelhändlers, auf dem potenzielle Endkunden angebotene Waren oder Dienstleistungen vom Hersteller zum Endverbraucher physisch bzw. akquisitorisch erwerben können.[31] Charakteristisch für einen Absatzkanal ist, dass dieser Kunden

---

[28] Vgl. *Ehrlich, O.*: Determinanten der Kanalwahl im Multichannel-Kontext, 2011, S. 13.

[29] Vgl. *Schröder, H.*: Multichannel-Retailing, 2006, S. 1.

[30] Vgl. *Gabler Wirtschaftslexikon*: Multi Channel, 2016, www.wirtschaftslexikon.gabler.de.

[31] Vgl. *Wilke, A.*: Multi-Channel-Marketing, 2015, S. 2.

in allen Phasen eines Kaufprozesses zur Verfügung steht und letztendlich auch neben der kommunikativen Komponente die Option des entgeltlichen Erwerbs beinhaltet.[32] Kanäle, die nur auf Information und Kommunikation ausgerichtet sind, sind damit auszugrenzen.[33]

Fokussierte sich die frühe Distributionspraxis meist nur auf einen Absatzweg (*Single-Channel-Distribution*) stützen sich inzwischen zahlreiche Unternehmen mit der zunehmenden Verbreitung des Internets auf mehrere Absatzwege gleichzeitig (*Multi-Channel-Distribution*). Als *Multi-Channel-Distribution* wird demnach das simultane Angebot eines Händlers über mehrere Absatzkanäle wie stationärer Handel, Internet und Außendienst bezeichnet.[34] Der *Multi-Channel*-Begriff wird dabei häufig synonym mit der Nutzung des Internets als ergänzenden Absatzkanal verwendet. Dennoch handelt es sich bei *Multi-Channel*-Systemen um keine innovative, alleinig auf das Internet zurückzuführende Distributionsform. Denn bereits lange vor dem Aufkommen der modernen Informations- und Kommunikations-Technologien (IKT), haben zahlreiche Unternehmen wie die Conrad Electronic SE, die Saturn online GmbH oder die Parfümerie Douglas GmbH *Multi-Channel*-Strukturen errichtet.[35] Existieren im stationären Bereich (oder in einem anderen Bereich) mehrere Vertriebslinien, z. B. die an den pharmazeutischen Großhändler GEHE angeschlossenen Kooperationsformen wie „gesund leben“ und „docmorris“, ist von *Multi-Channel-Retailing* die Rede. In derartigen Strukturen können Kunden zwischen mehreren Bezugskanälen wählen, z. B. stationäre Apotheke, Katalogversand oder via Online-Shop Wird neben den stationären Geschäften zusätzlich ein elektronischer Absatzkanal betrieben, wird dies eher umgangssprachlich auch als *Click & Mortar* bezeichnet.

Sind die Kanäle vollständig integriert und vernetzt, so dass Konsumenten den Transaktionsprozess auf mehr als einen Kanal verteilen können, z. B. Information im Onlineshop und Kauf im stationären Geschäft (*ROPO*-Effekt = *research online, purchase offline*), spricht man von *Cross Channel Retailing*. Hier werden mindestens zwei dieser Kanäle zur Leistungserbringung und Vermarktung kombiniert, um so die Vorteile der unterschiedlichen Kanäle wahrzunehmen.[36] In der Folge können

---

[32] Auf die einzelnen Phasen wird in Kapitel 3.1 näher eingegangen.

[33] Vgl. *Heinemann, G.*: Cross-Channel-Management, 2011, S. 18.

[34] Vgl. *Hetzel, M.*: Die Nutzung des Internets bei extensiven Kaufentscheidungen, 2009, S. 14.

[35] Vgl. *IBM*: Omnichannel Maturity Index, 2013, www.ibm.com.

[36] Vgl. *Ajando*: Aspekte von Cross-Channel-Strategien, 2016, www.ajando.de.

Kunden während des Kaufprozesses zwischen den Vertriebskanälen wechseln, während die Angebote auf den unterschiedlichen Handelskanälen nicht variieren.

2.2 Regulierungsrahmen für das „Showrooming“ im Apothekenmarkt

Der deutsche Arzneimittel- und Apothekenmarkt ist durch zahlreiche rechtliche Bestimmungen und pharmarelevante Regulierungen des Staates geprägt.[37] Die nachfolgend vorgestellten Regelungen, Gesetze sowie Verordnungen werden im Hinblick auf den Untersuchungsgegenstand auf Bundesebene kurz zusammengefasst. Auf eine Darstellung der Restriktionen auf Landesebene wird wegen fehlender Relevanz für das Ziel der Arbeit verzichtet. Weiter werden Verordnungen, wie die Arzneimittelpreisverordnung (AMPreisV) ausgegrenzt, da diese verschreibungsfreie Arzneimittel nur bedingt betreffen.[38]

Allerdings hat die Reformierung der AMPreisV im Zuge des Gesundheitsmodernisierungsgesetzes (GMG) im Jahr 2004 die Schaffung eines Preiswettbewerbs für *OTC*-Produkte erwirkt.[39] Seitdem können Preise von rezeptfreien Präparaten, ähnlich wie bei Konsumgütern, durch jede Apotheke selbständig gestaltet werden. Eine detaillierte Betrachtung des Heilmittelwerbegesetzes (HWG) ist nicht relevant für das Untersuchungsfeld, da die strengen Vorschriften insbesondere für verschreibungspflichtige ethische Präparate gelten und diese laut § 10 HWG nur gegenüber Fachkreisen beworben werden dürfen.[40]

Nachfolgend werden lediglich diejenigen gesetzliche Restriktionen selektiert betrachtet, die den Absatzkanal und die Besitzverhältnisse einer Apotheke maßgeblich beeinflussen

2.2.1 Apothekengesetz (ApoG)

Das Gesetz über das Apothekenwesen (ApoG) normiert die bundeseinheitliche rechtliche Grundlage für den ordnungsgemäßen Betrieb einer Offizin sowie die Bedingungen zur Leitung von Apotheken[41] ,einschließlich der Ausbildung des

---

[37] Vgl. *Breuer, R.*: Marketingstrategien für Rezeptfreie Arzneimittel, 1999, S. 19.
[38] Vgl. *Drabinski, T.*: Preisbildung von Arzneimitteln, 2008, S. 61.
[39] Vgl. *Schöffski, O.*: Pharmabetriebslehre, 2008, S. 44.
[40] Vgl. *Neudecker, K.*: Apotheken-Marketing, 2001, S. 57.
[41] Vgl. *Pohl, H.-U.*: Gesetzeskunde für Apotheker, 2004, S. 178.

Apothekers.[42] Der Besitz einer Offizin obliegt dabei ausschließlich dem Inhaber der Approbation. Dieser wird durch § 8 ApoG betont, da sich andere Personen nicht am Umsatz oder am Gewinn der Apotheke unmittelbar oder mittelbar beteiligen dürfen.[43] Das ApoG regelt unter anderem die strengen Vorschriften des Fremd- und Mehrbesitzverbotes für Apotheken in Deutschland.

Das Fremdbesitzverbot regelt einerseits, dass Apotheken nur als Einzelhandelsgeschäfte, in Form einer Gesellschaft bürgerlichen Rechts (GbR) oder einer offenen Handelsgesellschaft (OHG) betrieben werden dürfen.[44] Dementsprechend darf eine Betriebserlaubnis ausschließlich approbierten Apothekern zur verantwortungsvollen und qualifizierten Führung des Betriebs erteilt werden. Andererseits dient das Gesetz folglich als Zugangshindernis für kapitalorientierte Gesellschaften zum deutschen Apothekenmarkt.[45] Dieser Einschränkung liegt das Ziel zugrunde, dass nur Personen mit entsprechender pharmazeutischer Hochschulausbildung den gesetzlichen Versorgungsauftrag ordnungsgemäß erfüllen können. Die Interessen des Patienten sollen damit vor die Erzielung von Umsätzen gestellt werden.[46]

Das Mehrbesitzverbot vervollständigt dabei das Fremdbesitzverbot gemäß § 1 Abs. 2, § 2 Abs. 4 ApoG, indem ein Apotheker neben einer Hauptapotheke maximal drei weitere Filialen betreiben darf.[47] Das Gesetz hat zum Ziel, den Apotheker vor branchenfremder Konkurrenz zu schützen und eine Kannibalisierung des Apothekenmarktes durch fremde Anbieter zu verhindern.[48] Filialstrukturen anlog ähnlicher Branchen aufzubauen, ist demnach nicht möglich.

Zudem regelt das Gesetz in § 11a die Voraussetzungen für die Erteilung einer Genehmigung zum Versand von apothekenpflichtigen Arzneimitteln. Damit wird gleichzeitig die juristische Grundlage für den elektronischen Handel mit apothekenpflichtigen Arzneimitteln gelegt. Gemäß § 43 Abs. 1 Satz 1 des Arzneimittelgesetzes (AMG) ist dem Inhaber die Erlaubnis nach § 2 auf Antrag zu

---

[42] In der vorliegenden Arbeit werden geschlechtsneutrale Formulierungen eingesetzt, um die Lesbarkeit der Arbeit zu fördern. Vor dem Hintergrund einer geschlechtergerechten Sprache wird sowohl die weibliche als auch männliche Schreibweise verwendet. Wird nur eine von beiden Formen eingesetzt, ist das jeweils andere Geschlecht ebenfalls miteingeschlossen.

[43] Vgl. *Müller, H.*: Fall des Fremd- und Mehrbesitzverbotes, 2007, www.iww.de.

[44] Vgl. *Dahm, F.-J.*: Rechtshandbuch, 2005, S. 143.

[45] Vgl. *Nellen, O.*: Zukunft der Apotheken in Deutschland, 2008, S. 19.

[46] Vgl. *Herzog, R.*: Filialapotheken, 2004, S. 87.

[47] Vgl. *Nellen, O.*: Zukunft der Apotheken in Deutschland, 2008, S. 17.

[48] Vgl. *Schröder, H.*: Distribution und Handel in Theorie und Praxis, 2009, S. 183.

erteilen, wenn spezifische Anforderungen erfüllt werden. Zu den apothekenpflichtigen Arzneimitteln nach § 11a ApoG gehören auch verschreibungspflichtige Arzneimittel.

2.2.2 Arzneimittelgesetz (AMG)

Das Arzneimittelgesetz (AMG) legt detaillierte Anforderungen an die Ein- und Ausfuhr, Herstellung, Verarbeitung, klinische Prüfung, Zulassung, Überwachung sowie Unbedenklichkeit von Arzneien fest. Das AMG enthält darüber hinaus Rechtsvorschriften zur Sicherheit im Arzneimittelverkehr sowie zur Sicherstellung einer ordnungsgemäßen Arzneimittelversorgung und betont die Qualität sowie die Wirksamkeit der Arzneimittel.[49] Die Grundlagen des Arzneimittelrechts stellen die Voraussetzungen für den Gebrauch von Medikamenten dar.[50]

Das AMG enthält weiter Vorschriften über Umfang, Handel und Vertrieb von Medikamenten, sodass Endverbraucher Arzneimittel ausschließlich über Apotheken erwerben können. Darüber hinaus regelt § 43 AMG, kombiniert mit der Verordnung über apothekenpflichtige und freiverkäufliche Arzneimittel (AMVerkRV), die Apothekenpflicht für verschreibungspflichtige und rezeptfreie Arzneimittel. Resultierend werden das Sortiment einer Offizin und dessen Zugänglichkeit determiniert. Dadurch verleiht der Gesetzgeber dem Apotheker eine Art Monopolstellung, die Bevölkerung mit apothekenüblichen Waren zu versorgen und ihn im Gegenzug vor umfangreichem Wettbewerb zu schützen.[51]

2.2.3 Apothekenbetriebsordnung (ApoBetrO)

Die Apothekenbetriebsordnung (ApoBetrO) beinhaltet einschlägige Vorschriften für den ordnungsgemäßen Betrieb von Apotheken, die sich an den Apothekenleiter und das pharmazeutische Personal der Offizin richten. Der Apothekenleiter ist gemäß § 2 Abs. 2 ApoBetrO dazu verpflichtet, die Apotheke persönlich zu leiten und trägt dabei die gesamte Verantwortung. Zudem bestimmt die ApBetrO die Mindestanforderungen an die Größe, Anzahl, Lage sowie Einrichtung der Apothekenbetriebsräume, um die einwandfreie Herstellung, Prüfung, Lagerung, Kennzeichnung, Verpackung und Inverkehrbringen der Arzneimittel und apothekenüblichen Waren zu gewährleisten. Geregelt ist auch der einzuhaltende

---

[49] Vgl. *Deutsch, E.*: Arzneimittelgesetz, 2006, S. 9.

[50] Vgl. *Baum, U.*: Arzneimittellehre, 2004, S. 2.

[51] Vgl. *Schiedemair, R.:* Gesetzeskunde für Apotheker, 2004, S. 22.

Mindestvorrat an Arzneimitteln in § 15 ApBetrO, der einem durchschnittlichen Bedarf für eine Woche entsprechen muss.[52]

Die ApBetrO enthält eine Vielzahl an Detailregelungen. Nachfolgend werden nur solche Regelungen hervorgehoben, die für die Untersuchung des „Showroomings" relevant sind. Dazu zählen vor allem Dienstleistungsfunktionen wie die Beratung. Denn gemäß § 20 Abs. 1 ApoBetrO hat sowohl der Apotheker sowie das Personal der Offizin die Kunden ordnungsgemäß zu beraten und bei der Abgabe nicht verschreibungspflichtiger Präparate entsprechende Hinweise zur sachgerechten Anwendung und zu den erforderlichen Informationen zu geben. Der Umfang der Beratung umfasst dabei sowohl die Anwendung, Aufbewahrung und Entsorgung des Arzneimittels als auch Hinweise zu potenziellen Neben- oder Wechselwirkungen, die sich aus der Verschreibung selbst oder den Angaben des Patienten oder Kunden ergeben. Grundsätzlich besteht im Rahmen der Arzneimittelabgabe die Pflicht, den Informations- und Beratungsbedarf eines jeden Patienten oder Kunden durch Nachfrage festzustellen.

Nach der Novellierung des § 20 Abs. 3 ApBetrO hat das pharmazeutische Personal in geeigneter Weise darüber hinaus auch über Behandlungsoptionen, Preise der Arzneimittel sowie Verfügbarkeit zu informieren. Im Vergleich zu anderen Branchen ist das im Verkauf tätige pharmazeutische Personal dazu verpflichtet zu beraten, auch wenn kein konkretes Kaufvorhaben der Kunden besteht. Durch die Erteilung einer Informations- und Beratungsbefugnis legitimiert § 20 Abs. 1 ApBetrO den Apothekenleiter, die ihm höchstpersönlich obliegende Beratungspflicht auf anderes pharmazeutisches Personal wie PTA, PTA-Praktikanten, Apothekerassistenten, pharmazeutische Assistenten, Pharmazieingenieure und Apotheken-Assistenten zu übertragen.[53] Die Beratungspflicht gilt gleichermaßen für apothekenpflichtige Medizinprodukte.

Umstritten ist jedoch, ob sich die vorgeschriebene Verpflichtung zur aktiven Beratung auch auf die in der Apotheke angebotenen freiverkäuflichen Arzneimittel erstreckt.[54] Werden dagegen Arzneimittel über den Versand in den Verkehr gebracht, ist gemäß § 17 Abs. 2a Satz 1 Nr. 7 ApBetrO die Beratungspflicht erfüllt, wenn Kunden bei der Bestellung zur Angabe einer Telefonnummer aufgefordert

---

[52] Vgl. *Pohl, H.-U.*: Gesetzeskunde für Apotheker, 2004, S. 45.

[53] Vgl. *o.V.*: ApBetrO, § 3, 2016, www.buzer.de.

[54] Vgl. *Ziegler, J.*: Beratungspflicht bei freiverkäuflichen Arzneimitteln, 2014, S. 34.

werden, unter der Kunden durch das pharmazeutische Personal der Apotheke telefonisch und ohne zusätzliche Gebühren beraten werden können.[55]

Entsprechend werden Apotheken mit Versandhandelslizenz zum Nachteil der ausschließlich stationären Apotheken von der Beratungspflicht befreit. In § 17 Abs. 3 ApBetrO ist weiter festgeschrieben, dass der Betreiber einer Apotheke Arzneimittel, welche der Apothekenpflicht unterliegen, nicht im Wege der Selbstbedienung in den Verkehr bringen darf.[56] Diese Arzneimittel werden als apothekenpflichtig eingestuft, da diese aufgrund ihrer Wirkungen oder Neben- und Wechselwirkungen nach Auffassung des Gesetzgebers oder Herstellers ein hohes Maß an Beratung erfordern.

In der Folge sind diese Präparate nur in der Sichtwahl, d. h. hinter dem Handverkaufstisch (HV) zu platzieren.[57] Zugang zu Arzneimitteln in der Sichtwahl hat ausschließlich das Apothekenpersonal.[58] Kapitel 2.3.1 geht auf diesen Aspekt gesondert ein. Welche Produkte in einer Apotheke neben apothekenpflichtigen Arzneimitteln abgegeben werden dürfen, regelt § 25 ApBetrO. Dieses apothekenübliche Nebensortiment mit gesundheitlichem Bezug wie Mittel zur Körperpflege, Kosmetika und ausgewählte Lebensmittel sowie freiverkäufliche Arzneimittel werden aufgrund ihres geringen gesundheitlichen Risikos als ungefährlich eingestuft und in der Freiwahl zur Selbstbedienung aufbewahrt. Freiverkäufliche rezeptfreie Arzneimittel dürfen auch in apothekenfremden Einzelhandelsgeschäften wie Drogerien, Supermärkten sowie Reformhäusern vertrieben werden.[59]

2.3 Ansätze für „Showrooming" im OTC-Markt

2.3.1 Segmentierung von Arzneimitteln

Gemäß § 2 des AMG sind Arzneimittel Stoffe oder Zubereitungen, die zur Wiederherstellung der Gesundheit und zur Linderung von Krankheiten und deren Symptome bestimmt sind.[60] Arzneimittel sind dabei sowohl Handelsobjekte als auch Mittel zur Anwendung bei Gesundheitsstörungen, dies spiegelt sich auch in den

---

[55] Vgl. *Ziegler, J.*: Beratungspflicht der Versandhändler, 2013, www.pharmazeutische-zeitung.de
[56] Vgl. *Sterzel, A.*: Deregulierung des Arzneimittelvertriebs, 2002, S. 36.
[57] Vgl. *Kunz, A.-R.:* Distributionswege für pharmazeutische Produkte, 2001, S. 212.
[58] Vgl. *Sterzel, A.*: Deregulierung des Arzneimittelvertriebs, 2002, S. 36.
[59] Vgl. *Fischer, D.*: Die Pharmaindustrie, 2009, S. 11.
[60] Vgl. *Fischer, D.*: Die Pharmaindustrie, 2009, S. 150.

jeweiligen gesetzlichen Regelungen wider.[61] Zur Abgrenzung von Teilmärkten im pharmazeutischen Sektor gelten neben dem Rechtsstatus von Arzneimitteln der Erstattungsstatus bzw. die Erstattungsfähigkeit durch die GKV und auch Kriterien wie der gesetzlich vorgeschriebene Absatzkanal.[62]

Die vorliegende Arbeit konzentriert sich auf eine ausgewählte Sparte von Arzneimitteln (vgl. dazu Abbildung 2–1). Grundsätzlich lässt sich das Sortiment einer Offizin durch die Dimension des Haupt- und die des Nebensortimentes differenzieren. Abbildung 2-1 ist zu entnehmen, dass gemäß § 43 AMG zwischen Rx-Präparaten und rezeptfreien *OTC*-Produkten unterschieden wird.[63]

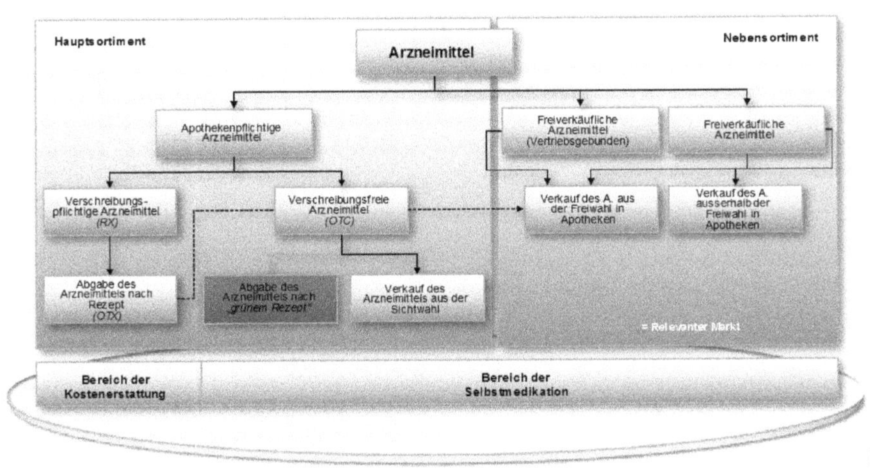

Abbildung 2-1: Differenzierung von Arzneimitteln

Quelle: Eigene Darstellung in Anlehnung an: *Scherm, E.*: Apotheken im veränderten Wettbewerb, 2006, S. 1065.

Darüber hinaus werden freiverkäufliche Arzneimittel nach § 44 Abs. 1 AMG aufgrund ihres geringen gesundheitlichen Risikos als ungefährlich eingestuft und dürfen auch in apothekenfremden Einzelhandelsgeschäften wie Drogerien,

---

61 Vgl. *Herzog, R.*: Filialapotheken, 2004, S. 79.

62 Vgl. *Breuer, R.*: OTC-Marketingmanagement, 2000, S. 5.

63 Vgl. *Müller, M.-C.*: Europäisches Pharmamarketing, 2005, S. 127.

Supermärkten sowie Reformhäusern vertrieben werden.[64] Freiverkäuflichen Arzneimitteln ist eine Platzierung innerhalb einer Offizin in der Freiwahl (Selbstbedienung) gestattet. Diese gehören daher zum Nebensortiment einer Apotheke und sind darüber hinaus i. d. R. apothekenexklusiv. Apothekenpflichtige Präparate sin, wegen ihrer hohen Beratungsintensität und dem ausgehenden Risiko hingegen in der Sichtwahl zu platzieren.[65] Zugang zu Arzneimitteln in der Sichtwahl hat ausschließlich das Apothekenpersonal.[66]

Auch Ärzte können für rezeptfreie Arzneimittel eine Empfehlung aussprechen, indem sie ein grünes Rezept benutzen, im Jahr 2004 eingeführt wurde. Im *OTC*-Markt ist gegenwärtig jede fünfte Verordnung ein grünes Rezept mit einer stark steigenden Tendenz.[67]

2.3.2 Vertriebswege im Arzneimittelmarkt

Traditionell verläuft der Vertriebsweg eines *OTC*-Arzneimittels ausgehend von der pharmazeutischen Industrie über den Großhandel bis hin zur Apotheke oder es gelangt per Direktvertrieb in die Offizin.[68] Hinsichtlich der Wertschöpfungskette bei der Distribution positioniert sich die Apotheke zwangsläufig zwischen Hersteller und Großhandel und dem Endverbraucher (vgl. dazu Abb. 2–2).

Unter einem Direktvertrieb wird allgemein ein Umgehen des pharmazeutischen Großhandels verstanden, d.h. apothekenübliche Waren können so unmittelbar in die Apotheke gelangen.[69] Der Arzneimittelmarkt kennt nicht viele Vertriebswege, da diese durch sozial- und arzneimittelrechtliche Vorgaben definiert werden.[70] Insbesondere besteht kein großer Handlungsrahmen für den Hersteller, wenn es apothekenpflichtige Präparate betrifft.[71] Handelt es sich um freiverkäufliche Präparate, können auch apothekenfremde Einzelhändler, gerade Drogerien, Absatzstätten für den Verkauf sein, wenn dort ein Sachkundenachweis für den Vertrieb dieser Präparate vorliegt.[72]

---

[64] Vgl. *Fischer, D.*: Pharmaindustrie, 2008, S. 11.
[65] Vgl. *Kunz, A.-R.:* Distributionswege für pharmazeutische Produkte, 2001, S. 212.
[66] Vgl. *Sterzel, A.*: Deregulierung des Arzneimittelvertriebs, 2002, S. 36.
[67] Vgl. *Maag, G.*: Grünes Rezept, 2009, S. 23.
[68] Vgl. *Busse, R.*: Management im Gesundheitswesen, 2009, S. 134.
[69] Vgl. *Witzel, R.*: Relationship Marketing in der Industrie, 2008, S. 26.
[70] Vgl. *Hajen, L.*: Gesundheitsökonomie, 2009, S. 212.
[71] Vgl. *Dambacher, E.*: Pharmabetriebslehre, 2008, S. 281.
[72] Vgl. *Beer, M.*: Freiverkäufliche Arzneimittel im Einzelhandel, 2010, S. 91.

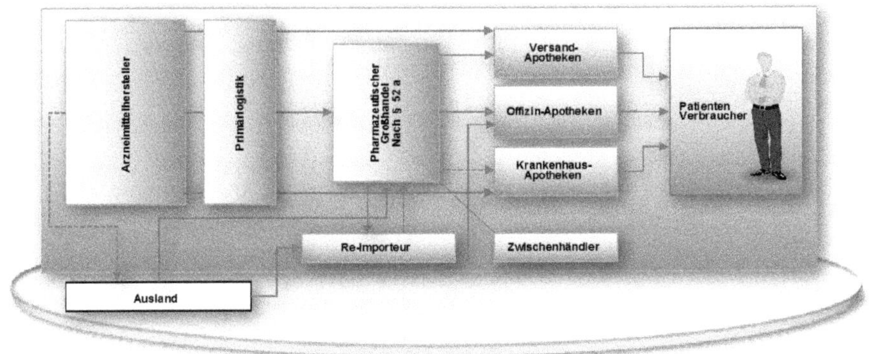

Abbildung 2-2: Wertschöpfungskette der Arzneimitteldistribution

Quelle: Eigene Darstellung, modifiziert nach *Busse, R.*: Management im Gesundheitswesen, 2009, S. 134.

Apotheken nehmen aufgrund ihres gesetzlich fixierten Versorgungsauftrags, eine zentrale Rolle bei der Distribution von Arzneien ein. Der Auftrag des vollversorgenden pharmazeutischen Großhandels (GH) ist dabei die Belieferung von Offizin-, Krankenhaus- und Versandapotheken mit Arzneimitteln und apothekenüblichen Waren.[73] Der GH besitzt in Deutschland einen durchsetzbaren Belieferungsanspruch gegenüber dem Hersteller. Die Entscheidung, auf welchem Weg verschreibungsfreie Präparate in die Apotheke gelangen, obliegt allein dem Apotheker.[74] Eine gesonderte Betrachtung gebührt dabei dem sogenannten Arbitragehandel, worunter ein Parallelimport eines preisattraktiveren identischen Arzneimittels aus dem Ausland durch einen GH verstanden wird.[75] Entsprechende Initiativen einiger Pharmahersteller zum Ausbau des Direktgeschäftes und damit zur stärkeren Kontrolle des Vertriebswegs könnten künftig einen Systemwechsel im Vertrieb von Arzneimitteln einleiten. Resultierend würde der herstellerneutrale GH zum Teil auf erhebliche Volumina verzichten und darüber hinaus eine Funktionswandlung vom Vollversorger zum reinen Logistikdienstleister vollziehen. Als Konsequenz kann der GH nicht länger alle Apotheker in der gleichen

[73] Vgl. *Deloitte*: Der pharmazeutische Großhandel, 2007, S. 5.
[74] Vgl. *Hohmann, C.*: Appell an Apotheker, 2009, S. 14.
[75] Vgl. *Emrich, C.*: Interkulturelles Marketingmanagement, 2007, S. 241.

Servicetiefe auf dem jetzigen Preisniveau bedienen und es käme zu einem veränderten, möglicherweise sogar reduzierten Arzneimittelportfolio in Apotheken.[76]

Dies ist eine Entwicklung, die auch das „Showrooming“ weiter verstärken könnte, wenn das Sortiment vor Ort und im Internet stark variiert. Weitere Abnehmer in der Wertschöpfungskette sind Krankenhausapotheken, Bundeswehrapotheken und Ärzte im Rahmen ihres Praxisbedarfs sowie die GKV. Sie nehmen jedoch eine gesonderte Stellung bei der Abgabe von Arzneien ein und werden wegen fehlender Relevanz für diese Arbeit nicht weiter thematisiert.

2.3.3 Entwicklung der stationären Apotheken in Deutschland

In Deutschland gilt die patientengerechte Versorgung mit Medikamenten nicht zuletzt aufgrund der flächendeckenden Verfügbarkeit, des permanenten Zugangs und der hohen Qualitäts- und Sicherheitsstandards der Arzneimittelabgabe im internationalen Vergleich als beispielhaft.[77] Doch aufgrund der progressiv steigenden Gesundheitsausgaben steht auch der Arzneimittelmarkt hierzulande fortwährend im Fokus gesundheitspolitischer Überlegungen.[78] Seit dem Jahr 1989 greifen Gesetzesänderungen, auf die sich die Marktteilnehmer stets neu einstellen müssen, beinahe im jährlichen Rhythmus in den Arzneimittelmarkt ein.[79] So sollten zuletzt die Kosten der Gesetzlichen Krankenversicherung (GKV) für Arzneimittel durch das am 01. Januar 2011 inkraftgetretene Arzneimittelmarktneuordnungsgesetz (AMNOG) in Milliardenhöhe reduziert werden. Neben Einsparungen bei der pharmazeutischen Industrie haben Änderungen in der Vergütungsstruktur des pharmazeutischen Großhandels (GH) auch den Apothekenmarkt finanziell belastet.[80] Resultierend führt das Regulierungsgeflecht zur Ausgabendämpfung und Qualitätssicherung im Arzneimittel- und Apothekenmarkt dabei nicht nur zu finanziellen Einbußen und einem bürokratischen Mehraufwand im Apothekenbetrieb, sondern auch zu einer Verschlechterung der Versorgungssituation der

[76] Vgl. *Deloitte*: Der pharmazeutische Großhandel, 2007, S. 5.
[77] Vgl. *Schölkopf, M.*: Gesundheitswesen im internationalen Vergleich, 2010, S. 3.
[78] Vgl. *Cassel, D.*: Innovationen im Visier der Kostendämpfungspolitik, 2011, S. 15.
[79] Vgl. *Schersch, S.*: Viele Apotheken in Schwierigkeiten, 2012, S. 44.
[80] Vgl. *Umbach, G.*: Erfolgreich im Pharma-Marketing, 2011, S. 35.

Patienten.[81] Denn durch gesetzgeberische Interventionen wird der Konzentrationsprozess im Apothekenmarkt weiter vorangetrieben. Etwa ein Viertel der hierzulande agierenden Apotheken befindet sich in einer betriebswirtschaftlich schwierigen Situation.[82]

Der bislang dokumentierte Höchststand von Apotheken in Deutschland konnte im Jahr 2008 mit 21.602 Betriebsstätten verzeichnet werden. Nach aktuellen Branchendaten der Bundesvereinigung Deutscher Apothekerverbände (ABDA) aus dem Jahr 2016 wird Deutschlands Arzneimittelversorgung gegenwärtig durch rund 20.249 stationäre Apotheken gewährleistet.[83] Per Saldo haben diese sich gegenüber dem Vorjahr 2015 um 192 Betriebsstätten verringert. Laut ABDA wurden 154 Apotheken neu eröffnet und 346 geschlossen. Die Gesamtzahl der öffentlichen Betriebsstätten erreicht damit den niedrigsten Stand seit dem Jahr 1994 und sinkt beständig weiter.[84] Seit dem Jahr 2009 können Neueröffnungen die Schließungen nicht mehr ausgleichen.

Diese Entwicklung geht auf verschiedene Ursachen zurück: Während in ländlichen Regionen die Anzahl der Arztpraxen rückläufig ist, in der Folge dort weniger Arzneimittel verordnet werden und dadurch die Apothekendichte sinkt, steigt gleichzeitig die Anzahl der in Deutschland registrierten Versandpotheken.[85] Mit der Novellierung des AMG und des ApoG durch das Gesetz zur Modernisierung der gesetzlichen Krankenversicherung (GKV-GMG) wurde das in Deutschland geltende Versandhandelsverbot zum 01.01.2004 aufgehoben. Derzeit besitzen über 3.000 der stationären Apotheken eine behördliche Genehmigung für den Versand von Arzneimitteln. Rund 30 professionell betriebende, industrielle Versandapotheken representieren ungefähr 90 Prozent der erzielten Versandhandelsumsätze. Aussagen der ABDA zufolge, ist die flächendeckende Versorgung der Bevölkerung mit Arzneimitteln derzeit nicht gefährdet.[86]

Die folgende Abbildung verdeutlicht in Kurzform die Entwicklung der Apothekenlandschaft in Deutschland seit dem Jahr 2001. Auf der linken Achse ist die Gesamtzahl der Apotheken, auf der rechten Seite die Anzahl der

---

[81] Vgl. *Grossmann, U.*: Auswirkungen des AMNOG sind gewaltig, 2011, S. 34.
[82] Vgl. *Preißner, M.*: Apothekenschwund, 2016, www.ifhkoeln.de.
[83] Vgl. *Pradel, J.*: Fast 200 Apotheken weniger, 2016, www.apotheke-adhoc.de.
[84] Vgl. *Schersch, S.*: Jeden Werktag eine Apotheke weniger, 2013, S. 12.
[85] Vgl. *Adler, G.*: Ärztemangel und Ärztebedarf in Deutschland, 2011, S. 228.
[86] Vgl. *ABDA*: Jahresbericht, 2016, www.abda.de.

Neueröffnungen (Grün) und Schließungen (Rot) abgebildet. Abbildung 2–3 zeigt auch, dass die Möglichkeit zur Filialisierung regen Zuspruch findet (4.281 Niederlassungen) und inzwischen einen signifikanten Anteil an der Gesamtzahl der Apotheken aufweist (21,14 Prozent). Der Großteil der Hauptapotheken betreibt dabei lediglich eine Filiale.[87]

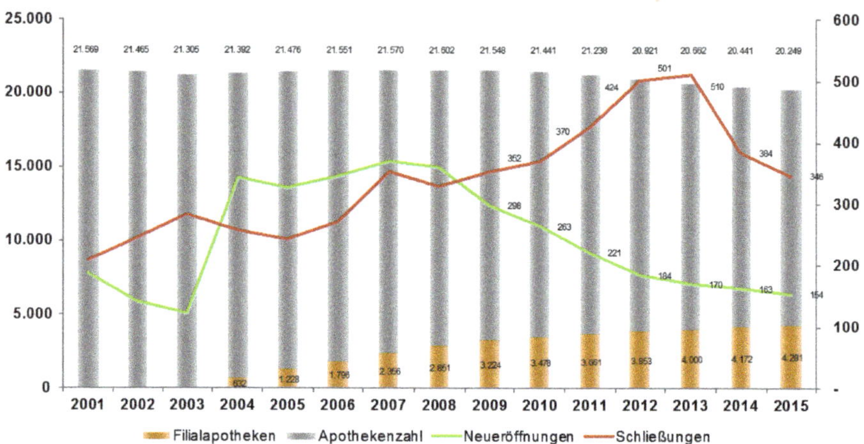

Abbildung 2-3: Entwicklung der Präsenzapotheken in Deutschland

Quelle: Eigene Darstellung basierend auf *ABDA*: Zahlen, Daten, Fakten, 2015.

Das bereits in Kapitel 2.2 erwähnte GMG hat für Apotheker seit dem Jahr 2004 die Möglichkeit geschaffen, neben der Hauptapotheke bis zu drei Filialapotheken zu besitzen. Mit einem Zuwachs von 2,61 Prozent zum Vorjahr konnte die Anzahl der Filialen auf 4.281 Apotheken steigen. Die Vermehrung der Filialapotheken ist zum Teil auf Übernahmen von Einzelapotheken und zum Teil auf Neugründungen zurückzuführen. Einzelapotheken werden häufig mit der Intention übernommen, einen Gebietsschutz vor preisaggressiven Wettbewerbern (Standortsicherung) zu erreichen.[88] Weitere Motive zum Aufbau einer Filialstruktur sind häufig in Aussicht gestellte Wachstumspotenziale, die Nutzung von Synergieeffekten und besondere Übernahmeangebote.[89]

---

[87] Vgl. *Tebroke, E.*: Trend zur Filiale, 2016, www.pharmazeutische-zeitung.de.

[88] Vgl. *ABDA*: Jahresbericht, 2009, S. 38.

[89] Vgl. *Richter, M.*: Gründung will wohlüberlegt sein, 2009, www.pharmazeutische-zeitung.de.

2.3.4 Arzneimittelverbrauch von den Apothekenkunden und Präferenzen beim Erwerb von Arzneimitteln

Den typischen Apothekenkunden gibt es zwar nicht, dennoch haben Apotheken meist mehr ältere als jüngere Kunden. Eine Studie von *Riegl* gibt an, dass das Durchschnittsalter der Apothekenkunden rund 60 Jahre beträgt.[90] Zudem sind 68 Prozent der Apothekenkunden weiblich. Lediglich 32 Prozent befindet sich in einem Anstellungs-bzw. Arbeitsverhältnis. Der Anteil der Kunden, die zu einer bestimmten Apotheke eine hohe Loyalität aufweisen und damit Stammkunden sind, beträgt ca. 44 Prozent.[91]

Angaben des Bundesverbandes der Arzneimittel-Hersteller e. V. (BAH) zufolge verbraucht jeder Bundesbürger durchschnittlich 7,2 Packungen rezeptpflichtige Arzneimittel pro Jahr. Die Pro-Kopf-Ausgaben hierfür belaufen sich auf rund 76,70 Euro pro Jahr pro Person. Das ist eine Veränderung von 5,8 Prozent im Vergleich zu 2013. Knapp 80 Prozent der gekauften *OTC*-Produkte werden zum wiederholten Mal gekauft, mit 66 Prozent überwiegend für den eigenen Bedarf. Die Erfahrung mit dem Produkt ist ein entscheidender Faktor für den Kauf: So begründen 50 Prozent der Käufer von rezeptfreien Arzneimitteln ihre Entscheidung damit, dass das Produkt schon häufig gekauft und angewendet wurde.

Apothekenkunden kaufen rund 2,2 Mal pro Monat in einer Apotheke ein. Alle 2 bis 3 Monate kaufen 68 Prozent der Verbraucher mindestens ein Medikament.[92] Zusätzlich haben Empfehlungen von Apothekern oder Ärzten einen großen Einfluss auf die Kaufentscheidung. Mit 67 Prozent erfolgt der Kauf von *OTC*-Produkten überwiegend konkret geplant, zu Spontankäufen kommt es mit 7 Prozent eher selten.[93] Mit 46,6 Prozent ist das verbrauchte Arzneimittel der Anlass, eine Apotheke für den Wiederholungskauf aufzusuchen.[94] Der Anteil an Personen, die ausschließlich die Präsenz-Apotheke zum Kauf von rezeptfreien Arzneien aufsuchen, beträgt laut der Gesellschaft für Konsumforschung *(GfK)* rund 73

---

[90] Vgl. *Riegl, F.*: Apotheken Novum, 2009, S. 24.

[91] Vgl. *Riegl, F.*: Apotheken Novum, 2009, S. 85.

[92] Vgl. *SEMPORA*: 11. Apothekenmarktstudie, 2014, S. 39.

[93] Die hier getroffenen Aussagen stammen aus eigens für das Unternehmen erhobenen Marktforschungsdaten (Shopper-Insights) durch *Plan & Impuls (P&I)*, München 2014.

[94] Vgl. *GfK*: Medic Scope, 2010, S. 63.

Prozent. Kanalübergreifend kaufen rund 20 Prozent der Konsumenten in Präsenzapotheken und Online-Apotheken ein.[95]

2.4 Entwicklung des für das „Showrooming“ relevanten OTC Arzneimittel- und Apothekenmarktes

Die nachfolgend präsentierten Daten stammen größtenteils aus Erhebungen und Hochrechnungen des Unternehmens *IMS Health*, die einen Großteil der Arzneimittel-Verkaufstransaktionen in Deutschland erfassen.

2.4.1 Rezeptfreie Arznei- und Nichtarzneimittel

Der Markt mit *OTC*- und Rx-Arzneimitteln hat inklusive Versandhandel, im Jahr 2015 einen Gesamtumsatz zu Apothekenverkaufspreisen in Höhe von 52,7 Milliarden Euro erreicht. Dabei sind rund 8 Milliarden Euro den rezeptfreien Arzneimitteln in der Selbstmedikation zu Endverbraucherpreisen zuzuschreiben. Nahezu jedes zweite abgegebene Arzneimittel in deutschen Apotheken ist im Jahr 2015 ein rezeptfreies Arzneimittel, während ihr Anteil am Apothekenumsatz aufgrund des relativ niedrigeren Preisniveaus derzeit lediglich rund 15,3 Prozent beträgt.[96]

Während der Umsatz mit rezeptfreien Arznei- und Gesundheitsmitteln und Kosmetika sowie mit Ernährungs- und Medizinprodukten in Präsenzapotheken seit deren Herausnahme aus der Regelerstattung durch die gesetzliche Krankenversicherung (GKV) im Jahr 2004 weitestgehend stagniert, kann der Versandhandel mit diesen Produktgruppen im Jahr 2015 sowohl nach Umsatz als auch nach Absatz Zuwächse um rund 9 Prozent verzeichnen. Der Versandhandel setzt damit seinen Wachstumskurs der Vorjahre weiter fort.[97] Dabei erzielt der Versandhandel mit 7,1 Prozent höhere Zuwächse als der Markt der stationären Apotheken. Der Versandhandel macht insgesamt 13 Prozent des Gesamtumsatzes bzw. rund 1,3 Milliarden Euro aus. Jedoch sind die im elektronischen Warenverkehr generierten Umsätze möglicherweise nicht auf die alleinige Leistung der Versandhandelsapotheken zurückzuführen. Studien aus anderen Branchen zufolge wird jede zweite im Distanzhandel getätigte Bestellung in lokalen Verkaufsräumen vorbereitet.

---

[95] Vgl. *GfK*: Medic Scope, 2010, S. 153.

[96] Vgl. *IMS HEALTH*: Consumer Health Spotlights, 2016, S. 18.

[97] Vgl. *IMS HEALTH*: Entwicklung des deutschen Pharmamarktes, 2016, S. 23.

Tabelle 2-1 visualisiert die Entwicklungen der jeweiligen *OTC*-Gruppen im Jahr 2015 und zeigt, dass der Anteil der Versandhandelsumsätze zum Teil stark zwischen 6 und 13,5 Prozent variiert. Aus der Tabelle geht auch hervor, dass außer bei den Produkten zur Gewichtsabnahme alle anderen *OTC*-Gruppen einen wachsenden Anteil am Versandhandel aufweisen, wobei Husten- und Erkältungsmittel führend sind.

	OTC-Gruppe	Umsatz Mio €	VH Anteil	+/- % Umsatz z. VJ
	OTC GMS Gesamtmarkt	8.088	13%	7,4%
01	Husten & Erkältungsmittel / Mittel für die Atemwege	1.853	9%	13,5%
02	Schmerzmittel (Muskel & Gelenkschmerzen)	1.266	14%	5,8%
03	Präparate für den Verdauungstrakt	1.129	12%	7,0%
04	Vitamine / Mineralstoffe /Nahrungsergänzungsmittel	865	15%	6,6%
06	Hautmittel	754	11%	4,9%
10	Herz- und Kreislaufmittel	505	19%	0,2%
07	Augenpräparate	353	14%	7,1%
12	Mittel für die Blase und Fortpflanzungsorgane	308	16%	2,8%
18	Verschiedenes	275	16%	19,9%
13	Beruhigungs- und Schlafmittel / Mittel zur Stimmungsaufhellung	250	15%	0,3%
05	Tonika / Geriatrische Mittel /Melissengeist / Immunstimulanzien	187	19%	8,1%
09	Mund- und Zahnbehandlung	92	7%	0,7%
11	Mittel gegen Übelkeit	73	8%	4,9%
17	Entwöhnungsmittel	57	21%	6,5%
14	Produkte zur Gewichtsabnahme	49	36%	-9,3%
97	Alle anderen nicht klassifizierten Präparate	44	6%	11,6%
08	Ohrenpräparate	27	6%	7,1%

Tabelle 2-1: Umsätze rezeptfreier Arznei- und Nichtarzneimittel YTD 12/2015

Quelle: Eigene Darstellung, *IMS Consumer Health*: Spotlights, OTCGMS, BRD-Gesamt, Apotheke (Offizin+VH), Ranking OTC-Gruppen nach Umsatz YTD 12/15, S. 49.

2.4.2 Kosmetik und Körperpflege in der Apotheke

Im Jahr 2015 haben die Apotheken inklusive Versandhandel mit Körperpflege- und Kosmetikprodukten einen Gesamtumsatz von knapp 1,4 Milliarden Euro erzielt. Während die Umsätze (Offizin und Versandhandel) ein Plus von 2,7 Prozent aufweisen konnten, stagnierte im gleichen Zeitraum der Absatz (plus 0,4 Prozent). Der Unterschiede in der prozentualen Entwicklung geht dabei wahrscheinlich auf Preiserhöhungseffekte sowie auf die zunehmende Abgabe von Großpackungen zurück.[98] Das ausgeprägte Umsatzplus des Versandhandels mit 8 Prozent und leichte Wachstum dieses Marktsegmentes in der Offizin von 1,9 Prozent führen insgesamt zu einem Marktwachstum des Körperpflege- und Kosmetikmarktes um 2,7 Prozent.[99] Im gleichen Zeitraum verzeichnet die Offizin einen absatzbezogenen Rückgang von 0,8 Prozent zum Vorjahr. Abweichungen zwischen beiden Vertriebswegen zeigen sich deutlich bei Produkten aus dem Bereich Apothekenkosmetik, die über den Versandhandel um 8 Prozent zulegten, während sie in der Offizin mit leicht wachsender Tendenz (plus 1,9 Prozent) nahezu stagnierten.

Erreichte der Apotheken-Versandhandel mit apothekenexklusiven Körperpflege- und Kosmetikprodukten im Jahr 2010 noch einen Anteil von rund 9 Prozent, sind es, hochgerechnet auf den Daten des letzten Jahres (2014), aktuell 14 Prozent. Tabelle 2.2 gibt einen Überblick über die umsatzstärksten *Personal Care-Gruppen (PEC)* für den Zeitraum Januar bis Dezember 2015.

	PEC-Gruppe	Umsatz Mio €	VH Anteil	+/- % Umsatz z. VJ
	PEC Gesamtmarkt	1.385	14%	2,7%
82	Damenkosmetik	539	12%	3,7%
83	Pflegeprodukte für die Familie	378	13%	6,0%
86	Haarpflege	206	21%	1,2%
85	Körperhygiene	117	15%	0,6%
87	Orale Hygiene	49,8	17%	-11,0%
93	Mundpflegezubehör	36,7	12%	-4,7%
88	Babyhygiene Und -Pflege	21,5	14%	3,4%
90	Schönheitszubehör	12,1	10%	-0,8%
81	Herrenkosmetik	5,8	8%	-7,4%
91	Körperhygienezubehör	5,7	15%	7,3%
80	Düfte	4,9	6%	23,0%
94	Baby-Zubehör	4,4	3%	-9,7%
92	Haarpflegezubehör	2,2	2%	-3,6%
89	Sonstige Kosmetische Körperpflegeprodukte	0,3	19%	2,3%

Tabelle 2-2: Umsätze freiverkäuflicher Apothekenartikel YTD 12/2015

Quelle: Eigene Darstellung, *IMS Consumer Health*: Spotlights, PEC, BRD-Gesamt, Apotheke (Offizin+VH), Ranking OTC-Gruppen nach Umsatz YTD 12/15, S. 49.

[98] Vgl. *ABDA*: OTC-Konkurrenzanalyse, 2004, S. 4.

[99] Vgl. *IMS HEALTH:* Consumer Health Spotlights, 2015, S. 47.

Die beiden größten Warengruppen im Körperpflegemarkt sind Damenkosmetik und Pflegeprodukte. Diese wachsen weiter neben den Haarpflegeprodukten. Die orale Hygiene und das Mundpflegezubehör verzeichneten hingegen Umsatzverluste. Mittel gegen Haarausfall sind vor allem für den Versandhandel bedeutsam, denn 21 Prozent des Umsatzes dieser Produktgruppe werden über den elektronischen Bestellweg abgewickelt.[100]

2.5 Zusammenfassung der Ansätze für das „Showrooming"-Verhalten

Beim „Showrooming" werden vor dem eigentlichen Kaufabschluss im Internet relevante Produktinformationen durch sensorische Begutachtung und Inanspruchnahme einer unentgeltlichen Beratungsleistung im Stationärhandel erlangt und gleichzeitig die Preisvorteile konkurrierender Distanzhändler genutzt. Dem lokalen Handel entstehen dadurch beträchtliche Nachteile, da die im elektronischen Warenverkehr generierten Umsätze meist nicht dem gleichen Anbieter zugutekommen, bei dem zuvor die Produktinformation erfolgt ist.

Bei rezeptfrei erhältlichen Produkten erscheint es sinnvoll, zwischen der Inanspruchnahme von Beratungsleistungen für rezeptfreie Arzneimittel und dem „Showrooming"-Effekt beim Kauf von in Apotheken erhältlichen Kosmetika zu differenzieren. Denn rezeptfreie Arznei- und Gesundheitsmittel sind in der Sichtwahl (SW) hinter dem Handverkaufstisch (HV) für Kunden der Offizin unerreichbar platziert; Artikel des apothekenüblichen Sortiments, so auch Kosmetika, werden dagegen frei zugänglich in der Freiwahl (FW) präsentiert.

Dienstleistungsfunktionen wie die Beratung sind für den stationären Apothekenmarkt gesetzlich vorgeschrieben. Denn gemäß § 20 Abs. 1 ApoBetrO hat sowohl der Apotheker als auch das Personal der Offizin die Kunden ordnungsgemäß zu beraten und bei der Abgabe nicht verschreibungspflichtiger Präparate entsprechende Hinweise zur sachgerechten Anwendung sowie erforderliche Informationen zu geben. Dagegen sind Apotheken mit Versandhandelslizenz von der Beratungspflicht im Internet entbunden -ein Umstand, der auch für „Showrooming" im Apotheken- und Arzneimittelmarkt relevant ist.

Eine Erkenntnis zur Verbesserung des stationären Handels aus anderen Branchen ist, alle angebotenen Distributions- und Informationskanäle zur Leistungserstellung

---

[100] Vgl. *IMS HEALTH*: Consumer Health Spotlights, 2016, S. 43.

und Vermarktung vollständig zu integrieren und zu vernetzen, damit Konsumenten – ohne unter opportunistischen Gesichtspunkten zu handeln – während des Einkaufens zwischen den Vertriebskanälen wechseln zu können. Dies ist jedoch ein Modell, das sich nicht ohne weiteres auf den Arzneimittel- und Apothekenmarkt übertragen lässt. Denn das in Deutschland geltende Regulierungsgeflecht regelt zwar die Besitzverhältnisse einer Apotheke so, dass branchenfremde Wettbewerber keinen Markteintritt vollziehen können, legitimiert jedoch gleichzeitig den elektronischen Handel mit apothekenpflichtigen Arzneimitteln.

Aufgrund des Mehrbesitzverbotes in Deutschland ist es zurzeit nicht möglich, Bestrebungen zur größeren Filialisierung durchzusetzen, um erfolgreich Mehrkanalstrategien zu etablieren. Nicht zuletzt dadurch wird der Konzentrationsprozess der Präsenzapotheken durch gesetzgeberische Interventionen vorangetrieben und verschärft. Zunehmende Marktanteilsverschiebungen zugunsten des Distanzhandels wirken sich zusätzlich negativ auf die Entwicklung der in Deutschland agierenden Apotheken aus. Der Versandhandel mit Arzneimitteln hat inzwischen einen Anteil von insgesamt 13 Prozent des Gesamtumsatzes mit steigender Tendenz erreicht.

Apothekenkunden sind hauptsächlich weiblich und haben das Renteneintrittsalter überschritten. Dementsprechend ist die Mehrzahl der Kunden in der Apotheke nicht mehr in einem Anstellungsverhältnis. Gerade von dieser Gruppe werden rezeptfreie Arzneimittel relativ regelmäßig gekauft (durchschnittlich 7,2 Packungen pro Jahr). Apotheken werden durchschnittlicher 2,2 Mal pro Monat aufgesucht; wobei die Apotheken auch gewechselt werden (niedriger Stammkundenanteil). Die Ausgaben für rezeptfreie Arzneimittel steigen im Vergleich zum Vorjahr.

3 Entwicklung einer Konzeption zur Analyse des „Showrooming"-Verhaltens

Die wissenschaftliche Disziplin der Konsumentenverhaltensforschung zielt auf die Untersuchung der zentralen Bestimmungsfaktoren des Verhaltens von Konsumenten ab.[101] Forschungsschwerpunkt ist dabei häufig die Analyse, wie sich Nachfrager im Rahmen der Kaufentscheidung verhalten, warum sie in den jeweiligen Einkaufssituationen bestimmte Verhaltensweisen verfolgen, welche Beschaffungskanäle bevorzugt werden und wie sich Anbieter dem sich wandelnden Verhalten entsprechend anpassen können.[102] Die dazu erforderlichen Erkenntnisse werden entweder aus der empirischen Verhaltensforschung oder durch eigene Forschungsvorhaben gewonnen.[103] Eine umfassende und unabhängige Analyse des Themenfeldes „Showrooming" im Apothekenmarkt ist bislang noch nicht vorgelegt worden.

Die systematische Untersuchung des individuellen Kaufentscheidungsverhaltens von Privatpersonen stellt eines der Hauptforschungsobjekte des Konsumentenverhaltens dar und ist bereits Gegenstand zahlreicher wissenschaftlicher Publikationen.[104] Nachfolgend sollen aber nur solche Aspekte hervorgehoben und aufgearbeitet werden, die für diese diese Arbeit von Interesse sind, z. B. die für das „Showrooming"-Phänomen wichtigsten theoretischen Ansätze zur Beschreibung und Erklärung von Kaufentscheidungen. Die theoretische Aufarbeitung des Kaufverhaltens von Konsumenten erfolgt dabei aus dem Blickwinkel der Psychologie, um sich auf den Träger der Kaufentscheidung zu fokussieren, den Konsumenten.

3.1 Modelle zur Erfassung des Kaufentscheidungsverhaltens

Zur Erklärung des Kaufentscheidungsverhaltens von Konsumenten existieren in der wissenschaftlichen Fachliteratur zum Konsumentenverhalten zahlreiche Modelle und Ansätze.[105] Diese Modelle verfolgen das Ziel, intrapersonelle Vorgänge

---

101 Vgl. *Krober-Riel, W.*: Konsumentenverhalten, 2013, S. 11.
102 Vgl. *Meffert, H.*: Marketing, 2012, S. 102.
103 Vgl. *Lippod, D.*: Die Marketing-Gleichung, 2012, S. 25.
104 Vgl. *Leemans, H.*: Decision-Making Process, 1991, S. 540.
105 Vgl. *Kroeber-Riel, W.*: Konsumentenverhalten, 2013, S. 464.

zu erfassen. Insbesondere variiert das Ausmaß an Komplexität dabei abhängig von Art und Umfang einbezogener Situations- und Bedingungskonstellationen.[106] Nach *Meffert* wird zwischen Prozessmodellen, welche die verschiedenen Phasen der Kaufentscheidung betrachten, Strukturmodellen wie dem behavioristischen Stimulus-Response-Modell (*S*-*R*-Modell) und dem neobehavioristischem Stimulus-Organismus-Response-Modell (*S*-*O*-*R*-Modell) unterschieden.[107]

Strukturmodelle werden zudem häufig in Partial- und Totalmodelle untergliedert.[108] Nachfolgend werden mit dem neobehavioristischen Konzept des *S*-*O*-*R*-Paradigmas, dem klassischen Phasenmodell der Kaufentscheidung sowie mit dem Modell der Wahl der Einkaufsstätte aus prozessualer Sicht drei Modelle des Kaufentscheidungsverhaltens vorgestellt, die für die Anfertigung des empirischen Teils der vorliegenden Arbeit von besonderer Bedeutung sind, um „Showrooming“ einzordnen.

3.1.1 Stimulus-Organismus-Response-Modell

Die verhaltenswissenschaftliche Theorie des Behaviorismus hat zunächst die Analyse von ausschließlich beobachtbaren und messbaren Größen zum Ziel. Untersuchungsgegenstand ist hier der im Individuum ablaufende psychische Prozess einer verhaltensspezifischen Reaktion (Response) von Individuen auf einen bestimmten Reiz (Stimulus).[109] Prozesse, die im Rahmen der Reizverarbeitung innerhalb des Organismus ablaufen, werden als *Blackbox* betrachtet und aufgrund ihrer Nicht-Beobachtbarkeit bewusst ausgegrenzt.

Neobehavioristische Erklärungsansätze des Kaufentscheidungsverhaltens wie das *S*-*O*-*R*-Paradigma fokussieren dagegen auf die psychischen Vorgänge innerhalb eines Organismus und können damit als Weiterentwicklung bisheriger behavioristischer Verhaltensmodelle betrachtet werden (Abb. 2-1).

---

[106] Vgl. *Meffert, H.*: Marketingforschung und Käuferverhalten, 2013, S. 24.
[107] Vgl. *Meffert, H.*: Marketing, 2012, S. 22.
[108] Vgl. *Bänsch, A.*: Verkaufspsychologie und Verkaufstechnik, 2002, S. 6.
[109] Vgl. *Griese, K.-M.*: Marketing-Grundlagen, 2011, S. 70.

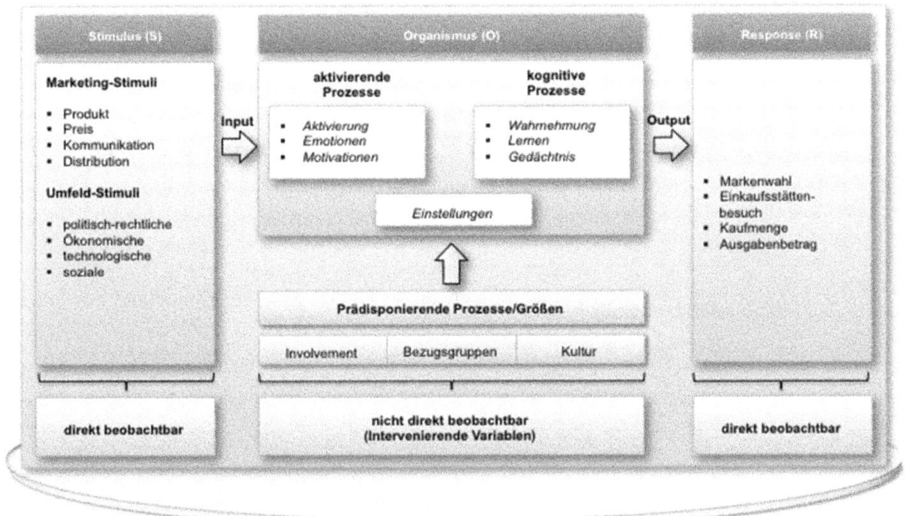

Abbildung 3-1: Neobehavioristisches S-O-R-Modell

Quelle: Eigene Darstellung nach *Kroeber-Riel, A.*: Konsumentenverhalten, 2003, S. 325.

Das *S-O-R*-Modell geht der Frage nach, wie ein beobachtbarer Umfeldreiz-Stimulus (S) auf den Konsumenten bzw. Organismus (O) einwirkt und welche Response (R) der Organismus in der Konsequenz auf den Stimulus zeigt.[110] Die nicht beobachtbaren Interaktionen zwischen Stimulus und Response werden auch als intervenierende Variablen bezeichnet.[111] Dazu zählen vorrangig Anreize wie Motive, Einstellungen, Präferenzen sowie Emotionen, die vom Individuum durch aktivierende und kognitive Prozesse verarbeitet werden. Intervenierende Variablen, die nicht beobachtbar sind dienen dazu, die Analyse psychischer Prozesse zu unterstützen und sind indirekt nur über Indikatoren zu erfassen. Dazu werden theoretische Konstrukte auf aktivierender und kognitiver Ebene des Organismus eingeführt. Aktivierende Prozesse beschreiben Erregungsprozesse, die ein Verhalten auslösen, kognitive Prozesse dagegen meinen Abläufe zur

---

110 Vgl. *Griese, K.-M.*: Marketing-Grundlagen, 2011, S. 70.

111 Vgl. *Schramm-Klein, H.*: Multi-Channel-Retailing, 2013, S. 47.

Informationsverarbeitung, die das Verhalten lenken.[112] Das *S-O-R*-Modell kann demzufolge als Zusammenspiel unabhängiger, intervenierender und abhängiger Variablen bezeichnet werden. Ergebnis (Response) kann eine beobachtbare Handlung wie ein bestimmtes Einkaufs- und Informationsverhalten sein oder die Wahl einer Einkaufsstätte. Das *S-O-R*-Modell soll als strukturgebender Bezugsrahmen für die nachfolgende Untersuchung dienen, da der verhaltensorientierte Ansatz des Modells versucht, Erkenntnisse über Kaufentscheidungsprozesse von Konsumenten zu gewinnen.

3.1.2 Phasenmodell des Kaufprozesses

Die Kaufentscheidung eines Konsumenten ist abhängig von dem Grad der persönlichen Auseinandersetzung mit dem zu kaufenden Produkt, sie ist unterschiedlich komplex und wird von zahlreichen internen und externen Faktoren bestimmt . Da sich die komplexen Prozesse im Organismus in einem empirisch zu überprüfenden Modell nicht darstellen lassen, soll nachfolgend der Stand der Forschung zu den Phasenmodellen des Kaufverhaltens skizziert werden, um dann das „Showrooming“-Verhalten vor dem Erwerb eines Arzneimittels aus prozessualer Sicht zu erarbeiten.

Das Kaufverhalten von Konsumenten wird über den eigentlichen Kaufakt hinaus durch schematische Ablaufschritte als fortwährender Prozess gesehen.[113] Die skizzierten Phasenmodelle untergliedern die Vorgänge des individuellen Kaufentscheidungsverhaltens von Konsumenten in zeitlich aufeinander aufbauende Phasen.[114] Daraus lässt sich ableiten, dass der Kaufprozess schon vor dem eigentlichen Kauf eines Produktes beginnt und damit alle vom Konsumenten durchlaufenden Prozesse vor, während und nach dem Kauf für die umfassende Untersuchung des spezifischen Kaufverhaltens von Konsumenten relevant sind.[115] Die einzelnen Prozessphasen der Kaufentscheidung lassen sich zudem in einzelne Teilentscheidungen untergliedern, die durch den Konsumenten beim Erwerb von Gütern getroffen werden muss: Neben der Wahl der Produktkategorie, der Marke, der Anzahl und des Kaufzeitpunktes können Konsumenten zwischen den

---

112 Vgl. *Beck, A.*: Die Einkaufsstättenwahl von Konsumenten, 2004, S. 6.
113 Vgl. *Solomon, M.*: Konsumentenverhalten, 2012, S. 23.
114 Vgl. *Musiol, G.*: Kundenbindung, 2009, S. 44.
115 Vgl. *Prauschke, D.*: Attraktivität herstellerinitiierter Kundenbindungsprogramme, 2008, S. 37.

unterschiedlichen Beschaffungskanälen wie dem Stationär- und dem Onlinehandel sowie Mischformenen wählen.[116]

Welche Schritte Konsumenten im Zuge des Kaufentscheidungsprozess tatsächlich durchlaufen, entzieht sich der empirischen Beobachtungsmöglichkeit. Messbar sind von außen lediglich auf Individuen einwirkende Reize (Inputvariablen), die zu einer Reaktion des im Zentrum der Beobachtung stehenden Individuums führen, deren Reaktionen als Outputvariablen beschrieben werden.[117] Die in der Literatur vorzufindenden schematischen Ablaufschritte der Kaufentscheidung unterscheiden sich dabei lediglich im Hinblick auf die Aufteilung und Bezeichnung der einzelnen Kaufphasen.[118] Der folgende Standardablauf gilt in der Literatur als weitverbreitet und ist in Abbildung 3-2. dargestellt.[119]

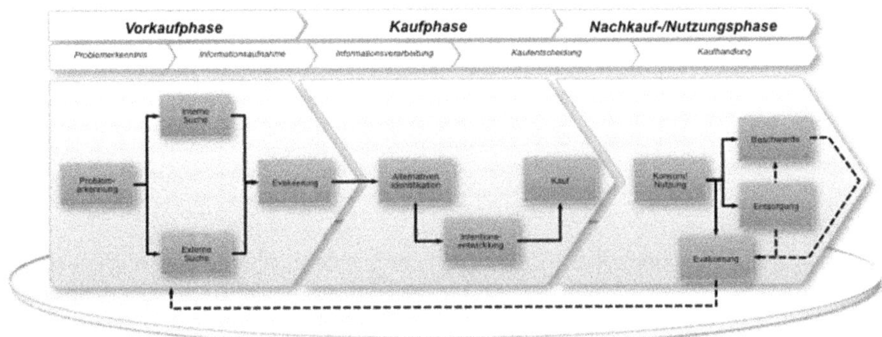

Abbildung 3-2: Phasen eines extensiven Kaufentscheidungsprozesses

Quelle: Eigene Darstellung modifiziert nach *Kuß, A.*: Käuferverhalten, 1991, S. 29.

Grundsätzlich wählen die Autoren zwischen fünf und sieben Phasen zur Benennung der einzelnen Kaufprozessphasen. Auf die zahlreichen in der Literatur anzutreffenden Modelle soll hier nicht vertieft eingegangen werden. Nachfolgend soll hier lediglich ein für diese Arbeit relevantes Modell vorgestellt werden, das in der Konstruktion des empirischen Forschungsdesigns Anwendung findet und die

116 Vgl. *Wirtz, B.-W.*: Handbuch Multi-Channel-Marketing, 2013, S. 279.

117 Vgl. *Weise, C.*: Hersteller- und Handelsmarken im Kaufentscheidungsprozess, 2008, S. 58.

118 Vgl. *Hetzel, M.*: Die Nutzung des Internets bei extensiven Kaufentscheidungen, 2009, S. 59.

119 Vgl. *Kotler, P.*: Marketing-Management, 2007, S. 296ff.

Prozessphasen kurz erläutert. Das hier dargestellte Modell vereinfacht die Prozessabschnitte der Kaufentscheidung stark.[120] Die Einteilung der Prozessabschnitte orientiert sich dabei an den Phasen einer extensiven Kaufentscheidung.[121]

Das Phasenmodell mit fünf aufeinanderfolgenden Phasen nach *Engel*, *Kollat* und *Blackwell* (Abb. 3-2) dient als Grundlage für die weitere Konzeption des „Showrooming"-Kaufentscheidungs-prozesses im Bereich rezeptfreier Arzneimittel.[122] Die Darstellung beschreibt den extensiven Kaufentscheidungsprozess und dient der strukturierten Veranschaulichung der jeweiligen Kaufprozessphasen, die auch für die Analyse des Schowrooming-Phänomens relevant sind. Für die Untersuchung des multioptionalen „Showrooming"-Kaufverhaltens soll an dieser Stelle festgehalten werden, dass innerhalb der einzelnen Prozessphasen der Kaufentscheidung Konsumenten zwischen den unterschiedlichen Beschaffungskanälen wie Präsenzapotheke, Distanzhandel und Mischformen wählen können.[123] Nachfolgend werden die einzelnen Kaufprozessphasen mit dem Ziel konzeptionalisiert, das „Showrooming"-Verhalten in den entsprechenden Phasen theoretisch fundiert einzuordnen. *Foscht/Swoboda* unterteilen die Phasen des Kaufentscheidungsprozess dazu in die fünf Schritte, auf die nachfolgend näher eingegangen wird.

3.1.2.1 Bedarfserkennung

Die Phase der Bedarfserkennung oder Problemerkenntnis bildet den Ausgangspunkt eines jeden Kaufentscheidungsprozess.[124] Der Kaufentscheidungsprozess von Konsumenten setzt in einem ersten Schritt eine interne oder externe Stimulation voraus, um einen angestrebten Zustand oder eine Empfindung zu erreichen. Die Diskrepanz zwischen dem tatsächlichen Zustand und einem Wunschzustand beziehungsweise ein nicht oder nur mangelhaft gedecktes Bedürfnis ist häufig Auslöser dieser Stimulation.[125] Hervorgerufen werden kann dieser Zustand durch innere oder äußere Reize. Exemplarisch für die vorliegende Arbeit kann für einen inneren Reiz ein auftretendes Symptom gesundheitlicher

---

120 Vgl. *Weise, C.*: Hersteller- und Handelsmarken im Kaufentscheidungsprozess, 2008, S. 58.
121 Vgl. *Foscht, B.*: Käuferverhalten, 2005, S. 31.
122 Vgl. *Engel, J.-F.*: Consumer Behavior, 1968, S. 70.
123 Vgl. *Wirtz, B.-W.*: Handbuch Multi-Channel-Marketing, 279.
124 Vgl. *Gerdes, S.*: Auswirkungen von Breitband auf das Kaufverhalten, 2003, S. 122.
125 Vgl. *Kotler, P.*: Grundlagen des Marketings, 2011, S. 344.

Beschwerden genannt werden. Äußere Reize können durch ärztliche Diagnosen hervorgerufen werden oder auch Werbeanzeigen z. B. für Kosmetika.[126]

3.1.2.2 Informationssuche

An die Phase der Bedarfserkennung schließt sich die Phase der Informationsbeschaffung an.[127] Die Phase der Informationssuche stellt für die Analyse des „Showrooming" einen besonders wichtigen Prozessabschnitt dar. Denn in dieser Phase setzt sich der Konsument mit den am Markt erhältlichen Produkten und der Wahl des Einkaufskanals sowie der Einkaufsstätte aktiv auseinander.[128] Sie zeichnet sich durch ein hohes Aufmerksamkeitsniveau aus, da Konsumenten favorisierte Produkte oder Dienstleistungen bestimmter Hersteller analysieren. Zudem werden zur Minimierung des wahrgenommenen Kaufrisikos sowie zur Beurteilung des Angebots zugängliche Informationsquellen wie Vergleichsportale, Fachbücher und -zeitschriften herangezogen. Sind keine persönlichen Produkterfahrungen vorhanden, können zusätzliche Referenzen durch Freunde oder Familienmitglieder sowie Apotheker und Ärzte erlangt werden.[129]

3.1.2.3 Bewertung von Alternativen

In dieser Phase sind Konsumenten bestrebt, favorisierte Produkte den individuellen Ausprägungen entsprechend nach dem Grad der Bedürfnisbefriedigung auszuwählen. Die Alternativenbewertung erfolgt dabei auf der Basis der in der Phase der Informationssuche gesammelten Informationen. Die spezifischen Attribute der Angebote werden dabei verglichen und individuell unterschiedliche Nutzenwerte zugeordnet. Ambivalenzen und Unsicherheiten sind charakteristisch für die Prozessphase der Alternativenbewertung.[130]

3.1.2.4 Kaufentscheidung

Die in der Phase der Alternativenbewertung gebildeten Einstellungen zu den einzelnen Produktalternativen gehen in diesem Schritt in eine Kaufentscheidung über und werden durch die Realisierung der Kaufhandlung abgeschlossen.[131]

---

[126] Vgl. *Runia, P.*: Marketing, 2011, S. 47.

[127] Vgl. *Weise, C.*: Hersteller- und Handelsmarken im Kaufentscheidungsprozess, 2008, S. 59.

[128] Vgl. *Griesse, K.-M.*: Marketing-Grundlagen, 2001, S. 68.

[129] Vgl. *Broeckelmann, P.*: Konsumentenentscheidungen Im Mobile Commerce, 2002, S. 17.

[130] Vgl. *Broeckelmann, P.*: Konsumentenentscheidungen Im Mobile Commerce, 2002, S. 17.

[131] Vgl. *Broeckelmann, P.*: Konsumentenentscheidungen Im Mobile Commerce, 2002, S. 18.

Dennoch können externe Faktoren die Kaufentscheidung weiterhin beeinflussen. So können sowohl Dritte die Entscheidungen bewusst in eine abweichende Richtung lenken als auch unvorhersehbare Faktoren die Kaufentscheidung verändern. Dies kann der Fall sein, wenn z.B. in der Kaufsituation präferierte Produkte ausverkauft sind oder plötzlich widersprüchliche Informationen ins Bewußtsein gelangen.[132]

3.1.2.5 Verhalten nach dem Kauf

In der Regel stellt sich nach dem Kauf des präferierten Produkts oder einer in Anspruch genommenen Dienstleistung eine Bedürfnisbefriedigung ein. Doch kann auch Unzufriedenheit oder gar Begeisterung empfunden werden.

3.1.3 Prozess der Einkaufsstättenwahl

Der Begriff der Einkaufsstättenwahl beschreibt zunächst den Entschluss von Nachfragern für einen bestimmten Betriebstyp und unter räumlichen Gesichtspunkten für eine gewisse Verkaufsstelle. Unter Einkaufsstätten werden demnach diejenigen Orte verstanden, an denen der Konsument Informationen einholen und Waren und Dienstleistungen zur Befriedigung der persönlichen Bedürfnisse erwerben kann.[133] Eine Analyse des Prozesses zur Wahl der Einkaufsstätte erscheint zur Analyse des „Showrooming"-Verhaltens von Konsumenten zwingend. Denn das „Showrooming"-Phänomen beschreibt ein bestimmtes Informations- und anschließendes Kaufverhalten, bei denen Käufer vor dem Onlinekauf in stationären Ladenflächen relevante Produktinformationen durch haptische und optische Begutachtung und Inanspruchnahme einer Beratungsleistung beziehen. Die vorliegende Studie hat damit auch einen Schwerpunkt auf dem Entscheidungsverhalten von Konsumenten bei der Kanal- und Einkaufsstättenwahl.

In der handelswissenschaftlichen Literatur hat die Analyse der Wahl der Einkaufsstätte bislang nur wenig Beachtung gefunden. Die Ansätze zur Analyse der Einkaufsstättenwahl orientieren sich meist an den Kaufentscheidungsprozessmodellen der Produkt- und Markenwahl.[134] *Heinemann* hat, basierend auf dem Kaufprozessmodell von *Engel*, *Kollat* und *Blackwell*, einen prozessualen Ansatz

---

[132] Vgl. *Musiol, G.*: Kundenbindung, 2009, S. 44.
[133] Vgl. *Beck, A.*: Die Einkaufsstättenwahl von Konsumenten, 2004, S. 7.
[134] Vgl. *Barth, K.*: Werbung des Facheinzelhandels, 1991, S. 121.

zur Einkaufsstättenwahl entwickelt.[135] Abbildung 3-3 visualisiert dazu den Prozessablauf der Wahl der Einkaufsstätte, der mit dem Erkennen des Einkaufsanlasses beginnt.

Erkennen des Einkaufsanlasses
Suche nach alternativen Einkaufs-stätten
Bewertung der Alternativen
Auswahl und Kontaktieren einer Einkaufs-stätte
Nachträgliche Bewertung der Einkaufs-stätte

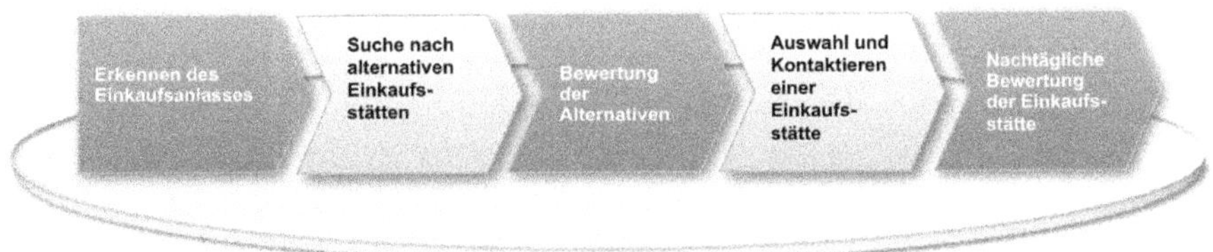

Abbildung 3-3: Prozess der Einkaufsstättenwahl

Quelle: Eigene Darstellung, in Anlehnung an *Heinemann, M.*: Einkaufsstättenwahl, 1976, S. 111.

Innerhalb dieses Strukturmodells wird die Wahl der Einkaufsstätte wiederum in fünf Phasen eingeteilt und der Konsument als informationsgewinnender und -verarbeitender Organismus beschrieben. Nach *Heinemann* ist die Entscheidung für eine bestimmte Einkaufsstätte das beobachtbare Resultat eines intrapersonellen Entscheidungsprozesses.[136] *Heinemann* geht davon aus, dass die einzelnen Prozessphasen von Konsumenten nicht zwangsläufig immer vollständig oder nacheinander durchlaufen werden, sondern es teilweise auch zu Rückkopplungen kommen kann.[137] Die Intensität, mit der Konsumenten die einzelnen Prozessphasen erleben, ist stark durch die Bedeutung, Neuheit und Komplexität des Einkaufsanlasses und durch die Typologie der Kaufentscheidung determiniert.[138] Auf eine ausführliche Betrachtung des Prozesses der Einkaufsstättenwahl soll an dieser Stelle verzichtet werde, da in diesem Teil nur diejenigen Aspekte hervorgehoben werden sollen, die zur Erklärung des „Showrooming“-Verhaltens von zentraler Bedeutung sind. Tabelle 3-1 verdeutlicht, welche Einflussfaktoren sich auf die Wahl der Betriebsform von Konsumenten auswirken.

---

135 Vgl. *Witek, M.*: Einkaufen bei Multichannel-Retailern, 2014, S. 86.
136 Vgl. *Hetzel, M.*: Die Nutzung des Internets bei extensiven Kaufentscheidungen, 2009, S. 52.
137 Vgl. *Heinemann, G.*: Web-Exzellenz im E-Commerce, 2010, S. 313.
138 Vgl. *Keller, P.*: Einkaufsstättenwahl von Konsumenten, 2013, S. 29.

Einflussfaktoren des Einkaufsstätten-Wahlprozesses
Objektspezifische Determinanten
Soziodemografische Merkmale
Situative Faktoren
• Preis
• Sortiment
• Personal
• Service
• Erreichbarkeit
• Atmosphäre
• Institutionelle Gegebenheiten
• Demographische Gegebenheiten: z.B. Geschlecht, Alter
• Sozioökonomische Kriterien: z.B. Ausbildung, Einkommen
• Soziales Umfeld:
- nähere Umwelt (z.B. Familie)
- weiteres soziales Umfeld (z.B. Hintergrundsysteme, Leitbilder)
• Physische Einflüsse: z.B. Sonderangebote
• Soziale Einflüsse: z.B. Gegenwart anderer Personen
• Zeitliche Einflüsse: z.B. Zeitdruck
• Art der Aufgabe: z.B. Einkaufsanlass
• Psychische Einflüsse: z.B. momentane Stimmung

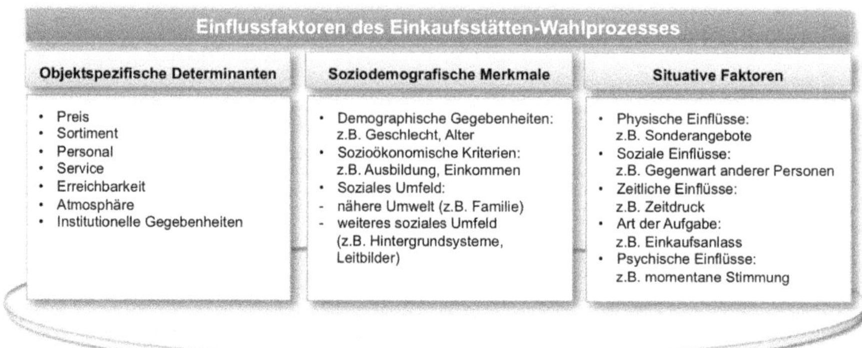

Tabelle 3-1: Einflussfaktoren des Einkaufsstätten-Wahlprozesses

Quelle: Eigene Darstellung, modifiziert nach *Beck, A.*: Einkaufsstättenwahl, 2004, S. 25.

Die Wahl der geeigneten Einkaufsstätte wird darüber hinaus stark durch die persönliche Motivstruktur beeinflusst. Demzufolge kann die Entscheidung in vergleichbaren Situationen von Konsument zu Konsument anders ausfallen. Wie in den Ausführungen im zweiten Kapitel bereits beschrieben, ist jeder Konsument einer hohen Anzahl von beobachtbaren Reizen (Stimuli) ausgesetzt. Wichtige reizauslösende Stimuli, die für den Konsumenten relevante Entscheidungstatbestände bei der Einkaufsstättenwahl bedeuten, sind zum einen objektspezifische Determinanten sowie zum anderen konsumentenspezifische Charakteristika.[139] Unter Determinanten werden im aktuellen Kontext alle Faktoren verstanden, die bei der Wahl der Einkaufsstätte von Bedeutung sind und demzufolge bei der Abschätzung vor der Entscheidung herangezogen werden.

Aus der Tabelle 3-1 geht auch hervor, dass zwischen objektspezifischen Determinanten, soziodemografischen Merkmalen und situativen Faktoren differenziert wird, welche die Wahl einer Einkaufsstätte beeinflussen können. Diese Einflussfaktoren werden bei der empirischen Untersuchung des „Showrooming"-Verhaltens der Konsumenten berücksichtigt.

---

[139] Vgl. *Anzengruber, M.*: Sozial orientiertes Konsumentenverhalten, 2008, S. 156.

3.2 Einordnung von „Showrooming" in den Kaufprozess

Nachfolgend wird das Kaufprozessmodell von *Engel*, *Kollat* und *Blackwell* mit den einzelnen Prozessphasen auf den Bereich rezeptfreier Arznei- und Gesundheitsmittel zur Selbstmedikation, die freiverkäuflich in Apotheken erhältlich sind, übertragen. Damit wird das Ziel verfolgt, das „Showrooming"-Phänomen von Privatpersonen strukturiert zu beschreiben und in den Kaufprozess einzuordnen. Die nachfolgende Abbildung visualisiert die einzelnen Abschnitte des Kaufentscheidungsprozesses für rezeptfreie Arznei- und Gesundheitsmittel und schließt die für das „Showrooming" relevante Wahl der Einkaufsstätte mit ein.

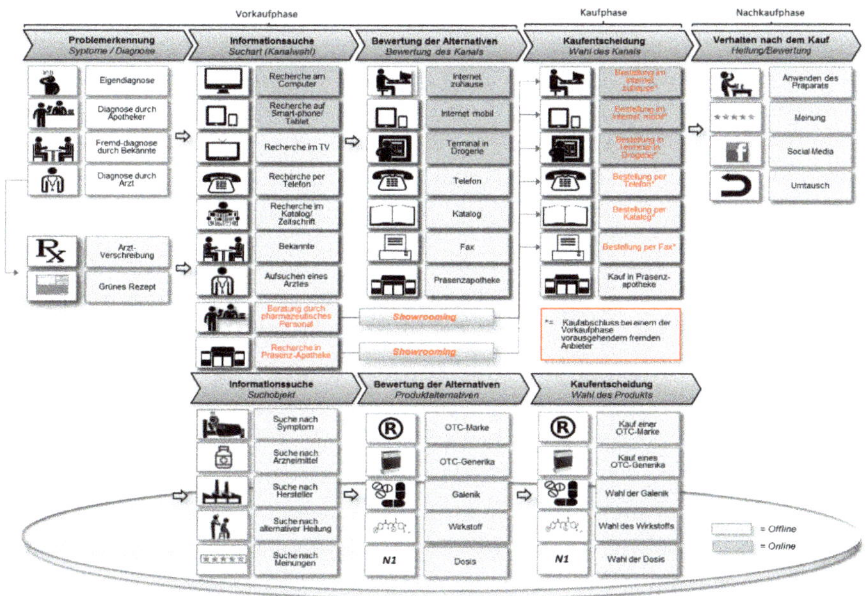

Abbildung 3-4: Kaufentscheidungsprozess für rezeptfreie Arzneimittel

Quelle: Eigene Darstellung, modifiziert nach *Kuß, A.*: Käuferverhalten, 1991, S. 29.

Aus Abbildung 3-4 wird deutlich, dass der Kaufprozess eines rezeptfreien Arznei- oder Gesundheitsmittels zunächst mit der Wahrnehmung ein oder mehrerer auftretender Symptome beginnt, für die aus Sicht des Kunden eine Behandlung mit rezeptfreien Arzneimitteln angeraten erscheint. Dabei kann sowohl eine auf persönliche Erfahrung basierende Eigendiagnose erfolgen oder eine Fremddiagnose durch Angehörige von Heilberufen wie Apotheker oder Ärzte. Zusätzlich können andere Motive für den Kauf eines Selbstmedikationspräparates sprechen. Eine stabilisierende Fürsorge des sozialen Umfelds, die autonome Bekämpfung von Krankheitssymptomen, eine Unterstützung von Selbstheilungsprozessen sowie eine negative Haltung gegenüber einem Arztbesuch zählen dazu.[140]

Aus Abbildung 3-4 geht weiter hervor, dass Konsumenten im Zuge des Kaufentscheidungsprozesses von Arzneimitteln die zu Verfügung stehenden Informations- und Kaufkanäle untereinander kombinieren können. Demzufolge finden die Phasen der Informationsbeschaffung, Alternativenbewertung und der eigentliche Kauf oftmals in unterschiedlichen Kanälen statt. Bei der prozessualen Betrachtung des Kaufentscheidungsprozesses wird ersichtlich, dass das „Showrooming“-Verhalten in mehreren Phasen in Erscheinung treten kann wie z. B. in der Phase der Alternativenbewertung von Produkten. Kann in dieser Phase die Kaufentscheidung nicht getroffen werden, ziehen Konsumenten möglicherweise zur weiteren Informationsbeschaffung den stationären Handel anderen Betriebsformen wie den des Onlinehandels vor. Andererseits kann das „Showrooming“-Verhalten von Konsumenten schon in der Informationsphase beginnen. Hier suchen Konsumenten z. B. öffentliche Apotheken zur Informationsbeschaffung auf, beenden den Kauf aber nach erhaltener Beratung zu Selbstmedikationsprodukten oder nach erfolgter Produktinspektion bei einem konkurrierenden Versandhändler. „Showrooming“ wird demnach schon in der Vorkaufphase im Zuge der Informationssuche über die Alternativenbewertung ausgelöst.

3.3 Klassifikation von Kaufentscheidungen

Bei Kaufentscheidungen wirken in der Regel sowohl aktivierende als auch kognitive Reize.[141] Abhängig vom Grad der emotionalen, kognitiven und reaktiven Beteiligung des Konsumenten werden individuelle Kaufentscheidungen in der Literatur in vier verschiedene Typen klassifiziert und voneinander abgegrenzt.[142] Eine Einteilung in extensive, limitierte, habitualisierte und impulsive

[140] Vgl. *Daute, R.*: Die Psychologie der Selbstmedikation, 2012, S. 34.
[141] Vgl. *Braun, B.*: Facetten des Konsumenten- und Käuferverhaltens, 2011, S. 196.
[142] Vgl. *Schneider, W.*: Marketingforschung und Käuferverhalten, 2012, S. 50.

Kaufentscheidung hat sich dabei als eine der verbreitetsten Systematiken zur Einordnung von Kaufentscheidungen als allgemeingültig erwiesen.[143]

Aus Tabelle 3-2 geht hervor, dass das Verhalten von Konsumenten in der Einkaufssituation häufig nach dem Ausmaß der kognitiven Steuerung klassifiziert wird. Demnach sind stark kognitiv geprägte, gefühlsbetonte und affektive Kaufentscheidungen voneinander zu differenzieren.[144] Die kognitive Steuerung gibt an, in welchem Ausmaß sich Konsumenten gedanklich, d.h. vorwiegend rational, mit dem Kauf auseinandersetzen. Dagegen sagt das Differenzierungskriterium der emotionalen Steuerung aus, in welchem Umfang Konsumenten emotional angesprochen worden sind und wie diese Aktivierung zu interpretieren ist.

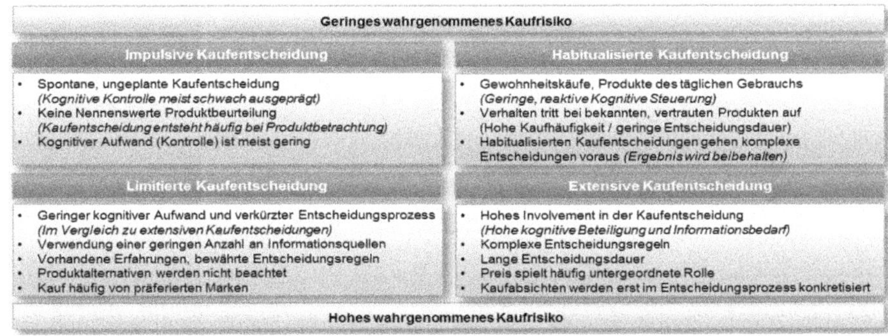

Geringes wahrgenommenes Kaufrisiko	
Impulsive Kaufentscheidung	**Habitualisierte Kaufentscheidung**
• Spontane, ungeplante Kaufentscheidung *(Kognitive Kontrolle meist schwach ausgeprägt)* • Keine Nennenswerte Produktbeurteilung *(Kaufentscheidung entsteht häufig bei Produktbetrachtung)* • Kognitiver Aufwand (Kontrolle) ist meist gering	• Gewohnheitskäufe, Produkte des täglichen Gebrauchs *(Geringe, reaktive Kognitive Steuerung)* • Verhalten tritt bei bekannten, vertrauten Produkten auf (Hohe Kaufhäufigkeit / geringe Entscheidungsdauer) • Habitualisierten Kaufentscheidungen gehen komplexe Entscheidungen voraus *(Ergebnis wird beibehalten)*
Limitierte Kaufentscheidung	**Extensive Kaufentscheidung**
• Geringer kognitiver Aufwand und verkürzter Entscheidungsprozess *(Im Vergleich zu extensiven Kaufentscheidungen)* • Verwendung einer geringen Anzahl an Informationsquellen • Vorhandene Erfahrungen, bewährte Entscheidungsregeln • Produktalternativen werden nicht beachtet • Kauf häufig von präferierten Marken	• Hohes Involvement in der Kaufentscheidung *(Hohe kognitive Beteiligung und Informationsbedarf)* • Komplexe Entscheidungsregeln • Lange Entscheidungsdauer • Preis spielt häufig untergeordnete Rolle • Kaufabsichten werden erst im Entscheidungsprozess konkretisiert
Hohes wahrgenommenes Kaufrisiko	

Tabelle 3-2: Vier Arten der Kaufentscheidung

Quelle: Eigene Darstellung in Anlehnung an *Foscht, B.*: Käuferverhalten, 2005, S. 153.

Die reaktive Steuerung beschreibt, inwieweit das Handeln des Konsumenten in der jeweiligen Kaufsituation einer bewussten kognitiven Kontrolle unterliegt (Tabelle 3-2).[145]

143 Vgl. *Kroeber-Riel, W.*: Konsumentenverhalten, 2003, S. 370.

144 Vgl. *Hetzel, M.*: Die Nutzung des Internets bei extensiven Kaufentscheidungen, 2009, S. 52.

145 Vgl. *Schögel, M.*: Distributionsmanagement, 2012, S. 135.

3.3.1.1 Extensive Kaufentscheidung

Eine Kaufentscheidung wird dann als extensiv bezeichnet, wenn in der Kaufsituation auf Grundlage subjektiv-rationaler Überlegungen gehandelt wird.[146] Charakteristisch sind dabei neben einer hohen Informationsverarbeitung des Konsumenten eine relativ lange Entscheidungsdauer, das Bedürfnis eigene Bewertungskriterien aufzustellen sowie kaufspezifische Dissonanzen abzubauen.[147] Konsumenten verfolgen bei extensiven Entscheidungen das Ziel, wahrgenommene Kaufrisiken durch dissonanzabbauende Prozesse wie eine intensive Informationsbeschaffung (durch interne und externe Quellen) auszugleichen, um die Auswahl des subjektiv besten Produkts zu gewährleisten.[148]

Insbesondere die Anschaffung von neuartigen Produkten, die in einem hohen Maß funktionale, finanzielle, soziale, gesundheitliche und psychische Risiken besitzen, gilt als kennzeichnend für eine extensive Kaufentscheidung.[149] Entsprechend ist die extensive Kaufentscheidung ein gedanklich gesteuerter intensiver Entscheidungsprozess, bei dem die emotionale, kognitive und affektive Steuerung des Konsumenten stark ausgeprägt ist.[150]

Eine hohe kognitive Steuerung wird durch die Wahrnehmung einer bisher unbekannten Situation ausgelöst, die in der Konsequenz einen bewussten Problemlösungsprozess in Gang setzt. Im Gegensatz zu limitierten Kaufentscheidungen ist das Ausmaß der kognitiven Beteiligung des Konsumenten bei extensiven Entscheidungen stärker ausgeprägt, da mangels Kauferfahrung ein gründlicher Vergleich bestehender Produktalternativen erfolgt.[151]

3.3.1.2 Limitierte Kaufentscheidung

Analog zur extensiven Kaufentscheidung absolvieren Konsumenten im Rahmen limitierter Kaufentscheidungen die gleichen Prozessphasen. Werden die einzelnen Phasen der Informationsverarbeitung nicht vollständig oder nur verkürzt durchlaufen, wird diese Art des Kaufverhaltens in der Literatur als limitiert bezeichnet.[152] Dabei ist das Ausmaß kognitiver Anstrengung vergleichsweise

---

146 Vgl. *Kroeber-Riel, W.*: Konsumentenverhalten, 2003, S. 384.
147 Vgl. *Blackwell, R. D.*: Consumer Behavior, 2001, S. 86.
148 Vgl. *Foscht, B.*: Käuferverhalten, 2005, S. 153.
149 Vgl. *Schröder, H.*: Distribution und Handel in Theorie und Praxis, 2009, S. 440.
150 Vgl. *Swoboda, B.*: Handelsmanagement, 2012, S. 422.
151 Vgl. *Foscht, B.*: Käuferverhalten, 2005, S. 152.
152 Vgl. *Helm, R.*: Präferenzmessung, 2008, S. 41.

gering.[153] Reaktive und emotionale Prozesse sind für limitierte Kaufentscheidungen von geringer Bedeutung. Die Einkaufssituation wird von Konsumenten im Gegensatz zu extensiven Kaufentscheidungen als vergleichsweise wenig neuartig und komplex wahrgenommen.[154] Zwar handelt es sich hier meist um bekannte oder sehr einfache Entscheidungssituationen, doch werden limitierte Kaufentscheidungen sowohl kognitiv gesteuert als auch überlegt und geplant getroffen.[155]

Zudem werden im Vergleich zu extensiven Kaufentscheidungen im Zuge eines limitierten Kaufverhaltens potenzielle Alternativen nur in einem begrenzten Umfang in Betracht gezogen sowie auf relevante Informationsquellen und Bewertungskriterien nur geringfügig zurückgegriffen. Es werden lediglich solche Informationen von Konsumenten verarbeitet, welche der Vereinfachung des Entscheidungsprozess zweckdienlich sind.[156] Dieses Verhalten lässt sich häufig beim Kauf von Gütern nachweisen, bei denen der Käufer bereits auf Erfahrungen, Markenkenntnisse und Prädispositionen zurückgreifen kann und über ein ausgeprägtes Produktwissen verfügt.[157]

3.3.1.3 Habitualisierte Kaufentscheidung

Habituelles Verhalten wird in der Literatur nicht eindeutig definiert. Charakteristisch für habitualisierte Kaufentscheidungen sind verfestigte Verhaltensmuster bzw. erprobte Verhaltensweisen und routinemäßige Gewohnheiten in der Einkaufssituation, die entweder auf eigene Erfahrungen, auf eine Übernahme fremder Erfahrungen oder persönlicher Präferenzen zurückzuführen sind.[158]

Kennzeichnend für eine habitualisierte Kaufentscheidung sind gleichermaßen – wie bei limitierten Kaufentscheidungen – eine hohe kognitive Entlastung, die unwesentliche Bedeutung affektiver Prozesse sowie eine kurze Entscheidungszeit.[159] Bei Einkaufsgewohnheiten werden spezifische Produkteigenschaften von bevorzugten Waren durch Konsumenten zudem ebenso wenig wie

---

153 Vgl. *Swoboda, B.*: Handelsmanagement, 2012, S. 422.
154 Vgl. *Weinberg, P.*: Konsumentenverhalten, 1981, S. 93.
155 Vgl. *Kroeber-Riel, W.*: Konsumentenverhalten, 2003, S. 384.
156 Vgl. *Foscht, B.*: Käuferverhalten, 2005, S. 153.
157 Vgl. *Gerdes, S.*: Das Internet als Distributionskanal, 2003, S. 127.
158 Vgl. *Gerdes, S.*: Auswirkungen von Breitband auf das Kaufverhalten, 2003, S. 129.
159 Vgl. *Krober-Riel, W.*: Konsumentenverhalten, 2011, S. 439.

Produktalternativen überprüft.[160] Konsumenten, die dieses Entscheidungsmodell präferieren, greifen demnach auf Kauf- und Gebrauchserfahrungen aus bereits vergangenen Einkäufen zurück. Bei der habitualisierten Kaufentscheidung wird die kognitive Steuerung demnachauf ein Minimum reduziert. Neben der Produktwahl kann auch die Wahl der Einkaufsstätte Gegenstand einer habituellen Entscheidung sein.[161]

Eine stark ausgeprägte Produkttreue ist oftmals in einem habituellen Verhalten begründet, da Konsumenten gewohnheitsmäßig präferierte Wirtschaftsgüter kaufen.[162] Das wahrgenommene Kaufrisiko wird im Falle einer habitualisierten Kaufentscheidung vom Konsumenten entsprechend gering eingeschätzt.[163]

3.3.1.4 Impulsive Kaufentscheidung

Unter einem impulsiven Kaufentscheidungsverhalten werden diejenigen Verhaltensweisen von Konsumenten zusammengefasst, die als unmittelbar reizgesteuert gelten und hauptsächlich durch Emotionen ausgelöst werden.[164] Wird die Kaufentscheidung unmittelbar in der Kaufsituation am *PoS* rasch gefällt und findet unplanmäßig und nicht gewohnheitsmäßig statt, wird dieses Verhalten allgemein als Impulsivkauf bezeichnet.[165]

Impulsive Kaufhandlungen zeichnen sich in der Regel durch ein vom Konsumenten als niedrig eingestuftes Kaufrisiko, durch eine geringe kognitive Beteiligung sowie durch ein hohes Maß an Emotionalität aus.[166] Impulsive Entscheidungsprozesse grenzen sich insbesondere durch die Spontaneität und Nichtalltäglichkeit von habitualisierten Kaufentscheidungen ab. Ausgelöst werden Impulskäufe in der Regel durch externe Stimuli wie Aktivitäten bestimmter Markenhersteller am *PoS*.[167]

---

[160] Vgl. *Poost, A.*: Marketing von Innovationen, 2008, S. 189.
[161] Vgl. *Hetzel, M.*: Kaufentscheidungen im Multi-Channel-Vertrieb, 2009, S. 54.
[162] Vgl. *Krober-Riel, W.*: Konsumentenverhalten, 2003, S. 404.
[163] Vgl. *Jaritz, S.*: Kundenbindung und Involvement, 2008, S. 69.
[164] Vgl. *Krober-Riel, W.*: Konsumentenverhalten, 2003, S. 409.
[165] Vgl. *Körner, R.*: Marketing von Innovationen, S. 190.
[166] Vgl. *Engel, J. F.*: Consumer Behavior, 2005, S. 560.
[167] Vgl. *Broeckelmann, P.*: Konsumentenentscheidungen Im Mobile Commerce, 2002, S. 17.

3.4 Abgrenzung unterschiedlicher Produktklassen bezüglich ihrer Relevanz für das „Showrooming"-Verhalten

Aus den vorherigen Ausführungen geht hervor, dass die Art der Kaufentscheidung in einem hohen Abhängigkeitsverhältnis von der jeweiligen Produktklasse bzw. Produktart steht. Um das „Showrooming"-Verhalten von Konsumenten für den Apothekenmarkt besser analysieren zu können, sollen nachfolgend die Produkte im Hinblick auf ihre Charakteristika in verschiedene Kategorien eingeordnet werden.

Produkte können sowohl in Verbrauchsgüter (Güter, die während der Nutzung verbraucht werden) und Gebrauchsgüter (Güter, die über einen längeren Zeitraum hinweg benutzt werden) eingeteilt werden.[168] Als Konsumgüter werden Güter bezeichnet, die Konsumenten für den eigenen Ge- und Verbrauch käuflich erwerben. Je nach dem Grad der Kaufgewohnheit können die hier vorgestellten Güter nach *Kotler* in vier verschiedene Untergruppen unterteilt werden.[169]

Aus der Tabelle 3-3 geht hervor, dass Güter des täglichen Bedarfs (*Convenience Goods*) sich durch ein tendenziell niedrigeres Preisniveau auszeichnen und eher regelmäßig gekauft werden. Die kognitive Entscheidungsleistung der Konsumenten ist dabei ebenso gering wie die verwendete Entscheidungszeit für alternative Produkte.[170]

Suchgüter (*Shopping Goods*) werden dagegen eher unregelmäßig oder in größeren Zeitabständen gekauft. Kennzeichnend ist in diesem Falle ein längerer Such-, Vergleichs- und Auswahlprozess durch den Konsumenten. Im Zentrum der Anstrengungen steht bei Konsumenten der Aufwand im Rahmen der Beschaffung von Informationen. Das Preisniveau dieser Güter ist in der Regel höher ,und die Distribution der Produkte findet über ausgewählte Vertriebsstätten statt.[171]

---

[168] Vgl. *Hetzel, M.*: Die Nutzung des Internets bei extensiven Kaufentscheidungen, 2009, S. 56.
[169] Vgl. *Kotler, P.*: Marketing-Management, 2007, S. 626.
[170] Vgl. *Pepels, W.*: Marketing, 2004, S. 370.
[171] Vgl. *Kotler, P.*: Marketing-Management, 2007, S. 720.

	Güter des täglichen Bedarfs	Suchgüter	Sonderprodukte und Spezialitäten	Unbekannte oder unerwünschte Güter
Käufer-verhalten	Häufiger Kauf, wenig Planung, kaum Preisvergleiche, geringes Engagement	Kauf weniger häufig, mehr Planung und Überlegung, Vergleich der Alternativen in Bezug auf Preis, Qualität, Aussehen, etc.	Markenpräferenz und Markentreue beim Käufer, besonders bewusst getätigter Kauf, kaum alternative Marken, geringe Preisempfindlichkeit	Käufer kennt das Angebot und die Alternativen kaum, wenig Interesse oder sogar emotionale Ablehnung
Preis-gestaltung	Niedriger Preis	Höherer Preis	Hoher Preis	Unterschiedlich
Distribution und Distributions-dichte	Weit verbreitete Einkaufsmöglichkeiten	Selektiver Vertrieb durch ausgewählte Händler	Exklusivvertrieb durch einen oder wenige Handelspartner pro Vertriebsregion	Unterschiedlich
Werbung und Verkaufs-förderung	In der Regel Massen-Marketing durch den Hersteller	Werbung und Verkauf durch Hersteller und Handel	Sorgfältig abgestimmte und zielgerichtete Werbung durch den Hersteller	Aggressive Werbung und aggressives Marketing durch den Hersteller
Beispiele	Zahnpasta, Tageszeitung, Benzin, Waschmittel	Möbel, Markenkleidung, Fernseher	Luxusgüter wie Uhren oder Sportwagen	Lebensversicherungen, Blutspende

Tabelle 3-3: Charakteristika unterschiedlicher Güter

Quelle: Eigene Darstellung nach *Kotler, P.*: Marketing-Management, 2007, S. 628.

Mit Sonderprodukten (*Speciality Goods*) sind exklusive Markenprodukte mit besonders eigenständigem Charakter gemeint, die hochpreisig und nicht flächendeckend erhältlich sind. Zur Beschaffung von Gütern dieser Klasse sind Konsumenten bereit, hohe Anstrengungen auf sich zu nehmen.[172] Die Preiselastizität nimmt bei Sonderprodukten eine eher untergeordnete Rolle ein. Das persönliche Gespräch mit fachkundigen Mitarbeitern spielt dabei eine wichtige Rolle.[173] Unbekannte oder unerwünschte Güter (*Unsought Goods*) sind Produkte, von denen Konsumenten bisher kaum Kenntnis haben und nur durch äußere Reize zum Kauf stimuliert werden können.

Diese Produktkategorie wird von Konsumenten wenig beachtet. Zu dieser Produktklasse zählen insbesondere innovative Produkte, die für Konsumenten mit einem hohen Informationsbedarf behaftet sind.[174] Für den Arzneimittel- und Apothekenmarkt bzw. das Schowrooming spielt diese Produktgruppe keine Rolle, da innovative Arzneimittel in der Regel rezeptpflichtig sind.

---

[172] Vgl. *Hetzel, M.*: Die Nutzung des Internets bei extensiven Kaufentscheidungen, 2009, S. 56.
[173] Vgl. *Ahrholdt, D.*: Erfolgsfaktoren einer E-Commerce-Website, 2009, S. 9.
[174] Vgl. *Kotler, P.*: Marketing-Management, 2007, S. 721.

3.5 Differenzierung des Arzneimittelkaufs

Eine möglichst präzise Klassifizierung des Kaufverhaltens der Konsumenten besitzt auch für das Showrooming-Verhalten beim Kauf von rezeptfreien Arzneimittel und in Apothekern erhältichen Kosmetika eine hohe Relevanz, da der Bezug derartiger Präparate vorrangig unter präventiven sowie kurativen Gesichtspunkten erfolgt. Vor der empirischen Betrachtung der Ausprägung des „Showrooming"-Phänomens im Apothekenmarkt ist deshalb auch eine Aufarbeitung der besonderen Charakteristika und Beweggründe des Kaufverhaltens bei Arzneimitteln notwendig.

Überträgt man die in den vorherigen Ausführungen dargestellten Erkenntnisse auf den Untersuchungsgegenstand des Arzneimittelkaufs, lassen sich rezeptfreie Arzneimittel zunächst als sogenannte Suchgüter bezeichnen. Da Suchgüter von Konsumenten weniger häufig gekauft werden, empfinden Konsumenten die Kaufsituation als neuartig, risikoreich und emotional.[175]

Um Suchgüter käuflich zu erwerben, betreiben Konsumenten einen erheblichen Aufwand mit dem Ziel, vor dem Kauf produktbezogene Informationen wie Qualität, Preis und Funktionsweise zu erhalten.[176] Die Eingruppierung als Suchgut erscheint vor dem Hintergrund der Kaufhäufigkeit eines rezeptfreien Arzneimittels als nachvollziehbar, da diese hauptsächlich dann gekauft werden, wenn ein bestimmtes Symptom selbst oder durch Dritte diagnostiziert wird und sich das Krankheitsbild durch eine Selbstmedikation behandelt lässt. Werden rezeptfreie Arzneimittel häufig im Rahmen wiederkehrender Beschwerden bezogen, kann es sich auch um Güter des täglichen Bedarfs handeln.

Bei rezeptfreien Arzneimitteln und in Apotheken erhältlicher Kosmetik liegt die Vermutung nahe, dass das Kaufvorhaben durch eine hohe kognitive Kontrolle der Konsumenten gekennzeichnet ist, da diese eingenommen bzw. angewendet werden und eine unmittelbare körperliche Reaktion erwartet wird. Eine allgemeingültige Einordnung von rezeptfreien Arznei- und Gesundheitsmitteln in eine bestimmte Kaufentscheidungstypologie ist aber kaum möglich, da die Entscheidungsprozesse dynamisch von Konsument zu Konsument variieren.

Auch die eigentliche Kaufsituation wird vermutlich unterschiedlich wahrgenommen. Beispielsweise kann eine Dauermedikation zu einer kognitiven Entlastung führen und damit vollzieht sich ein Wechsel von einer limitierten zu einer

[175] Vgl. *Gerdes, S.*: Das Internet als Distributionskanal, 2003, S. 128.
[176] Vgl. *Kotler, P.*: Grundlagen des Marketings, 2011, S. 592.

routinemäßigen Kaufsituation. Dagegen können gewohnheitsmäßige Bevorratungskäufe mit rezeptfreien Arznei- und Gesundheitsmitteln sowie der Kauf von pharmazeutischen Erzeugnissen mit geringem gesundheitlichen Risiko als habitualisiert kategorisiert werden. Denn Gewohnheitskäufe sind durch eine geringe gedankliche Kontrolle gekennzeichnet.[177] Zu Impulskäufen kann es vorwiegend im Selbstbedienungssortiment der Apotheke kommen.

Kennzeichen extensiver und limitierter Kaufentscheidungen ist ein hohes Maß an kognitiver Kontrolle und tritt im Apothekenmarkt höchstwahrscheinlich vorrangig bei verscheibungspflichtigen Arzneimitteln in Erscheinung, die aber nicht vom „Showrooming"-Verhalten betroffen sind. Aus den vorherigen Kapiteln geht hervor, dass das Ausmaß der kognitiven Kontrolle eng mit dem Konstrukt des Involvments verbunden ist. Kunden investieren demnach bei Produkten und Gütern mit hoher Bedeutung höhere Anstrengungen bei der Informationssuche im Vergleich zu Low-Involvement-Produkten zur Deckung des täglichen Bedarfs.

Werden Arzneimittel und Kosmetika von Konsumenten als neuartig wahrgenommen oder besteht ein potenzielles Risiko in Form von Wechsel- oder Nebenwirkungen oder ist der Anwendungsbereich unzureichend geklärt, kann die Kaufentscheidung auch in diesen Produktklassen als extensiv beschrieben werden.

3.6 Zusammenfassung und kritische Wertung des Konsumentenverhaltens von Apothekenkunden

In der verhaltenswissenschaftlichen Literatur lassen sich zum Konsumentenverhalten zahlreiche Modelle und Ansätze finden, die das Kaufentscheidungsverhaltens von Konsumenten zu erklären versuchen. In Kapitel 3 sind mit dem neobehavioristischen Strukturmodell des *Stimulus-Organismus-Response*-Paradigmas (*S-O-R-Modell*), dem klassischen fünf Phasenmodell der Kaufentscheidung sowie mit dem Modell der Wahl der Einkaufsstätte aus prozessualer Sicht drei ausgewählte Modelle des Kaufentscheidungsverhaltens von Privatpersonen vorgestellt worden.

Demnach kann die Kaufentscheidung eines Konsumenten, abhängig von dem Grad der persönlichen Auseinandersetzung und Erfahrung mit dem zu kaufenden Produkt, unterschiedlich komplex ausfallen und von zahlreichen internen und externen Faktoren bestimmt werden. Die Phasen des Kaufentscheidungsmodells lassen sich in fünf Schritte untergliedern, um das „Showrooming"-Verhalten im

---

[177] Vgl. *Filipovic, I.*: Impulskauf, 2003, S. 18.

Zuge des Erwerbs eines rezeptfreien Arzneimittels aus prozessualer Sicht zu betrachten. Konsumenten rezeptfreier Arzneimittel durchlaufen die Phase der Problemwahrnehmung, Informationssuche, Bewertung der Alternativen, Kaufentscheidung und Verhalten nach dem Kauf. Ob alle Phasen des Prozesses vollzogen werden, hängt vor allem stark vom Involvement des Konsumenten ab.[178]

Rezeptfreie Arzneimittel lassen sich grundsätzlich als Suchgüter einordnen. Der Erwerb und die Anwendung von Arzneimitteln erfordert einen hohen Miteinbezug (*High Involvement*) des Konsumenten. Da Suchgüter von Konsumenten weniger häufig gekauft werden, empfinden Konsumenten die Kaufsituation als neuartig, risikoreich und emotional. Werden rezeptfreie Arzneimittel jedoch häufig im Rahmen wiederkehrender chronischer Beschwerden bezogen, kann es sich auch um Güter des täglichen Bedarfs handeln (*Low Involvement*). Dann wird die Kaufentscheidung meist ausschließlich anhand des Preises gefällt.

Bei der Analyse des Kaufentscheidungsprozesses von Arzneimitteln wurde deutlich, dass Konsumenten im Kaufentscheidungsprozess unterschiedliche zur Verfügung stehende Informations- und Kaufkanäle nutzen und kombinieren können. Demzufolge finden die Phasen der Informationsbeschaffung, Alternativenbewertung und der eigentliche Kauf oftmals in verschiedenen, teilweise konkurrierenden Distributionskanälen statt, wobei das „Showrooming"-Verhalten dabei in mehreren Phasen in Erscheinung treten kann.

---

[178] Vgl. *Kotler, P.*: Marketing-Management, 1999, S. 339.

4 Studiendesign zur Analyse des „Showrooming"-Verhaltens

Da zum „Showrooming" von Privatpersonen in deutschen Präsenzapotheken bislang keine verwertbaren Informationen vorliegen, sind Daten mittels empirischer Primärforschungsmethoden im Zeitraum vom 25.11.2016 bis 11.12.2016 unter Nutzung des Befragungsprogramms *Unipark EFS Survey* der *Questback* AG erhoben worden.[179] Im Vordergrund des Forschungsinteresses steht, das „Showrooming"-Phänomen zu analysieren sowie das entwickelte Hypothesenmodell einer empirischen Untersuchung zu unterziehen. Aufbauend auf dem erhobenen Forschungsstand sind insgesamt 22 forschungsleitende Hypothesen formuliert sowie zwei sozialwissenschaftliche Marktforschungsmethoden angewendet worden.

Mit Hilfe eines zweidimensionalen Forschungsmodells für die empirische Untersuchung soll untersucht werden, inwieweit Konsumenten öffentliche Apotheken zur Kaufvorbereitung für den internetbasierten Versandhandel nutzen und welche Kategorien von rezeptfreien Arzneimitteln und in Apotheken erhältlicher Kosmetik besonders anfällig dafür sind.[180] Andererseits soll in Erfahrung gebracht werden, welche Persönlichkeitseigenschaften sowie Situationen während des Einkaufvorgangs für dieses Verhalten mitverantwortlich sein können.

Es sind sowohl *CAWI*-Interviews zur Befragung von Selbstmedikations- und Körperpflegekäufern im elektronischen Versandhandel (*MOB*) erhoben worden. Zudem sind *CAPI*-Interviews zur Befragung von im Handverkauf tätigen Fachkreisen in Präsenzapotheken durchgeführt worden, um die Wahrnehmung des pharmazeutischen Personals in die empirische Auswertung zu integrieren. Zusätzlich können geeignete Handlungsoptionen abgeleitet und diskutiert werden die dem „Showrooming" entgegenwirken.

4.1 Gütekriterien zur Beurteilung von Mess- und Strukturmodellen zur Erfassung des „Showrooming"-Verhaltens

Die Modellierung des entwickelten Forschungsdesigns wie auch die Sammlung, Auswertung und anschließende Interpretation der generierten Daten muss den

---

179 Unipark EFS Survey der Questback AG ist eine webbasierte Software für die Durchführung von internetbasierten Befragungen und Umfrageforschungsprojekten an beliebigen Zielgruppen.

180 Zweidimensional bedeutet, dass Endverbraucher und Fachkräfte untersucht worden sind.

Standards und Verfahrensweisen wissenschaftlicher Erkenntnismethoden genügen.[181] Die Qualität des empirischen Forschungs-designs zur Erfassung des „Showrooming" kann durch geeignete Gütekriterien beurteilt, verglichen und bewertet werden.[182] In der empirischen Sozialforschung sind die entscheidenden Qualitätskriterien zur Beurteilung empirischer Daten bei Messvorgängen oder der Qualität von Analyseergebnissen der unterschiedlichen Gütekriterien in die Maße der Objektivität, der Reliabilität (Zuverlässigkeit) und der Validität (Gültigkeit) unterteilt.[183]

Die Objektivität, also die Unabhängigkeit einer wissenschaftlichen Aussage von subjektiven Einschätzungen und Bewertungen, stellt die Grundforderung an empirische Datenerhebungen zur Überprüfung der Güte dar. Die Reliabilität drückt die Genauigkeit und Zuverlässigkeit des Vorgehens bei Messmethoden aus.[184] Sind Messergebnisse bei wiederholter Messung unter gleichen Bedingungen reproduzierbar, ist die Zuverlässigkeit gegeben.[185] Die Validität beschreibt die tatsächliche Gültigkeit und Genauigkeit eines zu erfassenden Merkmals. Hierunter wird verstanden, dass die Messmethode auch tatsächlich das benötigte Merkmal erhebt. Neben den hier aufgeführten drei Hauptgütekriterien sind weitere Nebengütekriterien einzuhalten.[186] Darunter fällt die Skalierung zur Abbildung von unterschiedlichen Merkmalsrelationen, die Normierung, d. h. Bezugsgrößen für die Zuordnung individueller Messergebnisse, die Vergleichbarkeit der Ergebnisse sowie Ökonomie, Auswertungsaufwand und Nützlichkeit der Untersuchung.[187]

Die Konstruktvalidität, die zur Erklärung des „Showrooming"-Phänomens von großer Bedeutung ist, kann unter anderem mit Hilfe der exploratorischen Faktorenanalyse beurteilt werden, mittels der eine Gruppe von Indikatorvariablen auf deren zugrundeliegende Faktorstruktur hin untersucht werden kann.[188] Durch das Verfahren kann die Wirkungsbeziehung zu anderen Konstrukten dadurch beschrieben werden, dass die untersuchten Indikatoren auf möglichst wenige Faktoren reduziert werden. Überschreiten die Faktorladungen einen Wert von 0,50,

---

[181] Vgl. *Döring, N.*: Forschungsmethoden, 2015, S. 8.
[182] Vgl. *Berekhoven, L.*: Marktforschung, 2001, S. 86-89.
[183] Vgl. *Mayring, P.*: Qualitative Inhaltsanalyse, 2010, S. 116-117.
[184] Vgl. *Döring, N.*: Forschungsmethoden, 2015, S. 442.
[185] Vgl. *Töpfer, A.*: Erfolgreich Forschen, 2009, S. 197.
[186] Vgl. *Berekhoven, L.*: Marktforschung, 2001, S. 87.
[187] Vgl. *Bühner, M.*: Test- und Fragebogenkonstruktion, 2011, S. 77.
[188] Vgl. *Götze, W.*: Statistik, 2002, S. 307.

ist die Konstruktvalidität gegeben. Die Methode der konfirmatorischen Faktorenanalyse wurde in dieser Arbeit herangezogen, um die Bildung der Faktoren und ihre Korrelation zu erfassen sowie die Reliabilität und Validität der Skalen zu beurteilen[189] und die formulierten Hypothesen zu überprüfen.

Die Konvergenzvalidität definiert das Ausmaß, inwieweit die unterschiedlichen Messungen desselben Konstrukts miteinander korrelieren. Diese ist umso höher, je stärker der Zusammenhang zwischen Messung und Konstrukt erkennbar ist. Von Diskiminanzvalidität ist die Rede, wenn Messungen verschiedenartiger Konstrukte nur wenig oder gar nicht untereinander korrelieren.[190]

Voraussetzung dafür ist, dass sich die diversen Messungen als reliabel herausstellen und ausschließlich von dem zu erklärenden Konstrukt abhängen. Die Ergebnisse einer konfirmatorischen Faktorenanalyse ermöglichen die Beurteilung und Bewertung der Konvergenzvalidität einer Testmethodik und gehen auf die Anwendung linearer Strukturgleichungsmodelle zurück. Berechnet wird die Passgenauigkeit der modelltheoretisch ermittelten Kovarianz-Matrix mit den statistischen Werten mit einem Mindestwert von 0,90.

Aus Tabelle 4-1 wird ersichtlich, dass zwischen der Indikator- und der Faktorreliabilität, dem t-Wert der Faktorladungen und der durchschnittlich erfassten Varianz unterschieden wird.[191] Die Tabelle fasst die üblichen Bedingungen für die Erfüllung der Gütekriterien, die bei quantitativen Befragungen herangezogen werden können, mit den korrespondierenden Schwellenwertempfehlungen zusammen.

---

[189] Vgl. *Bühner, M.*: Test- und Fragebogenkonstruktion, 2011, S. 431.
[190] Vgl. *Albers, S.*: Methodik der empirischen Forschung, 2013, S. 494
[191] Vgl. *Weiber, R.*: Strukturgleichungsmodellierung, 2014, S. 153.

Gütemaß	Anforderung Schwellenwert	Quelle
		Reliabilität
Cronbachs Alpha	≥ 0,70	*Vgl. Nunnally, J.-C.*: Psychometric theory, 1978, S. 245.
bei 2 - 3 Indikatoren	≥ 0,40	*Vgl. Peter, S.*: Kundenbindung als Marketingziel, 1997, S.180.
Korrelationskoeffizient	1%	*Vgl. Beardon, W. O.*: Handbook of Marketing Scales, S. 475, 1989.
Indikatorenreliabilität	≥ 0,40	*Vgl. Bagozzi, R. P.*: Structural Equation Models, S. 402, 1994.
t-Wert für Faktorladungen	≥ 1,65	*Vgl. Homburg, C. I.*: Multiple Layer Model, 1999, S. 648.
		Explorative Faktorenanalyse
Erklärter Varianzanteil	≥ 0,50	*Vgl. Peter, S.*: Kundenbindung als Marketingziel, 1997, S.180.
Faktorladung	≥ 0,50	*Vgl. Backhaus, K.*: Multivariate Analysemethoden, 2003, S. 74.
		Konfirmatorische Faktorenanalyse
Faktorenreliabilität	≥ 0,60	*Vgl. Bagozzi, R. P.*: Structural Equation Models, 1988, S. 82.
Durchschnittlich erfasster Varianzanteil für jeden Faktor	≥ 0,50	*Vgl. Bagozzi, R. P.*: Structural Equation Models, 1988, S. 82.
Signifikanztest der Faktorladungen	t ≥ 2,00 b. 1,96	*Vgl. Backhaus, K.*: Multivariate Analysemethoden, 2003, S. 74.
		Diskriminanzvalidität
x^2- Differenztest 5%-Niveau	≥ 3,841	*Vgl. Homburg, C. I.*: Multiple Layer Model, 1999, S. 648.

Tabelle 4-1: Gütekriterien zur Beurteilung der Konstruktvalidität

Eigene Darstellung, Die einzelnen Quellen sind der Tabelle zu entnehmen.

In welchem Umfang ein Indikator durch den zugehörigen Faktor erklärt wird, beurteilt die Indikatorreliabilität, welcher die Einheit für die Validität der Schätzung eines latenten Konstrukts im Rahmen der konfirmatorischen Faktorenanalyse darstellt. Dafür wird ein Schwellenwert von mindestens 0,40 gefordert. Der t-Wert überprüft, basierend auf dem Mittelwert einer Stichprobe, ob dieser sich von der Grundgesamtheit unterscheidet.

Auf Indikatorebene kann erkannt werden, ob die Faktorladung eines Indikators signifikant von Null abweicht. Ein Signifikanzniveau von 5 Prozent entspricht in etwa einem t-Wert kleiner als 1,65. Die Faktorreliabilität beschreibt, inwieweit sich Faktoren durch die Gesamtheit der ihr zugehörigen Indikatorvariablen messen lassen. Mit Werten unter 0,6 verfehlt die Faktorreliabilität ihren Grenzwert; dagegen gilt die durchschnittlich gemessene Varianz ab einem Wert von 0,50 als ausreichend.

4.2 Befragung des pharmazeutischen Personals

Das Einbeziehen des im Handverkauf tätigen pharmazeutischen Personals in das empirische Forschungskonzept erscheint aus mehrehren Blickwinkeln vielversprechend. Erstens ist davon auszugehen, dass die Befragung von

Konsumenten zum „Showrooming" Antwortverzerrungen mit sich bringen kann. Befragte geben bei heiklen Themen häufig bevorzugt Antworten, mittels deren eher soziale Zustimmung erzeugt wird als womöglich das wahre Verhalten zuzugeben, bei dem soziale Ablehnung zu erwarten ist. Das Ausmaß der Verzerrung im Rahmen quantitativer Forschung wird mit dem Begriff der „sozialen Erwünschtheit" beschrieben.[192] Zweitens kann der Beleg für die Nachweisbarkeit des „Showrooming"-Phänomens im Apothekenmarkt untermauert sowie zusätzlich Meinungen und Einstellungen der im HV tätigen Apothekenmitarbeiter erhoben werden. Dies trägt überdies dazu bei, für den stationären Markt der Apotheken geeignete Handlungsoptionen abzuleiten und dadurch den Trend des „Showrooming" einzudämmen.

4.2.1 Untersuchungsmodell

Die Entwicklung des Untersuchungsmodells erfolgt auf Basis definitorischer Grundlagen und der Literaturrecherche zur und zu theoretischen Überlegungen. Als zentrale Größe wird die Inanspruchnahme von Beratungsleistungen vor Ort und die Nutzungsintensität sensorischer Produktprüfungen von Kosmetika und Körperpflegeprodukten untersucht.

Das entwickelte Untersuchungsmodell lehnt sich an das Phasenmodell eines extensiven Kaufentscheidungsprozesses nach *Engel*, *Kollat* und *Blackwell* an. Ist im Kaufentscheidungsprozess von Konsumenten eine interne oder externe Umfeld-Stimulation erfolgt, um einen angestrebten Zielzustand zu erreichen, ist von der Phase der Bedarfserkennung oder Problemerkenntnis die Rede. In der anschließenden Phase der Informationsbeschaffung setzten sich Konsumenten mit den am Markt erhältlichen Produkten und der Wahl des Einkaufskanals auseinander.[193] Zudem wird der Entschluss von Nachfragern für einen bestimmten Betriebstyp und unter räumlichen Gesichtspunkten für eine gewisse Verkaufsstelle gefasst. In dieser Phase wägen Konsumenten auch anhand individueller kaufprozessbeeinflussender Faktoren zwischen dem sofortigen und späteren Besitz favorisierter Produkte ab.[194] Zur Minimierung des wahrgenommenen Kaufrisikos sowie zur Beurteilung des Angebotes werden dann unter „Showrooming"-Gesichtspunkten frei zugängliche Informationsquellen wie die Apotheke vor Ort

---

[192] Vgl. *Albers, S.*: Methodik der empirischen Forschung, 2013, S. 148.
[193] Vgl. *Michelis, D.*: Der vernetzte Konsument, 2015, S. 73.
[194] Vgl. *hierzu:* Kapitel 3.5.

ohne eigentliche Kaufabsicht herangezogen. Abbildung 4-1 veranschaulicht das Modell.

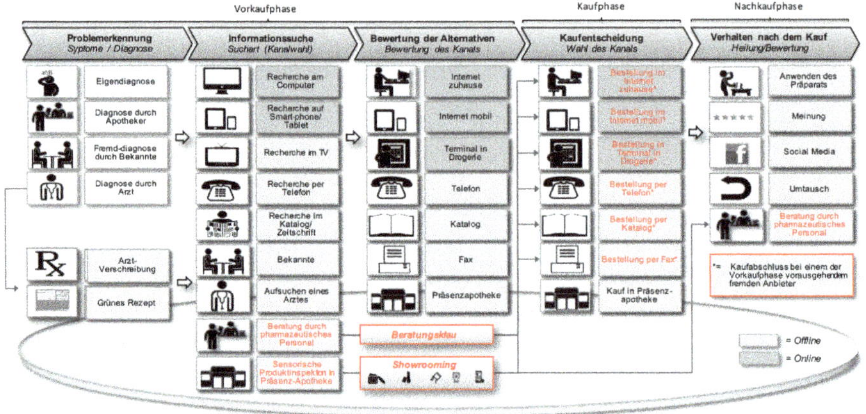

Abbildung 4-1: Untersuchungsmodell für die Fachkräftebefragung

Quelle: Eigene Darstellung, modifiziert nach *Kuß, A.*: Käuferverhalten, 1991, S. 29.

Da „Showrooming" ein bestimmtes Informations- und anschließendes Kaufverhalten definiert, bei denen Käufer vor dem Onlinekauf in stationären Ladenflächen relevante Produktinformationen durch haptische und optische Begutachtung und Inanspruchnahme einer Beratungsleistung beziehen, wird im Fragebogen die Wahrnehmung des pharmazeutischen Personals herangezogen. An dieser Stelle ist anzumerken, dass Kaufabbrüche nicht unmittelbar in einem Onlinekauf bei einem fremden Versandhändler enden müssen, sondern auch auf bspw. nicht vorrätige Produkte zurückzuführen sind. Aufschluss darüber gibt die *CAWI*-Befragung der Konsumenten.

4.2.2 Erhebungsverfahren

Kernelement der Befragung des pharmazeutischen Personals ist ein 15-seitiger Fragebogen, bei dem insgesamt 25 Fragen mit 284 Umfragevariablen erhoben worden sind.[195] Die standardisierte Befragung fokussiert sich auf die

[195] Die Durchführung einer internetbasierten Onlinebefragung erwies sich in Anbetracht des zu erhebenden Untersuchungsdesigns unter ökonomischen Gesichtspunkten am vorteilhaftesten.

Kundenwahrnehmung des im Handverkauf tätigen Personals in der Apotheke, das mithilfe geschlossener Fragen eruiert worden sind. Bei der Konzeption des Fragebogens wurde soweit möglich auf die Verwendung von Matrixfragen mit 7-stufigen, bipolaren Ratingskalen zur Erfassung der Variablen zurückgegriffen. So konnte eine problemlose Überführung in multivariate Analysemethoden zur Auswertung der empirischen Daten ermöglicht werden. Die mittlere Bearbeitungszeit (Median) für einen Fragebogen beträgt 10:37 Minuten, die mittlere Bearbeitungszeit (arithm. Mittel) 13:45 Minuten. Die Beendigungsquote beträgt 53.82 Prozent.[196] Die Zusammensetzung der Stichprobe ist der folgenden Abbildung 4-2 zu entnehmen.

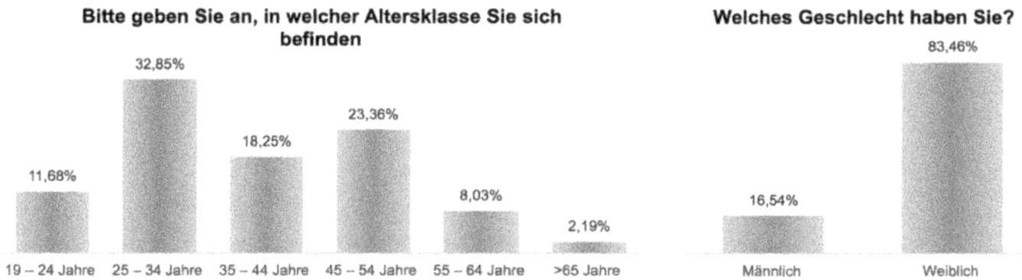

Abbildung 4-2: Demographische Daten der Apothekenmitarbeiter (Alter & Geschlecht)

Eigene Darstellung, aus *EFS Reporting+* der Fachbefragung, S. 14. (n=135)

Zur Auswertung der empirischen Analyse konnten 135 vollständig ausgefüllte Fragebögen herangezogen werden. Die hier generierte Fallzahl der Stichprobe erscheint hinreichend umfangreich, um im Rahmen der vorliegenden Untersuchung aussagekräftige Ergebnisse zu produzieren. Im Vorfeld der Untersuchung war anzunehmen – da hauptsächlich Frauen in Apotheken tätig sind –, dass 83,46 Prozent der Fragebogenteilnehmer weiblich sind.

Ein Anspruch auf Repräsentativität der Stichprobe kann nicht erhoben werden.[197] Des Weiteren sind Angaben zu der Apothekenklassifizierung und dem in der

---

[196] Weitere Informationen sind im Feldbericht in der Anlage ersichtlich.

[197] Um Aussagen über die Repräsentativität der empirischen Untersuchung der Fachkräftebefragung treffen zu können, ist ein Abgleich mit präzisen Daten über die Grundgesamtheit der Befragten erforderlich. Im Hinblick auf die Nichtverfügbarkeit

stationären Apotheke ausgeübten Berufs abgefragt worden. Dabei ist eine Tendenz zur Stadtapotheke (39,71 Prozent) erkennbar. Den Fragebogen haben vorwiegend Pharmazeutisch-Technische-Assistenten (57,04 Prozent) beantwortet.

50 Apotheker(innen) (37,04 Prozent) haben ebenfalls an der Umfrage teilgenommen. Die Grundgesamtheit der befragten Apothekenmitarbeiter entspricht N = 251. Dieser Wert gibt zunächst die Anzahl der Teilnehmer an, die dem Link zu Befragung gefolgt sind. Teilnehmer, die aufgrund der programmierten Filterführung von der weiteren Befragung ausgeschlossen worden sind (stichprobenneutrale Ausfälle), werden in diesem Gesamtsample zunächst mitgezählt. Das bereinigte Gesamtsample (Nettostichprobe) beträgt 190 Probanden. Demnach sind 61 Teilnehmer durch die programmierte Filterführung nicht zur Beendigung des Fragebogens zugelassen worden. Wird keine aktive Tätigkeit im Handverkauf ausgeübt, sind solche Probanden von der Untersuchung ausgeschlossen worden. Insgesamt haben 72,11 Prozent (n = 135) der befragten Fachkräfte den Fragebogen ordnungsgemäß beantwortet, was durchschnittlich 13:38 Minuten in Anspruch genommen hat. Abbildung 4-3 gibt einen Überblick über die Lage der Apotheke und die Qualifizierung der Befragten.

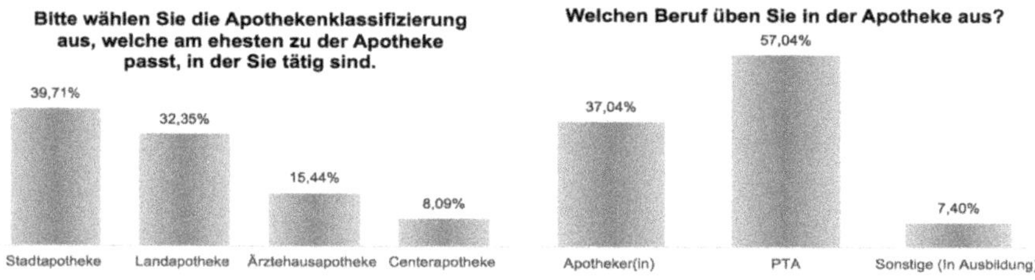

Abbildung 4-3: Soziodemographische Daten der Fachkräfte (Apothekenlage & Beruf)

Eigene Darstellung, aus EFS Reporting+ der Fachbefragung, S. 14. (n=135)

Abbildung 4-4 skizziert zusätzlich den Verlauf der Befragung des pharmazeutischen Personals. Insgesamt wurden 16 Seiten und maximal 14 Fragen präsentiert.

---

erscheint ein Abgleich der Stichprobe mit der Grundgesamtheit kaum durchführbar, sodass entsprechend keine Aussagen über die Repräsentativität der Stichprobe möglich sind.

Seite	Seitenbezeichnung	Fragen I	Fragen II
	Startseite	Begrüßung der Teilnehmer / Datenschutzhinweise	
	Motivation zur Teilnahme	Hintergründe zur Befragung	
S1	Aktive Tätigkeit	F1 Tätigkeit in Präsenzapotheke	F2 Präsenzapotheke ohne Versandhandelserlaubnis
S2	Beratung ohne Kauf	F3 Beratung ohne Kauf	
S3	Apothekenbesuch ohne Kauf	F4 Besuch ohne Kauf	
S4	Anzahl Beratungen je Indikation pro Stunde	F5 Anzahl Beratungen je Indikation pro Stunde	
S5	Anzahl Kaufabbrüche je Indikation pro Stunde	F6 Kaufabbrüche pro Tag	
S6	Produktgruppe Beratungszeit	F7 Produktgruppe Beratungszeit	
S7	Rolle mobiler Endgeräte	F8 Wahrnehmung mobiler Endgeräte	
S8	Einsatz mobiler Endgeräte	F9 Einsatz mobiler Endgeräte	
S9	Registrierung von "Showrooming"	F10 Registrierung von Beratungsklau	
S10	Aktuelle Strategien zur Abwehr von "Showrooming"	F11 Reaktion auf Beratungsklau	
S11	Maßnahmen zur Abwehr von "Showrooming"	F12 Maßnahmen zur Abwehr von "Showrooming"	
S12	Bewertung von Maßnahmen zur Abwehr von "Showrooming"	F13 Maßnahmen zur Abwehr von "Showrooming"	
S13	Apothekenklassifizierung / Beruf / Alter / Geschlecht	F14 Klassifizierung / F15 Beruf / F16 Alter / F17 Geschlecht	
S14	Endseite	Verabschiedung / Gewinnspielteilnahme / Danksagung	

Tabelle 4-2: Finaler Aufbau der Befragung von Apothekenmitarbeitern

Eigene Darstellung, aus der Onlinestatistik von *EFS Survey*.

Bei der vorliegenden Untersuchung handelt es sich um eine Primärerhebung, bei welcher die Daten durch Befragung erhoben wurden. Auf der ersten Seite sind die Befragten in einem ersten Schritt begrüßt worden. Zudem wurde darauf hingewiesen, dass es sich bei der Umfrage um ein Forschungsprojekt der Charité-Universitätsmedizin Berlin handelt. Des Weiteren sind Hintergrundinformationen zum Forschungsvorhaben und Untersuchungsgegenstand sowie Angaben zum zeitlichen Bearbeitungs-umfang geliefert worden. Zur Befragung zugelassen ist das in der Beratung und im Handverkauf tätige pharmazeutische Personal in Apotheken vor Ort; darauf wurde zu Beginn der Befragung hingewiesen. Vervollständigt wurden die Angaben durch einen Datenschutzhinweis. Um die Motivation zur Beendigung zu erhöhen, wurde auf die potenzielle Gewinnchance hingewiesen, dass es einen von drei Amazon-Gutscheinen im Wert von 50 Euro zu gewinnen gibt.

Um nachzuvollziehen, ob das pharmazeutische Personal während der Beratungsgespräche in der Sicht- und Freiwahl überhaupt registriert, dass Kunden keine Kaufabsichten verfolgen und/oder Kosmetik- sowie Körperpflegeprodukte in der Offizin mittels ausgestellter Tester nur ausprobieren wollen, sind 45 persönliche *CAPI*-Interviews *(Computer Assisted Personal Interview)* am HV durchgeführt worden.[198] Zielgruppe für diese Interviews stellt das in der Beratung

[198] Um eine Produkterfahrung (Verträglichkeit, Galenik, Geruch, u. v. m.) herzustellen, bieten pharmazeutische Hersteller von Kosmetik- und Körperpflegeprodukten den

und im Handverkauf tätige pharmazeutische Personal in Apotheken vor Ort dar. Bei *CAPI* handelt es sich um eine computergestützte *Face-to-Face*-Befragung, mittels derer auf den Einsatz handschriftlich auszufüllender Fragebögen verzichtet werden kann.[199] Die Durchführung des *Face-to-Face*-Interviews ist direkt am *Point of Sale (PoS)* durch den Einsatz eines iPads erfolgt, da eine klassische Erfassung in Form eines *Paper-and-Pencil-Interviews* zu zeitaufwändig ist.[200]

Um die Stichprobe zu vergrößern, sind parallel im gleichen Befragungszeitraum 90 *CAWI- Interviews* mit dem in der Beratung tätigen Fachpersonal im Apothekensektor durchgeführt worden. Dazu zählen Apotheker(innen), pharmazeutisch-technische(r) Assistent(innen) (PTA), Pharmaziepraktikant(innen), PTA-Auszubildende(r) sowie Pharmaziestudent(innen). Die englische Abkürzung *CAWI (Computer Aided Web Interview)* wird im deutschsprachigen Raum mit dem Begriff einer Onlinebefragung übersetzt.[201] Dazu ist der im Vorfeld konstruierte Fragebogen im Rahmen der Befragungssoftware *EFS Survey* unter der Adresse: http://ww2.unipark.de/uc/Showrooming/ online zugänglich gemacht worden.

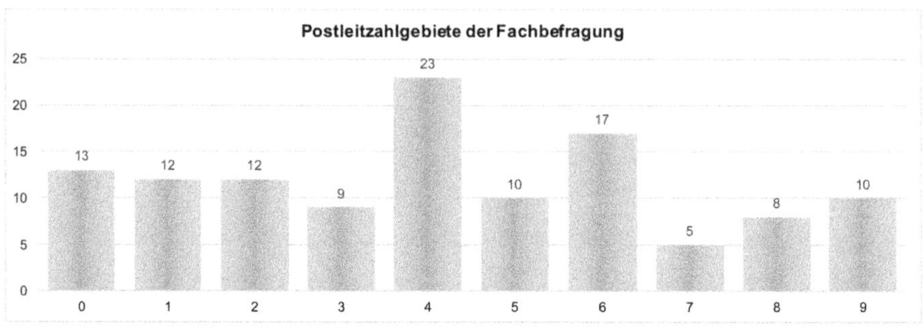

Abbildung 4-4: Geographische Reichweite der Fachbefragung

Eigene Darstellung, aus EFS Reporting+ der Fachbefragung, S. 14. (n=135)

Abbildung 4-2 zeigt an, aus welchen Postleitzahlgebieten zusätzliche Teilnehmer rekrutiert werden konnten. Der Link wurde in dem sozialen Netzwerk *Facebook (Fb)*

Präsenzapotheken häufig für ein ausgewähltes Sortiment kostenfreie Produkttester und -proben für Demonstrationszwecke an.

[199] Vgl. *Magerhans, A.*: Marktforschung, 2016, S. 49.

[200] Vgl. *Döring, N.*: Forschungsmethoden, 2015, S. 359.

[201] Vgl. *Kuss, A.*: Marketing-Einführung, 2009, S. 107.

in einer apothekenspezifischen Gruppe verteilt. Zusätzlich erfolgte die Rekrutierung der Befragten auf digitalem Wege per *E-Mail*. Auf eine postalische Einladung ist aufgrund der Kosten und des hohen Zeitaufwands verzichtet worden.[202]

Postleitzahlen sind in Deutschland in zehn geografisch-hierarchische Postleitzahlengebiete untergliedert. Gegenstand der Darstellung ist ein geringer Detaillierungsgrad, welcher in einzelnen Stellen (0-9) codiert angezeigt wird.

4.2.3 Beschreibung des Analyseverfahrens

Die aus der Umfrage erhobenen Daten wurden mit Hilfe der Reporting- und Auswertungsfunktion *EFS Reporting+* von *Unipark* der *QuestBack GmbH* einer Häufigkeitsauswertung unterzogen. Zudem sind die in der empirischen Untersuchung gewonnenen Daten zur statistischen Berechnung exportiert worden, um diese durch eine Datenmatrix in *MS Excel* aufzubereiten.[203] Die Betrachtung der Ergebnisse der Befragung des pharmazeutischen Personals erfolgte rein explorativ mit dem Ziel, das „Showrooming"-Phänomen nachzuweisen, erste Auffälligkeiten im Verhalten der Konsumenten zu identifizieren sowie die Forschungshypothesen zu verifizieren.[204] Es wurde zusammenfassend eine analytische Grundauswertung in Form einer univariaten Analyse zur deskriptiven Beschreibung der Ergebnisse vorgenommen. Detaillierte Ergebnisse sind dem Anhang C und D zu entnehmen.

4.3 Befragung von Konsumenten

Im Rahmen des empirischen Forschungsdesigns sind diejenigen Privatpersonen befragt worden, die sowohl *over the counter (OTC)* Arzneimittel sowie in Apotheken erhältliche Körperpflege und Kosmetik über den internetbasierten Apothekenversandhandel bezogen haben, zuvor jedoch in einer Präsenzapotheke Beratungsleistungen oder haptische Informationen konsumiert haben. Entscheidend war, dass die befragten Konsumenten in den letzten zwölf Monaten im Distanzhandel rezeptfreie Arzneimittel oder Körperpflegeprodukte bestellt haben. Durch eine *CAWI*-Befragung von Endverbrauchern, welche Arznei- und Gesundheitsmittel sowie in Apotheken erhältliche Körperpflege und Kosmetik über den elektronischen Versandhandel bestellen, kann sichergestellt werden, dass die Zielgruppe der Onlinekäufer erreicht worden ist. Dabei sind die

---

202 Vgl. *Kreis, H.*: Marktforschung, 2014, S. 126.

203 Vgl. *hierzu*: Anhang C.

204 Vgl. *Jul, M.*: Statistische Datenanalyse mit SPSS, 2003, S. 93.

Persönlichkeitsfaktoren des „Showrooming" über verschiedene Konstrukte operationalisiert worden. Hierzu wurde eine Auswahl von Hypothesen aus dem Forschungsstand abgeleitet, welche die entsprechenden Zusammenhänge und Abhängigkeiten formulieren. Die theoretisch abgeleiteten Hypothesen werden im Verlauf der Studie bestätigt oder wiederlegt.

4.3.1 Untersuchungsmodell

Das neobehavioristische *S-O-R*-Paradigma bildet übergeordnet die Grundlage für die Befragungen, da sich die Motive für „Showrooming" nicht beobachten lassen. Gemäß dem Modell zur Erfassung des Kaufentscheidungsverhaltens wird angenommen, dass das „Showrooming" zunächst zum einen durch Umweltreize (Stimuli), durch ein Krankheitssymptom und zum anderen durch Vorgänge innerhalb eines Individuums (Organismus) beeinflusst wird. Letztere werden durch operationalisierte Persönlichkeitseigenschaften getestet. Außerdem wird vermutet, dass gewisse äußere Einkaufssituationen dieses Phänomen zusätzlich beeinflussen. Zur Erarbeitung der Fragebögen sind die für „Showrooming" kaufprozessbeeinflussenden Determinanten herangezogen worden, die aus dem Forschungsstand herausgearbeitet worden sind.

Die finale Operationalisierung beinhaltet sieben Konstrukte zur Konstruktkonzeptionalisierung, um die theoretischen Konstrukte beobachtbar und messbar zu machen. Zudem sollen zwischen den Konstrukten verschiedene direkte, indirekte und moderierende Wirkungsbeziehungen postuliert werden. Dazu zählt neben der individuellen *Convenience*-Orientierung der Konsumenten das individuelle Preis-Leistungs-Bewusstsein, die persönliche Aufgeschlossenheit für Innovationen, die mangelnde Einkaufsstättenloyalität sowie das unbefriedigende Einkaufserlebnis, wahrgenommene Kaufrisiken und eine geringe Loyalität gegenüber der stationären Apotheke und letztendlich wahrgenommene Informationsdefizite im Handel. Bei „Showrooming" handelt es sich um ein mehrfaktorielles Konstrukt, das durch zwei oder mehrere Faktoren beeinflusst wird; demzufolge ist eine weitere Differenzierung in mehrdimensionale Konstrukte erfolgt.

4.3.2 Erhebungsverfahren

Die Datenerhebung erfolgte in Form einer *CAWI*-Befragung in der Zeit vom 01.11.2016 bis zum 26.12.2016. Damit beträgt die Feldzeit insgesamt 55 aktive Tage. Es soll damit sichergestellt werden, dass bei späteren Korrelationsanalysen keine

Schwierigkeiten mit der statistischen Signifikanz entstehen.[205] Der Fragebogen bestand aus insgesamt 24 geschlossenen Fragen sowie abschließenden Angaben zum demografischen Hintergrund der Befragten. Es sind insgesamt 605 Umfragevariablen verwendet worden. Als Grundlage für die Datenauswertung wurde per *EFS Reporting+* ein detaillierter Feldbericht erzeugt, welcher die wesentlichen statistischen Kennwerte enthält.

Dazu zählen die Brutto- und Nettostichprobe, die Zugriffs- und Abbruchsstatistik sowie die Quotenstatistik. Das Gesamtsample, welches die Grundgesamtheit der empirischen Untersuchung beschreibt, beträgt 368 Teilnehmer. Darin enthalten sind zudem die stichprobenneutralen Ausfälle wie ausselektierte Teilnehmer. Die Nettobeteiligung, die 87,76 Prozent (N = 298) beträgt, beinhaltet sowohl die beendeten Interviews als auch Teilnehmer, welche die Befragung unterbrochen haben. Die Beendigungsquote, welche den Anteil der beendeten Interviews an der bereinigten Stichprobe angibt, liegt bei 63,4 Prozent. Das entspricht N = 195 beendeten Fragebögen, die zur weiteren Analyse herangezogen werden können. Die mittlere Bearbeitungszeit (Median) liegt bei 13:47 Minuten.[206]

Nr.	Internetseite Adresse	Beschreibung
	Medizinische Foren	
1	http://www.onmeda.de	Portal für Medizin und Gesundheitsfragen
2	http://www.med-nebenwirkungen.de	Portal für Medikamente Nebenwirkungen und Wirkung sowie Erfahrungsberichte
3	http://www.med1.de	Großes Medizin-Forum
4	http://www.netdoktor.de	Großes Gesundheitsportal im Internet
	Allgemeine Foren	
5	http://www.studis-online.de	Forum rund ums Studium für Studieninteressierte
6	http://www.gofeminin.de	Größte Online-Community für Frauen
7	http://forum.unicum.de/	Portal und Forum für Studenten & Studium
	Communities für Internetbefragungen	
8	http://www.my.unipark.com	Support-Forum der Befragungssoftware
9	http://www.surveycircle.com	Community um Forschungsprojekte zu unterstützen
10	http://www.clickworker.de	Netzwerk nach dem Crowdsourcing-Prinzip
11	http://www.poll-pool.com	Umfrage-Netzwerk auf der Umfragen erstellt und gegenseitig beantwortet werden
12	http://www.uni-protokolle.de	Datenbank für Prüfungsprotokolle
	Soziale Netzwerke	
13	http://www.xing.de	Online-Plattform für das berufliche Social-Networking
14	http://www.facebook.com	Soziales Netzwerk für das private Social-Networking

Tabelle 4-3: Übersicht der Rekrutierungsversuche zur Verbreitung der Umfrage

Eigene Darstellung.

[205] Vgl. *Martens, J.*: Statistische Datenanalyse mit SPSS für Windows, 2003, S. 186.

[206] Weitere Informationen wie die Zugriffsstatistik, in der beispielsweise die Tageszeit mit den meisten Zugriffen und die durchschnittliche Teilnehmerzahl pro Tag und pro Woche angegeben werden, sind dem Anhang C zu entnehmen.

Für die Studie erfolgte die Rekrutierung der Teilnehmer aktiv auf Foren und Diskussionsboards sowie auf den Internetpräsenzen der sozialen Netzwerke. Die untenstehende Tabelle gibt einen Überblick über die Veröffentlichung der Umfrageeinladung auf den ausgewählten Internetportalen.

Die Einladung erfolgte über den Link: http://ww2.unipark.de/uc/CHC. Das durchschnittliche Alter dieser Stichprobe beträgt 32,36 Jahre. Von den Teilnehmern sind 91 weiblich und 68 (42,77 Prozent) männlich. Der überwiegende Teil der Teilnehmer ist entweder berufstätig (56,05 Prozent) oder befindet sich in der Ausbildung (41,40 Prozent). Zur Umfrageteilnahme wurden nur diejenigen zugelassen, die in den letzten 12 Monaten rezeptfreie Arznei- bzw. Gesundheitsmittel zur Selbstmedikation oder in Apotheken erhältliche Körperpflegeprodukte auf dem Versandweg bezogen haben. Mittels programmunterstützter Selektionsfunktion sind Teilnehmer, die diese Filterbedingungen nicht erfüllt haben, herausgefiltert und auf die entsprechende Fragebogenseite zur Verabschiedung weitergeleitet worden.

Die Anzahl aller Fragebogenteilnehmer (Grundgesamtheit) beträgt N = 195. Da 35 Teilnehmer Gesundheitsprodukte, rezeptfreie Arzneimittel oder Körperpflegeprodukte noch nicht über den Distanzhandel erworben haben, reduziert sich die Anzahl der Personen, welche auf die weiteren Seiten geleitet wurden und Fragen beantworteten, auf 82,05 Prozent (N = 159). Markierten Probanden ein Feld, das als gesonderte Antwortoption gekennzeichnet ist, wie z. B. die Antwort „Sonstiges", wird dies als fehlender Wert in der Statistik als *Missing value* dokumentiert.

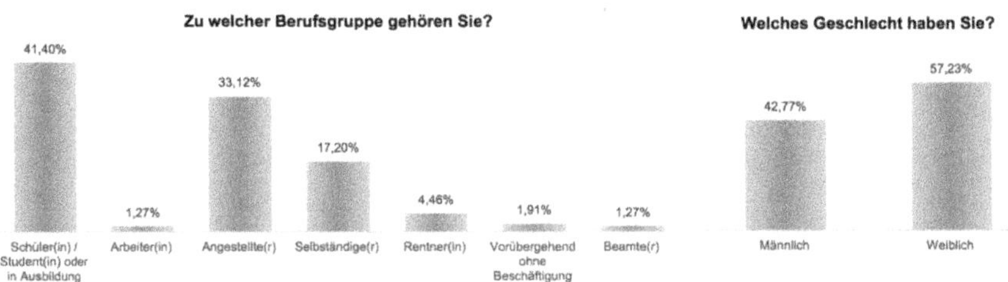

Abbildung 4-5: Soziodemographische Daten der Konsumenten (Alter & Geschlecht)

Eigene Darstellung, aus EFS Reporting+ der Konsumentenbefragung, S. 26. (n=159)

Weitere Informationen zu der soziodemographischen Zusammensetzung der Stichprobe können dem Anhang C entnommen werden.

4.3.3 Beschreibung des Analyseverfahrens

In einem ersten Schritt wurden die gewonnenen empirischen Projektdaten mit dem Berichtsmodul *EFS Reporting+* von *Unipark* der *QuestBack AG* codiert und exportiert. Die statistischen Ergebnisse der auswertbaren 159 Datensätze sind dann mit der Statistik- und Analysesoftware *SPSS* 22 aufbereitet und ausgewertet worden. Es erfolgte eine Prüfung der richtigen Polung der Items, um diese dann umcodiert in einer neuen Variable abzubilden.[207] Dieser Schritt ist wichtig, um späteren Verzerrungen von Antworttendenzen vorzubeugen.[208] Die in dieser Studie vorgestellte empirische Untersuchung soll im Wesentlichen der Überprüfung der postulierten Hypothesen zu den Zusammenhängen zwischen den im „Showrooming"-Modell berücksichtigten Variablen dienen. Eine explorative Faktorenanalyse der potenziellen Persönlichkeitsmerkmale des „Showrooming"-Phänomens wurde zu Beginn durchgeführt, um sicherzustellen, dass die in der Operationalisierung gewählten Fragen auch das theoretische Konstrukt messen.[209] Zusätzlich sind die aus der Umfrage erhobenen Daten mit einem *Add-In (XLSTAT-Base* der *Addinsoft SARL)* für *MS Excel* zusätzlich formatiert und analysiert worden.

Zur Auswertung dichotomer, nominal skalierter Antwortmöglichkeiten wurde auf univariate statistische Analysemethoden zurückgegriffen; dadurch konnte zunächst eine deskriptive Datenanalyse der Häufigkeitsverteilung durchgeführt werden.[210] An die univariate Auswertung schließen sich bi- und multivariate Auswertungen an, um die überwiegend metrisch skalierten Variablen miteinander in Bezug zu setzen. Es wird dadurch möglich, kausale Zusammenhänge in den Datensätzen zu erkennen. Im Anschluss wurde die Methode der logistischen Regressionsanalyse eingesetzt, um die Korrelationen der jeweiligen Komponenten gemäß den aufgestellten Forschungshypothesen zu untersuchen.

Unter anderem erfolgte die Betrachtung von Beziehungen zwischen den Variablen durch nicht parametrische Tests. Stichproben werden dann im Hinblick auf die Mittelwerte verglichen. Kreuztabellen (mit Chi-Quadrat) wurden ebenfalls mit *SPSS*

---

207 Vgl. *Brosius, F.*: SPSS, 2014, S. 113.
208 Vgl. *Eckstein, P.*: Angewandte Statistik, 2016, S. 323.
209 Vgl. *Janssen, J.*: Statistische Datenanalyse mit SPSS, 2013, S. 548.
210 Vgl. *Backhaus, K.*: Multivariate Analyse-Methoden, 2003, S. 258.

erzeugt und zur weiteren Analyse der Hypothesen ebenso wie bivariate Korrelationsanalysen zur Analyse der Persönlichkeitsmerkmale des „Showrooming"-Phänomens herangezogen.[211] Der Rangkorrelationskoeffizient nach *Spearman* wurde hier ausgewählt.

Die Darstellung der empirischen Ergebnisse dieser Untersuchung gliedert sich in mehrere Teile. Die zur Beantwortung der Forschungsfragen notwendigen Daten sind in den Hauptteil der Studie integriert, alle weiteren sind dem Anhang zu entnehmen.

---

211 Vgl. *Martens, J.*: Statistische Datenanalyse mit SPSS für Windows, 2003, S. 135.

5 Empirische Ergebnisse und strategische Implikationen

Nach empirischer Überprüfung der Messmodelle werden anschließend die wesentlichen Ergebnisse der beiden Befragungen zusammengefasst. An dieser Stelle ist anzumerken, dass die nachfolgend aufgeführten Werte aufgrund der potenziellen Möglichkeit, Mehrfachnennungen abzugeben, teilweise nicht zu einem Summenwert addiert werden können.

5.1 Nachweis des „Showrooming" im Apothekenmarkt

Ausgangspunkt des Forschungsvorhabens war die Frage, ob und in welchem Umfang das in anderen Branchen praktizierte Konsumentenverhalten, nämlich, lokale Apotheken kaufvorbereitend für Bestellungen von Arznei- und Gesundheitsmitteln sowie in Apotheken erhältliche Kosmetik- und Körperpflegeprodukte im Distanzhandel aufzusuchen, auch in Offizin-Apotheken anzutreffen ist.

Zur Erklärung des „Showrooming"-Phänomens soll die Inanspruchnahme von Beratungsleistungen für rezeptfreie Arzneimittel betrachtet und die physische Begutachtung von in Apotheken erhältlichen Kosmetik- und Körperpflegeprodukten näher untersucht werden. Dazu wird in der vorliegenden Arbeit zwischen den Sortimentsbereichen in der Frei- und Sichtwahl zum Nachweis des „Showrooming"-Effekts unterschieden. Denn es kann angenommen werden, dass haptische oder optische Informationen für den Kauf von Arzneimitteln nicht entscheidend sind, wohingegen Kosmetika vermutlich eher gekauft werden, wenn sie vor Ort angesehen und ausprobiert werden können.

Im nachfolgenden Abschnitt werden zunächst die Ergebnisse des *CAPI-Interviews*, mittels dessen die in der Beratung tätigen pharmazeutischen Mitarbeiter befragt worden sind, vorgestellt. Anschließend werden die Resultate des *CAWI-Interviews* von Selbstmedikationskäufern im elektronischen Versandhandel zur Beantwortung der Forschungsfrage herangezogen.

5.1.1 Befragungsergebnisse Pharmazeutisches Personal

Es ist zunächst der Aspekt beleuchtet worden, ob Kunden in der Offizin Beratungsleistungen in Anspruch nehmen, ohne dabei ein konkretes Kaufvorhaben zu verfolgen. Für die Darstellung wurde die Form des auf 100 Prozent gestapelten Balkendiagramms gewählt. Um die Übersichtlichkeit zu gewährleisten, wurde die

Darstellung der mehrstufigen Skala auf die Werte: „gelegentlich", „häufig" und „sehr häufig" reduziert. Es konnte gezeigt werden, dass 27 Prozent der befragten Fachkreise dieses Verhalten häufig im Beratungsalltag in der Offizin beobachten. In welchem Umfang die Apotheke vor Ort von Privatpersonen zur Kaufvorbereitung für den Versandhandel genutzt wird, kann durch eine Befragung des im Handverkauf tätigen pharmazeutischen Personals nicht geklärt werden, da sich dieser Aspekt des Untersuchungsgegenstandes einer direkten Beobachtung entzieht.[212]

Ein erstes starkes Indiz dafür, dass Konsumenten lokale Apotheken gezielt für Beratungszwecke zu Selbstmedikationsmitteln aufsuchen, ist das Ergebnis, dass Kunden zu 12 Prozent gelegentlich und zu 7 Prozent häufig nach erfolgter Beratung die PZN notieren. Die Untersuchungsergebnisse in Abbildung 5-1 zeigen, dass 18 Prozent der Befragten häufig beobachten, dass Kunden nach Abschluss des Beratungsgesprächs den Handelsnamen aufschreiben. Die Auswertung der Ergebnisse belegt weiter, dass 30 Prozent der Kunden in der Offizin häufig und 10 Prozent sehr häufig nach der Bekanntgabe des Preises von rezeptfreien Arzneimitteln oder Körperpflegeprodukten den Kauf vor Ort abbrechen.

Wie oft kommt es vor, dass sich Kunden in Ihrer Offizin...
0%
10%
20%
30%
40%
50%
60%
70%
80%
90%
100%
zu einem Produkt beraten lassen, ohne dieses im Anschluss kaufen zu wollen?
20%
7%
nach einer Beratung zu einem OTC-Produkt die PZN des Produktes notieren?
12%
5%
2%
nach einer Beratung den Handelsnamen des Präparats notieren?
13%
5%
nach der Bekanntgabe des Preises eines OTC-Produkts gegen das Präparat entscheiden?
45%
30%
10%
gegen eine Bestellung von nicht vorrätigen OTC-Produkten entscheiden?
32%
10%
ohne Kaufabsichten zu Wirkungen und Nebenwirkungen beraten lassen
16%
7%
gelegentlich
häufig
sehr häufig

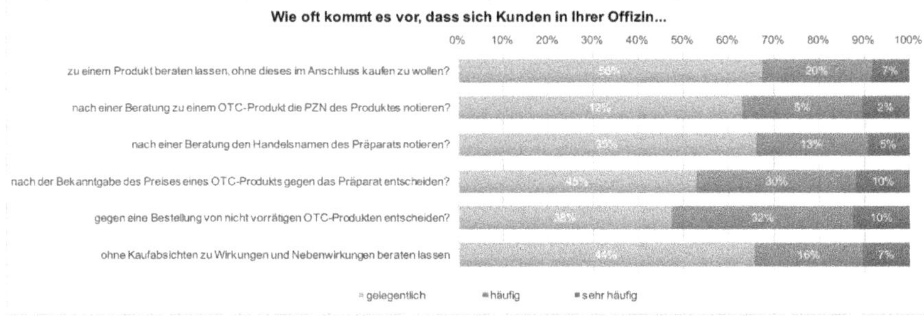

Abbildung 5-1: Beratungsleistungen zu OTC-Arzneimitteln ohne Kaufabsicht

Eigene Darstellung, aus EFS Reporting+ der Fachbefragung, S. 4. (n=137)

Kommt es zu Regallücken (*engl. Out-of-Stock*) im Apothekenbetrieb, können nachgefragte Arzneimittel durch das bundesweit flächendeckende Versorgungsnetz des pharmazeutischen Großhandels innerhalb weniger Stunden, spätestens aber

---

212 Vgl. *hierzu*: Kapitel 5.1.2.

über Nacht per Bestellung beschafft werden.[213] Aus dem präsentierten Datenmaterial lässt sich ersehen, dass rund 57 der 135 Befragten angeben, dass sich Kunden jedoch häufig gegen eine Bestellung der gerade nicht verfügbaren Produkte entscheiden. Die Abschlussfrage in Abbildung 5-1 belegt, dass sich Kunden auch ohne bestimmtes Kaufvorhaben zu Wirkungen und Nebenwirkungen beraten lassen. Das Ergebnis lässt den Schluss zu, dass die in Deutschland agierenden Apotheken von Privatpersonen zum Teil als erste Anlaufstelle mit kostenfreiem Beratungsangebot in Gesundheitsfragen wahrgenommen werden. Auch die in Abbildung 5-2 dargestellten Ergebnisse rechtfertigen die Aussage, dass das „Showrooming"-Phänomen auch im Arzneimittel- und Apothekenmarkt anzutreffen ist. Beobachtungen des pharmazeutischen Personals zufolge probieren Kunden in der Freiwahl Körperpflegeprodukte oder Kosmetika mit 35 Prozent häufig aus, ohne diese anschließend kaufen zu wollen. Weitere in der Freiwahl platzierte Produkte werden zu 25 Prozent häufig angesehen. Dass Kunden die Offizin aufsuchen und ohne anschließenden Produktkauf wieder verlassen, wird hingegen mit 47 Prozent nur gelegentlich und mit 18 Prozent häufig wahrgenommen. In der Umfrage wurde zudem die Frage gestellt, ob Kunden aktiv mitteilen, vor dem lokalen Kaufabschluss noch Internetrecherchen anzustellen.

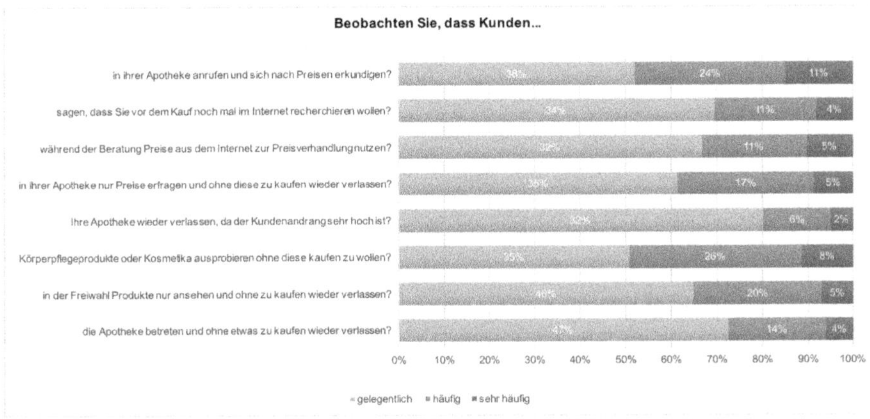

Abbildung 5-2: Besuch der Offizin ohne Kaufabsicht

Eigene Darstellung, aus EFS Reporting+ der Fachbefragung, S. 5. (n=137)

213 Vgl. *Nagel, E.*: Gesundheitswesen in Deutschland, 2007, S. 177.

Mit 34 Prozent ist dieses Verhalten gelegentlich und mit 15 Prozent häufig beobachtet worden. Dieses Ergebnis zeigt, dass sich das Internet inzwischen fest als Einkaufskanal in der Branche der Apotheken etabliert hat. Die Ergebnisse der Studie lassen auch den Schluss zu, dass die durch das Internet geschaffene Preistransparenz den Beratungsablauf in stationären Apotheken beeinflusst. So schätzen 35 Prozent der befragten Apothekenmitarbeiter ein, dass Kunden vor dem Aufsuchen der Offizin im Vorfeld Preise in Erfahrung bringen. Das Diagramm zeigt auch, dass 32 Prozent gelegentlich und 16 Prozent der Kunden häufig im Zuge der Beratungsgespräche mittels im Vorfeld recherchierter Internetpreise versuchen, ein günstigeres Preisniveau für *OTC*-Arzneimittel zu erzielen.

Folgende Überlegungen ergeben sich zwingend aus den hier dargestellten Ergebnissen. Zum einen deutet sich an, dass Kunden situativ entscheiden, welcher Einkaufskanal für den Kaufabschluss präferiert wird. Zum anderen wird erkennbar, dass Kunden anhand des Preises abzuwägen scheinen, ob lokale Apotheken aufgesucht werden oder ob der Kauf zugunsten eines attraktiveren Einkaufskanals abgebrochen wird.

Durch den Einsatz mobiler Endgeräte (*Smartphones, PDAs, Tablets*) wird „Showrooming" in zahlreichen Branchen inzwischen auch auf stationären Ladenflächen praktiziert. Abbildung 5-3 gibt Auskunft darüber, ob sich die Erkenntnisse auf den Untersuchungsgegenstand der stationären Apotheke übertragen lassen. Die Daten stammen aus der Befragung der Fachkreise. Für die Darstellung wurde die Form des Balkendiagramms gewählt. Wenn man die Ergebnisse aus Abbildung 5-3 berücksichtigt, wird die Annahme jedoch widerlegt, dass die wahrgenommene Smartphone-Nutzung auch überdurchschnittlich häufig in der Offizin Anwendung findet.

Eine eindeutige Beantwortung dieser Frage ist in dieser Form nicht möglich, denn es sind hierzu noch die Ergebnisse der Konsumentenbefragung heranzuziehen. Das Diagramm gibt an, dass lediglich 3 Prozent der Fachkreise häufig wahrnehmen, dass Kunden während des Einkaufs in der Offizin das Smartphone nutzen, um Produkte im Internet zu bestellen. Dagegen wird häufiger beobachtet, dass Preisvergleiche angestellt werden (31 Prozent).

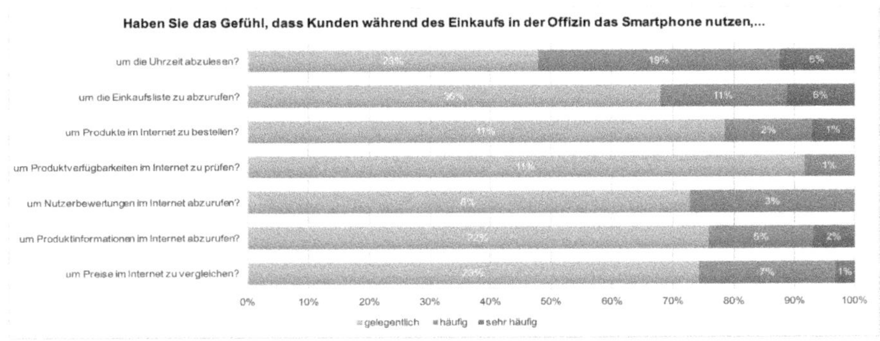

Abbildung 5-3: Wahrnehmung mobiler Endgeräte in der Offizin

Eigene Darstellung, aus EFS Reporting+ der Fachbefragung, S. 8. (n=137)

Aus Abbildung 5-3 geht hervor, dass größtenteils vermutet wird, dass Kunden das *Smartphone* für das Ablesen der Uhrzeit verwenden (25 Prozent). Mit 16 Prozent wird häufig beobachtet, dass das *Smartphone* als Einkaufsbegleiter genutzt wird, um die Einkaufsliste abzurufen. Abbildung 5-4 zeigt die Ergebnisse auf, in welchem Umfang die Konsumenten ähnlich wie in anderen Branchen das *Smartphone* für „Showrooming" nutzen.

Haben Sie schon mal beobachtet, dass Kunden während des Einkaufs in der Offizin das Smartphone nutzen, um
Produktnamen zu notieren? (Notizen)
Barcodes oder die PZN von OTC- bzw. Freiwahlprodukten zu scannen?
OTC- bzw. Freiwahlprodukte abzufotografieren?
24%
7%
1%
2%
1%
17%
4%
3%
0%
10%
20%
30%
40%
50%
60%
70%
80%
90%
100%
gelegentlich
häufig
sehr häufig

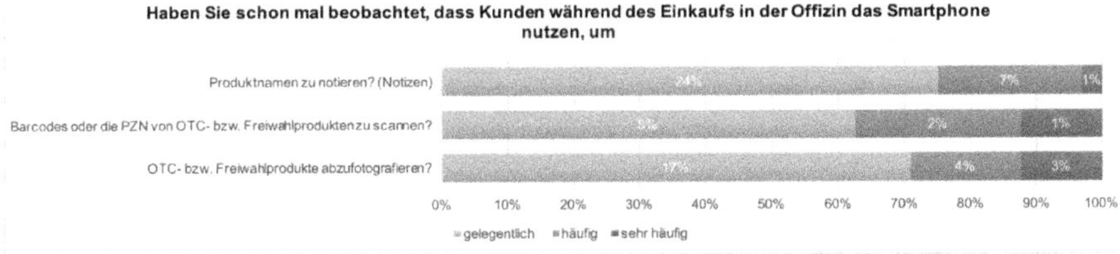

Abbildung 5-4: Vermuteter Einsatz mobiler Endgeräte

Eigene Darstellung, aus EFS Reporting+ der Fachbefragung, S. 9. (n=137)

Mit 24 Prozent wird gelegentlich wahrgenommen, dass Kunden in der Offizin das *Smartphone* nutzen, um Produktnamen zu notieren. Häufig nehmen dies aber nur rund 8 Prozent des in der Beratung tätigen Personals wahr. Die Kamerafunktion wird nur von rund 7 Prozent der Befragten häufig genutzt, um Produkte in der Freiwahl zu fotografieren. 17 Prozent gaben an, dies gelegentlich zu beobachten. Die Nutzung spezieller *Apps* zum *Scannen* der PZN wurde von 59 Prozent der Befragten noch nie beobachtet.

In diesem Abschnitt der vorliegenden Arbeit kann keine endgültige Antwort darauf gegeben werden, ob das Smartphone auch vor Ort in stationären Apotheken mit der Absicht verwendet wird, Produkte im internetbasierten Distanzhandel zu bestellen. Zudem ist kritisch anzumerken, ob das pharmazeutische Personal einerseits für die Wahrnehmung der *Smartphone*-Nutzung ausreichend sensibilisiert ist und andererseits kaum beurteilen kann, zu welchem Zweck die Geräte genutzt werden.

5.1.2 Befragungsergebnisse Konsumenten

„Showrooming" ist für das Sortiment der rezeptfreien Arzneimittel äußerst schwer von Konsumenten und Patienten zu praktizieren, da die Arzneimittel in Präsenzapotheken in der Sichtwahl aufbewahrt werden.[214] Da anzunehmen ist, dass für das Sortiment der Sichtwahl der Beratungsaspekt des „Showrooming" überwiegt, ist auf die Bildung einer entsprechenden Hypothese verzichtet worden. Zum Nachweis der Beratungsaspekte des „Showrooming" in stationären Apotheken für das Sortiment der Selbstmedikation sind folgende Hypothesen formuliert worden.

H_{1a}: Konsumenten suchen lokale Apotheken gezielt für Beratungszwecke zu Selbstmedikationsmitteln auf, um den Kauf anschließend über den Arzneimittel-Distanzhandel abzuwickeln.

H_{1b}: Sortimentsbereiche (Indikationen) mit einem durchschnittlichen hohen Preisniveau sind anfälliger für „Showrooming" als Sortimentsbereiche mit einem niedrigen Preisniveau.

Durch die Auswertung der Ergebnisse konnte die Hypothese 1a bestätigt werden, dass dem Kauf von rezeptfreien Arzneimitteln über den Versandhandel zumindest gelegentlich eine Beratungsleistung in der stationären Apotheke vorausgegangen ist. Dies haben 8,49 Prozent der befragten Konsumenten angegeben. Konsumenten, die rezeptfreie Arzneimittel im Internet beziehen haben ausgesagt, dass auch der Aspekt der haptischen Produkterfahrung eine Rolle spielt (4,93 Prozent).

Diese Angaben erstaunen angesichts der für Privatpersonen unzugänglichen Aufbewahrung dieses Sortiments und kann sich eigentlich nur auf die optische

[214] Vgl. *hierzu*: Kapitel 2.2.

Begutachtung beziehen Aus der Abbildung 5-5 gehen die entsprechenden Häufigkeitsverteilungen aus der Konsumentenbefragung hervor.

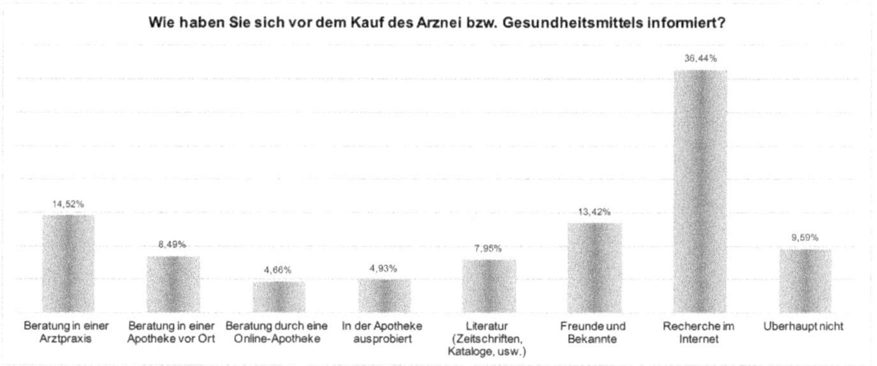

Abbildung 5-5: Information in der OTC-Warengruppe

Eigene Darstellung, aus EFS Reporting+ der Konsumentenbefragung, S. 5. (n=159)

Die dem Kauf von rezeptfreien Arzneimitteln im Internet vorangegangene Informationsbeschaffung findet überwiegend online statt. Vier von zehn Befragten gaben an, sich vor dem Kauf im Internet auch über diesen Informationskanal zu informieren. Arzt und Apotheker sind zentrale Anlaufstellen, um die Gesundheit der Patienten aufrechtzuerhalten sowie wiederherzustellen, vor Krankheiten zu schützen und um etwaige Beschwerden zu lindern. Dem Arzt wächst in diesem rezeptfreien Arzneimittelsegment eine zentrale Rolle bei der Informationsbeschaffung vor dem Kauf im Internet zu. Rund 15 Prozent der befragten Konsumenten haben vor dem Onlinekauf auch ärztliche Beratungsleistungen beansprucht bzw. eine Kaufempfehlung erhalten. Man kann daraus folgern, dass Konsumenten im Kontext des Arzneimittelkaufs möglicherweise nicht zwingend eine stationäre Apotheke aufsuchen, sondern unmittelbar im Internet bestellen.

Im Vorfeld war anzunehmen, dass haptische oder optische Informationen für den Kauf von *OTC*-Arzneimitteln weniger entscheidend sind, wohingegen Kosmetika vermutlich eher von „Showrooming“ betroffen sein könnten, da dieses Sortiment vor Ort in der Freiwahl angesehen und ausprobiert werden kann. Zudem ist dieser

Bereich einer Offizin teilweise unbeobachtet. Die Hypothesen für das Sortiment der Kosmetik und Körperpflege lauten demnach folgendermaßen:

> H_{1c}: *Konsumenten suchen lokale Apotheken gezielt für Beratungszwecke zu in der Apotheke erhältlichen Kosmetika auf, um den Kauf anschließend über den Arzneimittel-Distanzhandel abzuwickeln.*
>
> H_{1d}: *Konsumenten suchen lokale Apotheken gezielt zur physischen Begutachtung von in der Apotheke erhältlichen Kosmetika auf, um den Kauf anschließend über den Arzneimittel-Distanzhandel abzuwickeln.*

Anhand der gebildeten Hypothesen wird deutlich, dass zwischen der Inanspruchnahme von Beratungsleistungen für rezeptfreie Arzneimittel und dem „Showrooming"-Effekt beim Kauf von in Apotheken erhältlichen Kosmetika differenziert wird.

Die Sichtung der empirischen Erhebung bestätigt damit die Hypothese 1c und 1d. Der haptischen Produktwahrnehmung von Körperpflege- und Kosmetikprodukten in der Freiwahl wird mit 9,32 Prozent dabei eine bedeutsamere Rolle beigemessen als die Beanspruchung von produktspezifischen Beratungsleistungen (6,75 Prozent), wenn es um die Vorbereitung des Warenbezugs über das Internet geht. Die Auswertung der empirischen Ergebnisse für das Körperpflegesegment ist der Abbildung 5-6 zu entnehmen.

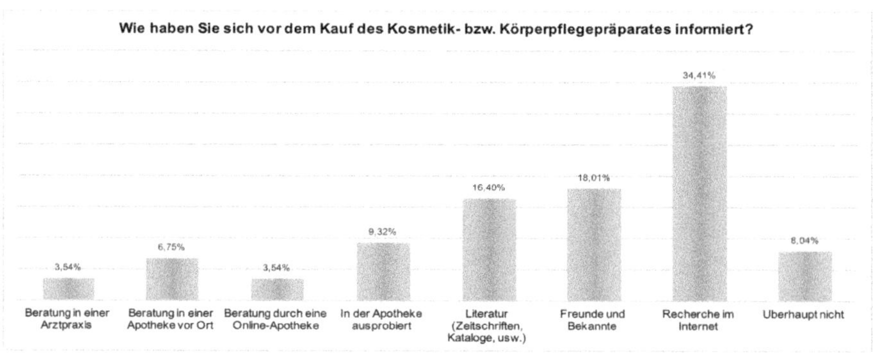

Abbildung 5-6: Information in der PEC-Warengruppe

Eigene Darstellung, aus EFS Reporting+ der Konsumentenbefragung, S. 5. (n=159)

Mit knapp 7 Prozent spielt der Beratungsaspekt von Kosmetik- und Körperpflegeprodukten im „Showrooming"-Kontext eine vergleichsweise untergeordnete Rolle. Hier überwiegt die haptische Wahrnehmung mit knapp 10 Prozent der befragten Konsumenten. Die Ergebnisse lassen den Schluss zu, dass sich die Informationsbeschaffung von Versandhandelskunden auch zunehmend in die Offizin verlagert. An dieser Stelle ist darauf hinzuweisen, dass der notwendige Stichprobenumfang aus dem generierten Datenmaterial auf Sortimentsebene verhältnismäßig klein ist und eine Ergebnisinterpretation problematisch erscheint.

Kumuliert man die Ergebnisse der persönlichen Beratung in der Offizin, die vorrangig dem unentgeltlichen Wissenstransfer und der sensorischen Produktprüfung dient, ergibt sich, dass rund 3 von 10 (32 Prozent) der befragten Konsumenten die Offizin als „Showroom" für den Distanzhandel nutzen. Die Offizin wird damit im Vorfeld als wichtige Informationsquelle rund um ein bevorzugtes Produkt in den Kaufentscheidungsprozess integriert. Anhand der Ergebnisse ergibt sich die weiterführende Frage, ob die Verkaufsräume der stationären Apotheke eine positive Auswirkung auf den Umsatz des Distanzhandels haben. Ungeachtet dessen nutzen die Konsumenten das Internet häufig, um sich über Produkteigenschaften und Preise alternativer Produkte zu informieren.

5.1.2.1 Nachweis des „Showrooming"-Verhaltens bezogen auf das Sortiment

Betrachtet man die einzelnen Indikationsbereiche, die in die empirische Untersuchung eingeflossen sind, lassen die Untersuchungsergebnisse darauf schließen, dass das „Showrooming"-Verhalten jeweils unterschiedlich stark ausgeprägt ist. So sind Entwöhnungsmittel, also Arzneimittel Raucherentwöhnung mit (57 Prozent) häufiger von „Showrooming" betroffen als Produkte zur Gewichtsabnahme (3,61 Prozent). Damit korrespondiert, dass der Anteil des Versandhandels (Umsatz) für die Gruppe der Entwöhnungsmittel mit 21 Prozent ebenfalls deutlich über dem Durchschnitt liegt (vgl. Tab. 5-1).

IMS	OTC-Gruppe	Umsatz Mio €	Absatz in Mio. PCK	Ø Preis in €	Preisniveau (1) Niedrig - (4) Hoch	Showrooming Kumuliert*
./.	OTC GMS Gesamtmarkt	8.088	895	9,04 €		
2	Schmerzmittel (Muskel & Gelenkschmerzen)	1.266	172	7,36 €	1	9,64%
4	Vitamine / Mineralstoffe /Nahrungsergänzungsmittel	865	65	13,31 €	3	5,88%
6	Hautmittel	754	84	8,98 €	1	9,30%
10	Herz- und Kreislaufmittel	505	44	11,48 €	2	14,29%
12	Mittel für die Blase und Fortpflanzungsorgane	308	21	14,67 €	4	6,02%
13	Beruhigungs- und Schlafmittel / Mittel zur Stimmungsaufhellung	250	23	10,87 €	2	7,23%
5	Tonika / Geriatrische Mittel /Melissengeist / Immunstimulanzien	187	8	23,38 €	4	50,00%
14	Produkte zur Gewichtsabnahme	49	2	24,50 €	4	3,61%
17	Entwöhnungsmittel	57	3	19,00 €	3	57,14%
97	Haarprodukte (Mittel gegen Haarausfall)	44	2	22,00 €	4	18,75%
18	Verschiedenes (Sonstiges)	275	31	8,87 €	1	12,12%
1	Husten & Erkältungsmittel / Mittel für die Atemwege	1.853	296	6,26 €	1	Nicht in Fragebogen abgefragt
3	Präparate für den Verdauungstrakt	1.129	94	12,01 €	3	Nicht in Fragebogen abgefragt
7	Augenpräparate	353	29	12,17 €	3	Nicht in Fragebogen abgefragt
9	Mund- und Zahnbehandlung	92	11	8,36 €	1	Nicht in Fragebogen abgefragt
11	Mittel gegen Übelkeit	73	8	9,13 €	2	Nicht in Fragebogen abgefragt
8	Ohrenpräparate	27	3	9,00 €	2	Nicht in Fragebogen abgefragt

*= Es wurden die Werte: "Beratung vor dem Kauf in einer Apotheke vor Ort" und "Vor dem Kauf in der Apotheke ausprobiert" zur Beschreibung des Phänomens auf Sortimentsebene addiert

Tabelle 5-1: Durchschnittspreise rezeptfreier Arznei- und Nichtarzneimittel 2015

Quelle: Eigene Darstellung, *IMS Consumer Health*: Spotlights, OTC, BRD-Gesamt, Apotheke (Offizin+VH), Ranking OTC-Gruppen nach Umsatz und Absatz YTD 12/15, S. 49–50.

Im Rahmen der vorliegenden Arbeit sollte die Hypothese geprüft werden, ob der Preis eines favorisierten rezeptfreien Arzneimittels oder Körperpflegeprodukts, wenn dieser als sehr hoch empfunden wird, dazu führt, dass Konsumenten vor dem Onlinekauf eine öffentliche Apotheke zugunsten des Arzneimittel-Distanzhandels aufzusuchen.

H_{4b}: *Wenn der Preis eines favorisierten rezeptfreien Arzneimittels oder Körperpflegeprodukts als sehr hoch empfunden wird, dann zeigen Konsumenten die Bereitschaft, vor dem Kauf im Arzneimittel-Distanzhandel eine öffentliche Apotheke für Informationszwecke aufzusuchen.*

H_{5b}: *Je höher der Preis eines von Konsumenten als neuartig wahrgenommenen rezeptfreien Arzneimittels oder Körperpflegeprodukts im Distanzhandel ist, desto höher ist die Bereitschaft von Konsumenten, vor dem Kauf im Arzneimittel-Distanzhandel eine öffentliche Apotheke zur Informationsbeschaffung aufzusuchen.*

Durch die Auswertung der Ergebnisse konnte sowohl die These 4b als auch die These 5b bestätigt werden, dass der Preis Einfluss auf das „Showrooming"-Verhalten hat. Mit zunehmenden Preisen steigt auch die Bereitschaft von Konsumenten, vor dem Kauf im Arzneimittel-Distanzhandel eine öffentliche Apotheke zur Informationsbeschaffung („Showrooming") aufzusuchen. Abbildung 5-7 verdeutlicht den Zusammenhang zwischen dem Preisniveau und „Showrooming" und zeigt an, dass insbesondere Sortimentsbereiche mit einem vergleichsweise hohen Preisniveau besonders anfällig für das Phänomen des „Showrooming" sind.

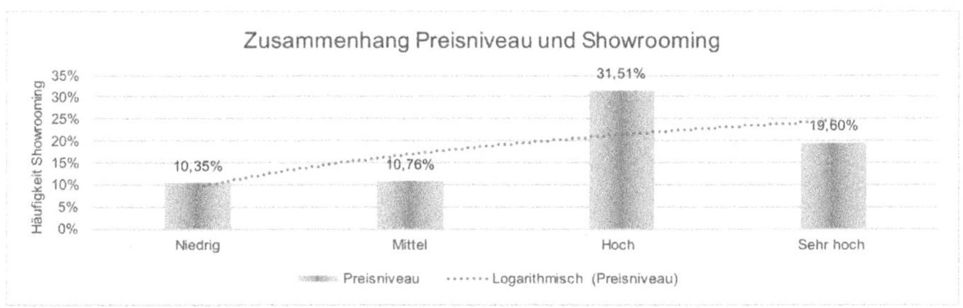

Abbildung 5-7: Zusammenhang „Showrooming" und Preisniveau auf Sortimentsebene

Eigene Darstellung, Durchschnittspreise im Mittelwertvergleich mit „Showrooming".

5.2 Ergebnisse der Hypothesenprüfung

5.2.1 Allgemeine Persönlichkeitseigenschaften

Durch die vorangehende Literaturrecherche wurde deutlich, dass die Bereitschaft von Konsumenten, mehrere Beschaffungskanäle gleichzeitig für Informations- und Kaufzwecke zu nutzen und miteinander zu kombinieren, inzwischen erheblich zugenommen hat. Durch die zunehmende Digitalisierung und Vernetzung verschiedener Kommunikations- und Informationskanäle wird diese Entwicklung weiter vorangetrieben. Die Ergebnisse lassen den Schluss zu, dass die befragten Onlinekäufer beim Kauf von rezeptfreien Arzneimitteln stationäre Apotheken weiterhin in den Einkaufsprozess integrieren. Arznei- und Gesundheitsmittel werden überwiegend (94,57 Prozent) über den internetbasierten Distanzhandel bezogen (N = 195). Klassische Kommunikationsmittel wie Printkatalog, Fax und

Telefon spielen eine eher untergeordnete Rolle. Ein ähnliches Bild mit 97,74 Prozent (N = 195) ergibt sich für das Sortiment der Körperpflegeprodukte.

Jeder Vierte (25,10 Prozent) bezieht favorisierte *OTC*-Arzneimittel ausschließlich über den Versandhandel (N = 195). Rund ein Drittel (N = 47) gibt an, teilweise vor Ort zu kaufen und teilweise im Internet zu bestellen. Dagegen werden Körperpflege- und Kosmetikprodukte tendenziell eher in der stationären Apotheke gekauft (30,87 Prozent). Insbesondere *Make-up* und Produkte zur Haarpflege werden bevorzugt lokal gekauft. Im Bereich der rezeptfreien Arzneimittel werden hauptsächlich Mittel gegen Haarausfall sowie Vitamin-, Mineralstoff- und Nahrungsergänzungsmittel ebenfalls vorwiegend stationär bezogen. Nachfolgend werden allgemeine Persönlichkeitseigenschaften diskutiert, die zur Erklärung des „Showrooming"-Phänomens sowohl im Onlinekontext als auch im traditionellen Offlinekontext herangezogen werden können. Diese konsumentenspezifischen Determinanten des Kaufverhaltens sind dabei die Konstrukte der *Convenience*-Orientierung, der persönlichen Innovativität sowie der mangelnden Einkaufsstättenloyalität gegenüber der stationären Apotheke.

5.2.1.1 Individuelle Convenience-Orientierung

Convenience-orientierte Konsumenten streben danach, den Einkaufsvorgang in kürzester Zeit und mit geringstmöglichem Aufwand zu erledigen. Der Beschaffungsaufwand soll demzufolge auch bei neuartigen Arznei- und Gesundheitsmitteln sowie Apothekenkosmetik möglichst gering sein. Dieses Verhalten spiegelt sich auch in der Hypothese, dass die individuelle *Convenience*-Orientierung eines Konsumenten positiven Einfluss auf den Besuch von stationären Apotheken als Informationsquelle vor dem Kauf eines neuartigen rezeptfreien Arzneimittels oder Körperpflegeprodukts im Arzneimittel-Distanzhandel zeigt.

H_{3a}: Die individuelle Convenience-Orientierung eines Konsumenten hat positiven Einfluss auf die Nutzungsintensität von stationären Apotheken als Informationsquelle vor dem Kauf eines neuartigen rezeptfreien Arzneimittels oder Körperpflegeprodukts im Arzneimittel-Distanzhandel.

Abbildung 5-8 gibt Aufschluss über den Vergleich der Mittelwerte zwischen der Gesamtpopulation der Stichprobe und solchen Personen, die „Showrooming" im Bereich rezeptfreier Arznei- und Gesundheitsmittel sowie Apothekenkosmetik praktizieren.

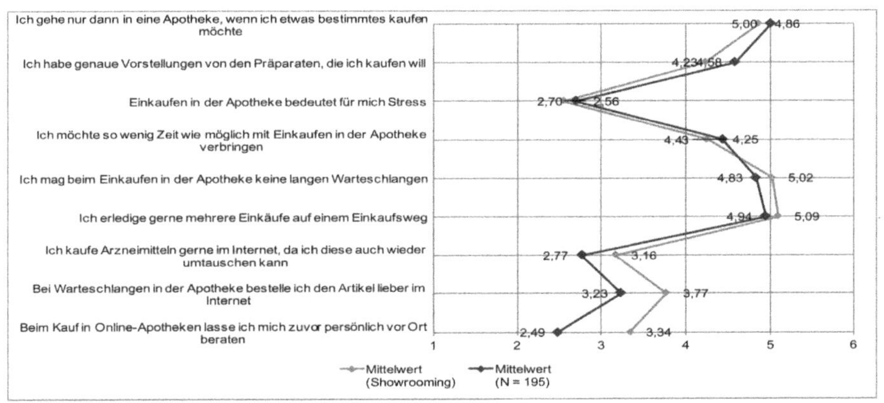

Abbildung 5-8: Zusammenhang *Convenience*-Orientierung und „Showrooming"

Eigene Darstellung, aus *EFS Reporting*+ der Konsumentenbefragung, S. 18. (n=142)

Zunächst ist der Aspekt der Zeitersparnis im Rahmen der Motive für den Kauf im Versandhandel untersucht worden. Für Konsumenten, die ein „Showrooming"-Verhalten zeigen, war dieser Aspekt zu 50 Prozent ausschlaggebend dafür, den Kauf im Internet (97 Prozent) zu beenden.

Weiter haben rund 83 Prozent der befragten Probanden angegeben, dass die stationäre Apotheke nur dann aufgesucht wird, wenn ein konkretes Kaufvorhaben besteht. Daraus lässt sich ableiten, dass die Apotheke zwar eine wichtige Anlaufstelle für die eigene Arzneimittelversorgung darstellt, jedoch möglicherweise das Einkaufserlebnis fehlt. Dafür spricht, dass 56 Prozent der Befragten so wenig Zeit wie möglich mit Einkaufen in der Apotheke verbringen wollen.

11,9 Prozent der Probanden haben angegeben, dass sie die Apotheke zur Kaufvorbereitung für den Onlinehandel nutzen. Aus den Ergebnissen des Mittelwertvergleichs, die in der Abbildung 5-8 dargestellt sind, geht hervor, dass die Personen, die „Showrooming" betreiben, eine höhere individuelle *Convenience*-Orientierung zeigen. 71,12 Prozent haben angegeben, dass beim Einkaufen in der Apotheke lange Warteschlangen als störend empfunden werden.

Tabelle 5-2 gibt die Variablen und Parameter des ermittelten Modells wieder und zeigt, dass die z-Tests für den Regressionskoeffizienten der *Convenience*-Orientierung (Wald (1) = 5,987, p = .014), signifikant ausfallen.

		B	Standardfehler	Wald	df	Sig.	Exp(B)
Schritt 1[a]	Faktorenanalyse Convenience Orientierung	,712	,291	5,987	1	,014	2,038
	Konstante	-,602	,247	5,945	1	,015	,548
95% Konfidenzintervall für EXP(B): Unterer 1,152 / Oberer 3,606							
a. In Schritt 1 eingegebene Variable(n): Faktorenanalyse Convenience Orientierung.							

Tabelle 5-2: Logit-Modell der Convenience-Orientierung

Quelle: *SPSS* 22, Binär logistische Regression.

Das Konfidenzintervall liegt zwischen 1,152 und 3,606. Liegt die Signifikanz unter 5 Prozent lässt dies darauf schließen, dass die Kovariate der *Convenience*-Orientierung zur Erklärung des Modells beiträgt. Am Regressionskoeffizienten B sind Vorzeichen und Betrag wichtig. Positive Koeffizienten bedeuten, dass die Kovariate die Wahrscheinlichkeit für ein „Showrooming"-Verhalten erhöht. Je größer die Kovariate, desto größer die Wahrscheinlichkeit für das Eintreten des Zielereignisses. Steigt also die Kovariate (*Convenience*-Orientierung) um eine Einheit an, steigt auch die Wahrscheinlichkeit für „Showrooming". Damit ist Hypothese 3a bestätigt.

5.2.1.2 Individuelles Preis-Leistungs-Bewusstsein

Stationäre Apotheken stehen wirtschaftlich unter Druck: Inzwischen werden rund 13 Prozent des gesamten Umsatzes mit rezeptfreien Arzneimitteln in Deutschland über den Distanzhandel abgewickelt.[215] Damit sich die stationäre Apothekenlandschaft in diesem schwierigen Marktumfeld behaupten kann, sollen zunächst die Motive für die Wahl des Distanzhandelskanals näher betrachtet werden. Basierend auf den Erkenntnissen kann analysiert werden, welche Profilierungs-möglichkeiten die Digitalisierung für lokale Apotheken bietet.

Wesentliche Voraussetzung für das Zustandekommen von „Showrooming" ist ein relativ homogenes Sortiment von Waren zu unterschiedlichen Preislagen, das in mehreren horizontalen Betriebsformen sowie Absatzkanälen gleichzeitig angeboten wird. Dies trifft auch auf den *OTC*-Markt zu. Angesichts dessen erstaunt es nicht, dass die Umfrageergebnisse zeigen, dass das potenziell niedrigere Preisniveau im Distanzhandel zu 55 Prozent Treiber des „Showrooming"-Verhaltens ist.

Zu Beginn ist die Hypothese überprüft worden, dass der Preis eines favorisierten rezeptfreien Arzneimittels oder Körperpflegeprodukts die Bereitschaft der Kunden

---

[215] Vgl. *hierzu*: Kapitel 2.4.1.

erhöht, den Kauf bei der Bekanntgabe des Preises in einer öffentlichen Apotheke zugunsten des Arzneimittel-Distanzhandels abzubrechen.

H_{4a}: Wenn der Preis eines favorisierten rezeptfreien Arzneimittels oder Körperpflegeprodukts als sehr hoch empfunden wird, dann zeigen Konsumenten die Bereitschaft, den Kauf bei der Bekanntgabe des Preises in einer öffentlichen Apotheke zugunsten des Arzneimittel-Distanzhandels abzubrechen.

Die Ergebnisse der Konsumentenbefragung haben gezeigt, dass bei hohen Preisen in der Apotheke nahezu 50 Prozent der Befragten die Bereitschaft signalisieren, diese rezeptfreien Arznei- und Gesundheitsmittel im Internet zu bestellen. Damit ist auch Hypothese 4a belegt. Erscheint der im Beratungsgespräch genannte Preis eines rezeptfreien Artikels als sehr hoch, erkundigen sich Konsumenten, die „Showrooming“ betreiben zu 47,28 Prozent nach einem Generikum.

Handelt es sich um ein Arzneimittel zur Behandlung akuter Beschwerden, wird das favorisierte Präparat auch unabhängig vom Preis gekauft (45,28 Prozent). 21 Prozent der befragten Konsumenten bestellen hingegen das Arzneimittel über den Versandhandel zu einem günstigeren Preis. Daraus kann man folgern, dass die Preiswahrnehmung eine entscheidende Rolle bei der Beratung einnimmt. 8 Prozent der befragten Konsumenten überdenken demnach den Kauf sorgfältig zuhause.

7 Prozent bemühen sich, das Arzneimittel in einer anderen Apotheke vor Ort preisgünstiger zu kaufen. Erscheint ihnen der Preis als zu hoch, konfrontieren rund 8 Prozent der Befragten das Personal mit Internetpreisen. Festzuhalten ist auch, dass der Anteil an „Showroomern“ im Durchschnitt zu 37,82 Prozent tendenziell häufiger den Kauf zugunsten des Internets abbricht als die Gesamtpopulation (26,23 Prozent) (Abb. 5-9).

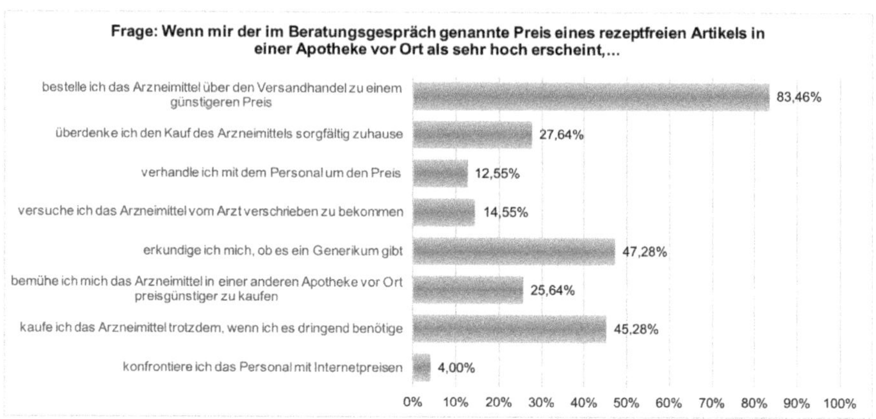

Abbildung 5-9: Zusammenhang Kaufabbruch und Preisniveau

Eigene Darstellung, aus *EFS Reporting+* der Konsumentenbefragung, S. 16. (n=142)

Zuletzt stand die Hypothese im Fokus des Interesses, dass, je ausgeprägter das Preis-Leistungs-Bewusstsein eines Konsumenten ist, desto höher ist die Bereitschaft von Konsumenten vor dem Kauf eines rezeptfreien Arzneimittels oder Körperpflegeprodukts im Arzneimittel-Distanzhandel eine öffentliche Apotheke zur Informationsbeschaffung aufzusuchen.

> H_{4c}: *Je ausgeprägter das Preis-Leistungs-Bewusstsein eines Konsumenten ist, desto höher ist die Bereitschaft von Konsumenten vor dem Kauf eines rezeptfreien Arzneimittels oder Körperpflegeprodukts im Arzneimittel-Distanzhandel eine öffentliche Apotheke zur Informationsbeschaffung aufzusuchen.*

22,54 Prozent empfinden, dass die Apotheke vor Ort faire Preise für rezeptfreie Arznei- und Gesundheitsmittel verlangt. 50 Prozent des Befragungskollektivs sind beim Kauf von nicht verschreibungspflichtigen Arznei- und Gesundheitsmitteln dennoch bemüht, Preisvorteile zu erzielen. Dabei nimmt die Hälfte der Teilnehmer keine besondere Mühe in Kauf, um günstige Angebote von rezeptfreien Arznei- und Gesundheitsmitteln zu finden. 42,14 Prozent prüfen die Angebote mehrerer Anbieter, um Preisvorteile zu erhalten. Lediglich 20,24 Prozent zeigen die Bereitschaft, die dafür notwendige Zeit zu investieren, um günstige Preise von rezeptfreien Artikeln zu finden.

36,62 Prozent sind der Meinung, dass die Beratung vor Ort die lokal vergleichsweise höheren Preise rechtfertigt. 56 Teilnehmer der Konsumentenbefragung gaben an, dass aufgrund der schnellen Verfügbarkeit des gewünschten Produktes höhere Preise vor Ort akzeptiert werden. 33,10 Prozent sagten aus, dass sie vor dem Apothekenbesuch die Preise der verschreibungsfreien Arznei- und Gesundheitsmitteln im Internet überprüfen. Abbildung 5-10 zeigt den Vergleich der jeweiligen Mittelwerte für die einzelnen Statements.

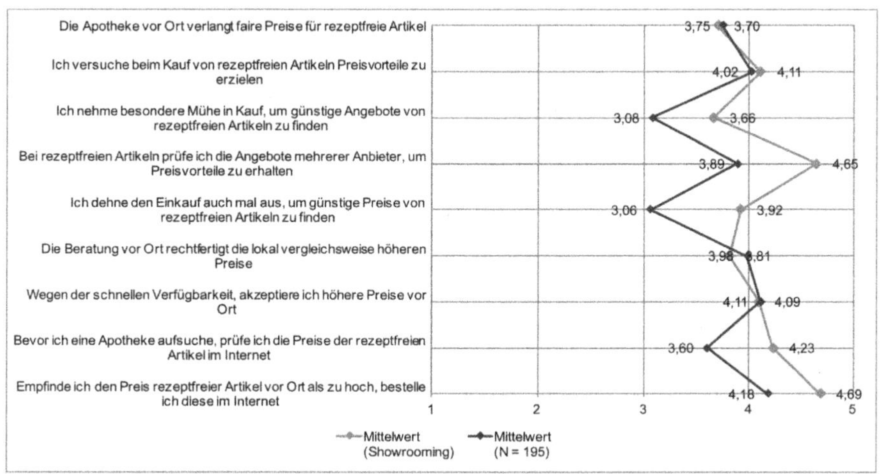

Abbildung 5-10: Zusammenhang Preis-Leistungs-Bewusstsein und „Showrooming"

Eigene Darstellung, aus EFS Reporting+ der Konsumentenbefragung, S. 19. (n=142)

Die Tabelle 5-3 belegt, dass die z-Tests für den Regressionskoeffizienten des Preis-Leistungs-Bewusstseins (Wald (1) = 5,480, p = .019) signifikant ausfallen.

		B	Standardfehler	Wald	df	Sig.	Exp(B)
Schritt 1[a]	Faktorenanalyse Preis Leistungs Bewusstsein	,725	,309	5,480	1	,019	2,064
	Konstante	-,835	,266	9,872	1	,002	,434
95% Konfidenzintervall für EXP(B): Unterer 1,125 / Oberer 3,785							
a. In Schritt 1 eingegebene Variable(n): Preis Leistungs Bewusstsein.							

Tabelle 5-3: Logit-Modell des Preis-Leistungs-Bewusstseins

Quelle: *SPSS* 22, Binär logistische Regression.

Steigt das Preis-Leistungs-Bewusstsein um eine Einheit an, so steigt auch die vorhergesagte Wahrscheinlichkeit für ein „Showrooming"-Verhalten. Es lässt sich damit die Hypothese bestätigen, je ausgeprägter das Preis-Leistungs-Bewusstsein eines Konsumenten ist, desto höher ist die Bereitschaft von Konsumenten vor dem Kauf eine öffentliche Apotheke zur Informationsbeschaffung aufzusuchen.

5.2.1.3 Persönliche Aufgeschlossenheit für Innovationen

Das *Smartphone* ist inzwischen für zahlreiche Bevölkerungsschichten zu einem unverzichtbaren Lebensbegleiter geworden.[216] Deshalb soll geklärt werden, ob die befragten Konsumenten das *Smartphone* auch verwenden, um direkt vor Ort in der Offizin mobil einzukaufen oder durch den Einsatz der Geräte den späteren Onlinekauf vorbereiten. Dazu ist folgende Hypothese aufgestellt worden.

> *H_7: Konsumenten nutzen internetfähige Endgeräte während des stationären Apothekenbesuchs zum Kauf von rezeptfreien Arzneimitteln oder Körperpflegeprodukten im Arzneimittel-Distanzhandel.*

Zunächst sollen die Ergebnisse aus der Konsumentenbefragung für die Beantwortung der Hypothese 7 herangezogen werden. 55,64 Prozent der befragten Konsumenten haben demnach bisher mindestens einmal im Zusammenhang mit dem Apothekenbesuch mit Hilfe des Smartphones apothekenübliche Artikel im internetbasierten Versandhandel bestellt. 59 Prozent haben mobil Produktinformationen abgerufen. Jeder zehnte (10 Prozent) tut dies relativ regelmäßig. 16,42 Prozent bemühen sich gelegentlich, Produktverfügbarkeiten in anderen Apotheken abzurufen. 52,99 Prozent der Probanden haben noch nie Nutzberbewertungen zu apothekenüblichen Artikeln mit internetfähigen Endgeräten wie Smartphones abgerufen.

Nahezu 15 Prozent haben schon mindestens einmal einen *EAN-BAR-Code* oder die PZN von einem apothekenüblichen Artikel gescannt. 30,59 Prozent haben schon mal apothekenübliche Artikel für spätere Zwecke abfotografiert. 57,89 Prozent haben schon mal einen Preisvergleich zu apothekenüblichen Artikel durchgeführt. Eine abschließende Antwort auf die Frage, ob Konsumenten dieses Verhalten auch unmittelbar in der Offizin zeigen, kann durch die Auswertung der Konsumentenbefragung nicht gegeben werden. Dafür werden die Ergebnisse der Fachkräftebefragung herangezogen.

---

[216] Vgl. *PWC*: Smartphone als wichtigster Einkaufsbegleiter, 2016, www.pwc.de.

78,19 Prozent der befragten Fachkreise haben angegeben, dass sie das Gefühl haben, dass Kunden während des Einkaufs in der Offizin das *Smartphone* für einen Preisvergleich genutzt haben; 73,86 Prozent der pharmazeutischen Mitarbeiter haben schon bemerkt, dass Produktinformationen im Internet abgerufen worden sind. Nutzerbewertungen sind zu 48,37 Prozent abgerufen worden. 37,71 Prozent der Fachkräfte sind der Meinung, dass Arznei- und Gesundheitsmittel schon mal per *Smartphone* in der Offizin bestellt worden sind.

61,04 Prozent der beratenden Apothekenmitarbeiter haben beobachtet, dass Kunden in der Offizin Arzneimittel zur Selbstmedikation oder Freiwahlartikel fotografiert haben. Das Scannen der PZN wurde von 39,24 Prozent des Fachpersonals beobachtet. Zur Untersuchung der persönlichen Aufgeschlossenheit für Innovationen ist die folgende Hypothese aufgestellt worden.

H_8: Die persönliche Aufgeschlossenheit für Innovationen hat Einfluss auf die Nutzung von stationären Apotheken zur Kaufvorbereitung für den internetbasierten Versandhandel.

Bei Hypothese 8 kann zwar empirisch nicht bestätigt werden, dass die persönliche Aufgeschlossenheit für Innovationen Einfluss auf die Nutzung von stationären Apotheken zur Kaufvorbereitung für den internetbasierten Versandhandel hat. Es lassen sich jedoch Unterschiede der „Showrooming“ zugebenden Befragungsteilnehmer erkennen, wenn es um die haptische Wahrnehmung der favorisierten Arznei- und Gesundheitsmittel im Vergleich zu der Gesamtpopulation geht (Abbildung 5-11).

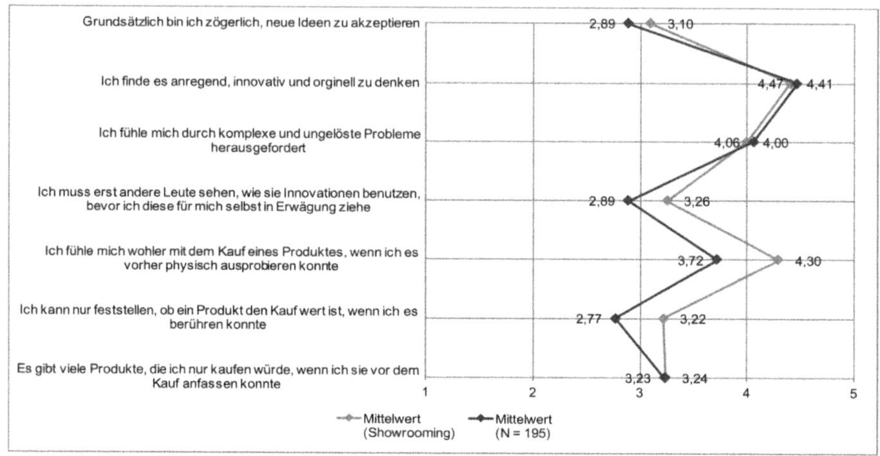

Abbildung 5-11: Zusammenhang Offenheit für Innovationen und „Showrooming"

Eigene Darstellung, aus EFS Reporting+ der Konsumentenbefragung, S. 21. (n=142)

Die Ergebnisse der Fachkräftebefragung deuten eher auch eine geringfügige *Smartphone*-Nutzung innerhalb der Offizin hin. Die nachfolgende Abbildung 5-12 visualisiert durch einen Vergleich der Mittelwerte die Ergebnisse der Auswertung.

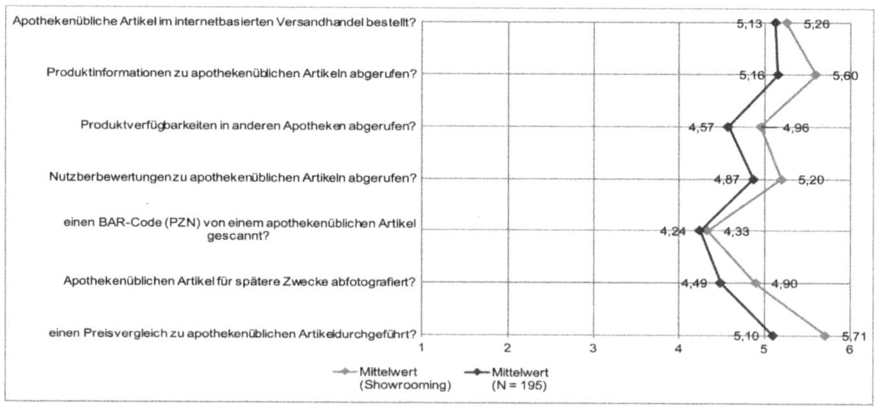

Abbildung 5-12: Nutzung diverser Endgeräte für den Kauf

Quelle: Eigene Darstellung, aus *EFS Reporting+* der Konsumentenbefragung, S. 23. (n=149)

Die Tabelle 5-4 zeigt die Ergebnisse der logistischen Regressionsanalyse der persönlichen Innovatitvität an.

		B	Standardfehler	Wald	df	Sig.	Exp(B)
Schritt 1[a]	Faktorenanalyse Innovativität	-,227	,260	0,761	1	,383	0,797
	Konstante	-,623	,239	6,807	1	,009	,536
95% Konfidenzintervall für EXP(B): Unterer 0,479 / Oberer 1,326							
a. In Schritt 1 eingegebene Variable(n): Faktorenanalyse Innovativität.							

Tabelle 5-4: Logit-Modell der persönlichen Innovativität

Quelle: *SPSS* 22, Binär logistische Regression.

Anhand der ermittelten Werte lässt sich kein statistisch signifikanter Zusammenhang herstellen, wenn man die Höhe des Signifikanzniveaus (α) auf 5 Prozent Irrtumswahrscheinlichkeit (p-Wert) für die Hypothese (positive Korrelation) festlegt. Das statistische Ergebnis spricht gegen die Hypothese 8.

5.2.1.4 Mangelnde Einkaufsstättenloyalität

Der Begriff des „Showrooming“ geht über die Kombination von stationärem Handel und Onlinehandel als Geschäftsmodell hinaus und beschreibt ein zielgerichtetes, oft auch wiederholtes Verhalten zur Kaufvorbereitung, wodurch dem stationären Apothekenmarkt Einnahmen entgehen, obwohl zumindest in einem Teil der Fälle eine Beratungsleistung erbracht wurde.

Daher wird zusätzlich die Hypothese untersucht, ob eine geringe Loyalität zur stationären Offizin-Apotheke einen Einfluss auf die Bereitschaft bzw. die Entscheidung hat, den Kauf von Arzneimitteln zur Selbstmedikation sowie von in der Apotheke erhältlichen Kosmetika über den preisgünstigeren Arzneimittel-Distanzhandel abzuwickeln.

H_9: Eine geringe Loyalität zur stationären Offizin-Apotheke hat positiven Einfluss auf die Bereitschaft, den Kauf von Arzneimitteln zur Selbstmedikation sowie von in der Apotheke erhältlichen Kosmetika über den preisgünstigeren Arzneimittel-Distanzhandel abzuwickeln.

Kumuliert verhalten sich 13,42 Prozent des Befragungskollektivs im Sinne eines „Showroomings“ und zeigen dadurch ein illoyales Verhalten gegenüber der stationären Apotheke. Abb. 5-13 zeigt, dass stationäre Apotheken zu 95 Prozent nur dann von Konsumenten aufgesucht werden, wenn tatsächlich ein konkretes Kaufvorhaben besteht.

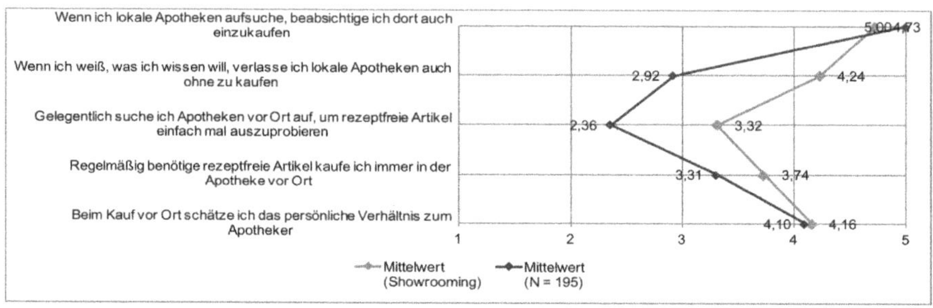

Abbildung 5-13: Zusammenhang Einkaufsstättenloyalität und „Showrooming“

Quelle: Eigene Darstellung, aus EFS Reporting+ der Konsumentenbefragung, S. 17. (n=142)

Bei der Interpretation der Mittelwerte fällt auf, dass „Showroomer" einen geringeren Wert aufweisen. Dieser Teil der befragten Konsumenten verlässt offenbar häufiger lokale Apotheken ohne zu kaufen, wenn das Informationsbedürfnis befriedigt worden ist. Im Fragebogen ist an späterer Stelle, allerdings weniger offensichtlich, nach „Showrooming“ gefragt worden.

Die Umfrageergebnisse belegen, dass 16 von 159 (15,72 Prozent) der befragten Konsumenten aktiv einen Kauf in der stationären Offizin abgebrochen haben, um das präferierte rezeptfreie Arzneimittel im Internet zu beziehen. Für diejenigen Kunden, die Kosmetika oder Körperpflegeprodukte favorisieren, spielen Beratungsaspekte eine eher untergeordnete Rolle (3,77 Prozent). Dagegen haben 11 von 159 befragten Konsumenten die Offizin aufgesucht, um das Produkt äußerlich zu begutachten. Gegen den Kauf der in dieser Arbeit im Fokus stehenden Produktkategorien hat hauptsächlich der Preis (44 Prozent) gesprochen.

48 Prozent haben die rezeptfreien Artikel nicht kaufen können, da diese nicht verfügbar gewesen sind. Vier von zehn Konsumenten haben die durch das pharmazeutische Personal erbrachte Beratungsleistung als unzureichend empfunden und 8 Prozent waren mit den in Apotheken vor Ort angebotenen Zahlungsmitteln wie Barzahlung und Zahlung mit *EC*-Karte unzufrieden. Hier bietet der elektronische Distanzhandel mit alternativen Zahlungsmethoden wie

PayPal, *Bitcoin* oder Kreditkarte mehr vielfalt. [217]Die Abbildung zeigt, dass die z-Tests für den Regressionskoeffizienten der Loyalität (Wald (1) = 5,639, p = .002), signifikant ausfallen. Die signifikanten Koeffizienten der unabhängigen Variablen sagen aus, dass deren Regressionskoeffizienten nicht 0 sind und diese Variablen somit einen signifikanten Einfluss auf „Showrooming" zeigen. Da der Einfluss der Variablen über die *Odds-Ratio* (Exp(B)) interpretiert wird, wird ihre Signifikanz ebenfalls geprüft: Schließt das Konfidenzintervall von Exp(B) den Wert 1 nicht ein, so wird von einem signifikanten Einfluss ausgegangen.

		B	Standardfehler	Wald	df	Sig.	Exp(B)
Schritt 1[a]	Faktorenanalyse Loyalität	-,704	,296	5,639	1	,018	0,495
	Konstante	-,721	,314	5,269	1	,022	,486
95% Konfidenzintervall für EXP(B): Unterer 0,277 / Oberer 0,884							
a. In Schritt 1 eingegebene Variable(n): Faktorenanalyse Loyalität.							

Tabelle 5-5: Logit-Modell der Loyalität

Quelle: *SPSS* 22, Binär logistische Regression.

Die Höhe des Signifikanzniveaus (α) ist wie in Kapitel 4.1 beschrieben auf 5 Prozent Irrtumswahrscheinlichkeit (p-Wert) für die Hypothese (positive Korrelation) festgelegt worden, also α = 5 Prozent. Wenn in der vorliegenden Arbeit von „signifikant" gesprochen wird, bedeutet dies, dass der gemessene Zusammenhang der Stichprobe mit einer Wahrscheinlichkeit von 95 Prozent auch für die Grundgesamtheit zutrifft. Die Restchance, dass die geprüfte Korrelation dem Zufall geschuldet ist, beträgt 5 Prozent. Das Konfidenzintervall liegt bei dieser Hypothesenprüfung zwischen 0,277 und 0,884. Dies bedeutet, dass der Wert 1 nicht miteingeschlossen ist. Demzufolge kann von einem signifikanten Einfluss ausgegangen werden. Steigt die Loyalität an, so reduziert sich das Phänomen von „Showrooming". Demnach hat eine geringe Loyalität zur Apotheke vor Ort, Einfluss auf das „Showrooming"-Verhalten. Damit ist Hypothese 9 bestätigt.

5.2.2 Händlerbezogene Persönlichkeitseigenschaften

Im Zentrum der Überlegungen stehen in diesem Zusammenhang neben einem unbefriedigenden Einkaufserlebnis, persönliche Informationsdefizite im Handel sowie eine empirische Untersuchung der Risikowahrnehmung.

---

[217] Vgl. *Universität Zürich*: Logistische Regressionsanalyse, 2017, www.methodenberatung.uzh.ch.

5.2.2.1 Unbefriedigendes Einkaufserlebnis

Zur Klärung dieser Frage wurde die Hypothese untersucht, ob, je unbefriedigender das Einkaufserlebnis in einer öffentlichen Apotheke wahrgenommen wird, desto höher die Bereitschaft von Konsumenten ist, vor dem Kauf im Arzneimittel-Distanzhandel eine öffentliche Apotheke zur Informationsbeschaffung aufzusuchen.

> *H₆: Je unbefriedigender das Einkaufserlebnis in einer öffentlichen Apotheke wahrgenommen wird, desto höher ist die Bereitschaft von Konsumenten, vor dem Kauf im Arzneimittel-Distanzhandel eine öffentliche Apotheke zur Informationsbeschaffung aufzusuchen.*

78,16 Prozent der Befragten nehmen das Personal in der Apotheke vor Ort grundsätzlich als freundlich wahr. Lediglich einer von zehn (9,17 Prozent) hat den Eindruck, in Apotheken vor Ort auch mal Schnäppchen erwerben zu können (Abb. 5-14).

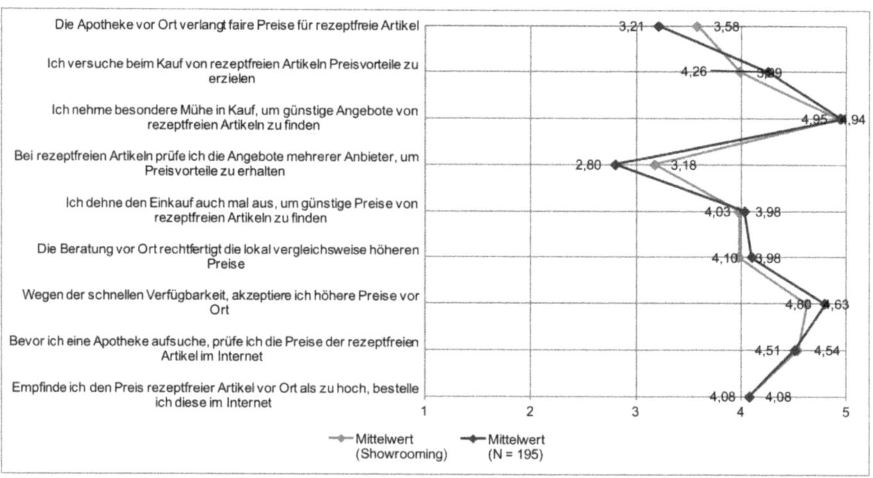

Abbildung 5-14: Zusammenhang Einkaufserlebnis und „Showrooming"

Quelle: Eigene Darstellung, aus EFS Reporting+ der Konsumentenbefragung, S. 20. (n=142)

38,73 Prozent sind der Meinung, dass stationäre Apotheken in der Regel die benötigten Arzneimittel vorrätig haben. Immerhin 71,83 Prozent haben den Eindruck, auch alle benötigten Informationen in Präsenzapotheken zu erhalten. Die

Analyse der Umfrageergebnisse zeigt, dass Versandhandelskunden bestrebt sind, Preisvorteile zu erzielen, die vor Ort nicht wahrgenommen werden können. „Showroomer" prüfen demnach etwas häufiger die Preise mehrerer Anbieter und akzeptieren etwas seltener die Preise vor Ort. Insgesamt kann die Hypothese bestätigt werden, dass es einen Zusammenhang zwischen dem wahrgenommenen Einkaufserlebnis und „Showrooming" gibt.

Tabelle 5-6 zeigt aber, dass die Ergebnisse der logistischen Regressionsanalyse für das Konstrukt des unbefriedigenden Einkaufserlebnisses mit einem Wert von über 5 Prozent nicht signifikant sind. Geht man von einer Irrtumswahrscheinlichkeit (Signifikanzniveau) von 10 Prozent aus, dann könnte man die Ergebnisse noch als signifikant werten.

		B	Standardfehler	Wald	df	Sig.	Exp(B)
Schritt 1[a]	Faktorenanalyse Einkaufserlebnis	,433	,251	2,968	1	,085	1,542
	Konstante	-,668	,240	7,706	1	,006	,513
95% Konfidenzintervall für EXP(B): Unterer 0,942/ Oberer 2,522							
a. In Schritt 1 eingegebene Variable(n): Faktorenanalyse Faktorenanalyse Einkaufserlebnis.							

Tabelle 5-6: Logit-Modell des Einkaufserlebnisses

Quelle: *SPSS* 22, Binär logistische Regression.

Steigt das unbefriedigende Einkaufserlebnis um eine Einheit, so steigt auch das „Showrooming". Damit lässt sich die Hypothese 6 bestätigen, dass, je unbefriedigender das Einkaufserlebnis in einer öffentlichen Apotheke wahrgenommen wird, desto höher die Bereitschaft von Konsumenten ist, vor dem Kauf im Arzneimittel-Distanzhandel eine öffentliche Apotheke zur Informationsbeschaffung aufzusuchen.

5.2.2.2 Wahrgenommenes Kaufrisiko und Wiederholungkauf

Unter wahrgenommenen Kaufrisiken werden die teilweise unvorhersehbaren negativen Konsequenzen eines Warenbezugs verstanden. Dabei besteht ein für Konsumenten als nachteilig empfundener und auch wahrgenommener Informationsmangel in einer Kaufentscheidungssituation. Untersucht worden sind dazu die beiden nachfolgenden Hypothesen, wenn es um den Kauf von bislang noch unbekannten *OTC*-Arzneimitteln bzw. Körperpflegeprodukten geht.

H_{3b}: *Neuartige Arzneimittel zur Selbstmedikation werden von Konsumenten erstmalig in öffentlichen Apotheken gekauft; Nachkäufe derselben Produkte werden hingegen über den preisgünstigeren Arzneimittel-Distanzhandel getätigt.*

H3c: Neuartige, in der Apotheke erhältliche Kosmetika werden von Konsumenten erstmalig in öffentlichen Apotheken gekauft; Nachkäufe derselben Produkte werden hingegen über den preisgünstigeren Arzneimittel-Distanzhandel getätigt.

Auch diese Thesen des „Showrooming"-Verhaltens in der Apotheke können bei neuartigen *OTC*-Arzneimitteln und Kosmetika bestätigt werden: Bei Arznei- und Gesundheitsmitteln oder Körperpflegeprodukten, die Konsumenten erstmalig in Apotheken vor Ort gekauft haben und zu denen dann kein weiterer Beratungs- und Inspektionsbedarf besteht, sinkt die Bereitschaft, den stationären Apothekenhandel für Nachkäufe erneut aufzusuchen. Der Vergleich der Mittelwerte gibt an, dass Personen die „Showrooming" praktizieren, hier eine höhere Bereitschaft zeigen.

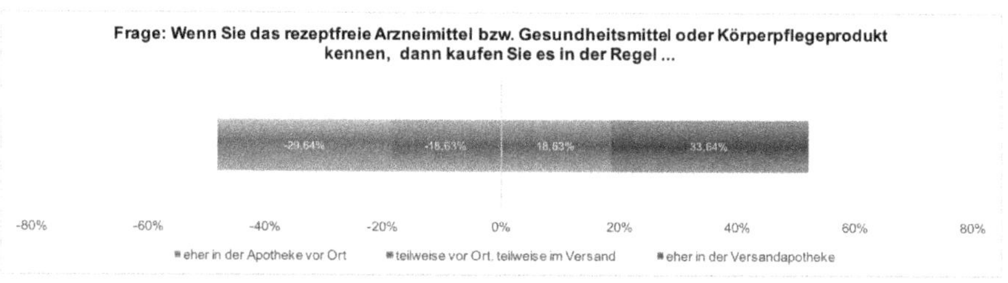

Abbildung 5-15: Zusammenhang Produktkenntnisse und Onlinekauf

Eigene Darstellung, aus EFS Reporting+ der Konsumentenbefragung, S. 13. (n=142)

Die Auswertung des Fragebogens hat zudem ergeben, dass „Showroomer" den Erstkauf von Präparaten zur Selbstmedikation in der lokalen Apotheke tätigen und Nachkäufe dann eher im Internet durchführen (33,64 Prozent). Ist die Phase der initiale Kauferfahrung abgeschlossen und liegt folglich eine Produkterfahrung vor, kaufen rund 36 Prozent der Befragten nach eigenen Angaben teilweise vor Ort und teilweise im Versand (vgl. Abbildung 5-15).

Dieses Ergebnis lässt darauf schließen, dass auch chronisch kranke Patienten häufig Wiederkäufe im Versandhandel tätigen. Grundsätzlich muss man davon ausgehen, dass Konsumenten sich oft für risikomindernde Handlungen entscheiden, um negative Konsequenzen zu reduzieren. Dazu zählt neben dem Kauf von kleinen Packungsgrößen die Orientierung an Produktbeschreibungen und -bewertungen im Internet oder die Prüfung von Umtauschmöglichkeiten.

Eine weitere Strategie zur Minimierung des Fehlkaufrisikos ist die vorbereitende Informationssuche im Stationärhandel mittels sensorischer Begutachtung und Beratung vor oder während des geplanten Einkaufsvorgangs im Internet. Zur Analyse der Risikowahrnehmung ist die folgende Hypothese untersucht worden.

H_{5a}: Je höher das von Konsumenten wahrgenommene Risiko beim Kauf eines favorisierten rezeptfreien Arzneimittels oder Körperpflegeprodukts im Arzneimittel-Distanzhandel ist, desto höher ist die Bereitschaft von Konsumenten vor dem Kauf im Internet eine öffentliche Apotheke zur Risikominimierung aufzusuchen.

Insgesamt betrachtet, nehmen „Showroomer" beim Kauf sehr wohl ein gewisses Risiko wahr, wenn es um den Kauf von rezeptfreien Arznei- und Gesundheitsmitteln sowie Körperpflegeprodukten über den Versandhandel geht. 67,36 Prozent der befragten Konsumenten befürchten bei einer Bestellung von Arznei- und Gesundheitsmitteln sowie in Apotheken erhältlichen Kosmetika und Körperpflegeprodukte im Internet allerdings nicht, dass diese nicht der Abbildung entsprechen. Möglicherweise lässt sich dies dadurch erklären, dass bereits eine Erstkauferfahrung vorgelegen hat.

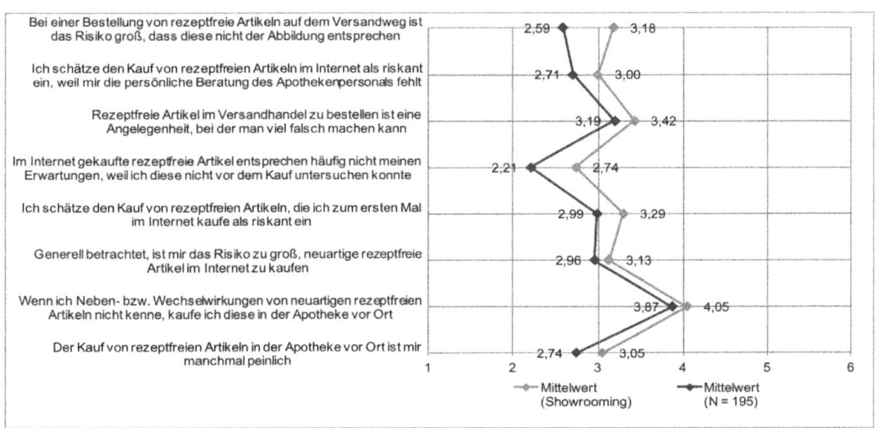

Abbildung 5-16: Zusammenhang wahrgenommenes Kaufrisiko und „Showrooming"

Eigene Darstellung, aus EFS Reporting+ der Konsumentenbefragung, S. 25. (n=151)

Der Aussage, dass der Onlinekauf als riskant eingeschätzt wird, da die persönliche Beratung des Apothekenpersonals fehlt, stimmen rund 38 Prozent gelegentlich zu. Nur 17,49 Prozent der Befragten sind der Meinung, dass Erstkäufe im Internet mit einem Risiko verbunden sind. Sind Neben- bzw. Wechselwirkungen von neuartigen rezeptfreien Artikeln nicht bekannt, kaufen Versandhandelskunden diese zu 70,83 Prozent eher in der Apotheke vor Ort.

Rund 20 Prozent ist der Kauf von rezeptfreien Artikeln in der Apotheke vor Ort gelegentlich unangenehm. Die Abbildung 5-16 stellt die Mittelwertanalyse grafisch dar. Die Ergebnisse der logistischen Regression (vgl. Tabelle 5-7) machen deutlich, dass es einen signifikanten Zusammenhang zwischen dem wahrgenommenen Kaufrisiko und „Showrooming"- Verhalten gibt.

Variablen in der Gleichung		B	Standardfehler	Wald	df	Sig.	Exp(B)
Schritt 1[a]	Faktorenanalyse Wahrgenommenes Kaufrisiko	,523	,255	4,195	1	,041	1,687
	Konstante	-,675	,243	7,732	1	,005	,509
95% Konfidenzintervall für EXP(B): Unterer 1,023 / Oberer 2,782							
a. In Schritt 1 eingegebene Variable(n): Faktorenanalyse Wahrgenommenes Kaufrisiko.							

Tabelle 5-7: Logit-Modell des wahrgenommenen Kaufrisikos

Quelle: *SPSS* 22, Binär logistische Regression.

Steigt das wahrgenommene Kaufrisiko um eine Einheit, so steigt auch die Wahrscheinlichkeit für „Showrooming". Damit lässt sich die Hypothese bestätigen, dass das von Konsumenten wahrgenommene Risiko beim Kauf eines favorisierten, rezeptfreien Arzneimittels oder Körperpflegeprodukts im Arzneimittel-Distanzhandel ist, sich positiv auf die Bereitschaft auswirkt, vor dem Kauf im Internet eine öffentliche Apotheke zur Risikominimierung aufzusuchen.

5.2.2.3 Beseitigung persönlicher Informationsdefizite in der Apotheke

Die zunehmende Verbreitung und Nutzung mobiler internetfähiger Endgeräte wie *Smartphones* und *Tablets* hat das Kauf- und Informationsverhalten der Konsumenten hierzulande revolutioniert. Die in zahlreichen Branchen bereits etablierte echtzeitfähige, intelligente, horizontale und vertikale Verzahnung der Technologien mit dem Handel haben den digitalen Transformationsprozess vorangetrieben. Durch die konsequente Nutzung der Systeme erfahren Konsumenten eine vollkommen neue Qualität und Quantität der gebotenen Informationen (bspw. zur Preistransparenz).

Zusätzlich sind die Nutzer immer mehr untereinander über soziale Netzwerke vernetzt und kommunizieren auch verstärkt Informationen vor dem Kauf von Produkten, d.h. sie nutzen das gesamte Angebot an zur Verfügung stehenden Technologien, um vorab wichtige Produktdetails zu recherchieren. Diesem veränderten Informations- und Kaufverhalten können stationäre Apotheken möglicherweise nicht immer Rechnung tragen. Demzufolge kann das Bedürfnis der Kunden nach Informationen wie ergänzende Produktvorschläge, detaillierte Kundenrezensionen und erklärende Videos sowie ausführliche Produktbeschreibungen nicht bedient werden. Diese Services sind bislang weitestgehend dem Onlinehandel vorbehalten. Folgende Hypothesen sind dazu aufgestellt worden.

H_{2a}: *Wenn Konsumenten vor dem Kauf eines rezeptfreien Arzneimittels oder Körperpflegeprodukts im Internet ein Informationsdefizit verspüren, dann ist die Bereitschaft von Konsumenten da, eine stationäre Apotheke zur Informationsbeschaffung aufzusuchen, um den Kauf anschließend im Arzneimittel-Distanzhandel abzuschließen.*

H_{2b}: *Wenn Konsumenten in einer stationären Apotheke vor dem Kauf eines rezeptfreien Arzneimittels oder Körperpflegeprodukts ein Informationsdefizit verspüren, ist die Bereitschaft von Konsumenten höher, den Kauf zugunsten des Arzneimittel-Distanzhandels abzubrechen.*

H_{2c}: *Je geringer das allgemeine Wissen vor dem Kauf eines favorisierten Produktes im Internet ist, desto höher ist die Bereitschaft von Konsumenten, vor dem Kauf im Arzneimittel-Distanzhandel eine öffentliche Apotheke zur Informationsbeschaffung aufzusuchen.*

Hypothese 2a kann dabei nicht bestätigt werden, da die Analyse der Befragungsdaten ergeben hat, dass sich die Kunden grundsätzlich gut auskennen. Die Hypothese 2b kann jedoch anhand der empirischen Daten bestätigt werden. 72,03 Prozent der Befragungsteilnehmer sind der Meinung, sich auch mit *OTC*-Arzneimitteln

oder Körperpflegeprodukten auszukennen, die über den elektronischen Versandweg bezogen werden. Die Ergebnisse deuten darauf hin, dass die guten Kenntnisse nicht auf die reine Produkterfahrung zurückzuführen sind, sondern möglicherweise auch auf Beratungsleistungen vor Ort basieren. Empfinden Konsumenten dennoch ein Informationsdefizit im Hinblick auf das anzuwendende oder zu kaufende Arzneimittel, wird die Apotheke vor Ort aufgesucht. Denn 17,48 Prozent geben an, dass, wenn zu einem bestimmten rezeptfreien Artikel im Internet

Fragen bestehen, die Apotheke vor Ort aufsuchen zu wollen; 23,08 Prozent stimmen zumindest teilweise zu.

Daraus lässt sich zusätzlich ableiten, dass „Showrooming“ nicht ausschließlich vor dem Kauf im Internet in Erscheinung tritt, sondern das Phänomen auch in der After-Sales-Phase nachgewiesen ist. So haben 42,25 Prozent der Befragten gelegentlich den Eindruck, dass im Internet bezogene rezeptfreie Artikel die Bedürfnisse nicht wie erwartet erfüllen. Abbildung 5-17 zeigt den Mittelwertvergleich an.

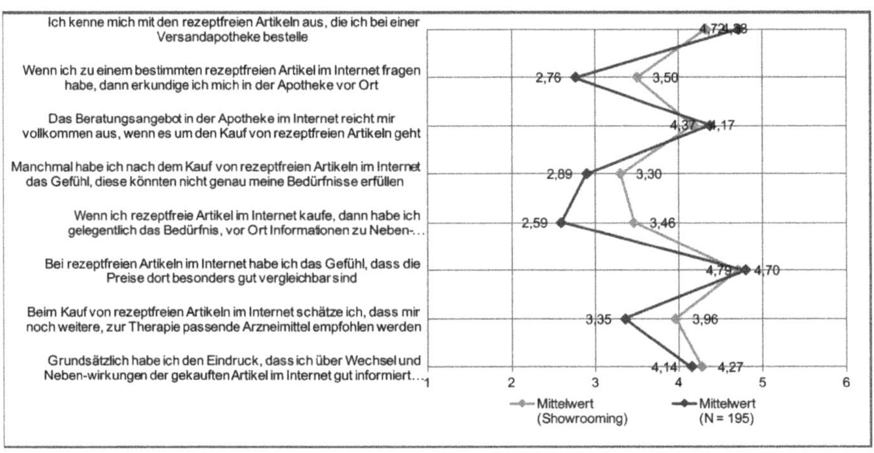

Abbildung 5-17: Zusammenhang Informationsdefizit im VH und „Showrooming“

Eigene Darstellung, aus EFS Reporting+ der Konsumentenbefragung, S. 25. (n=151)

Rund ein Viertel der Befragten (25,88 Prozent) haben ein Bedürfnis nach sinnvollen Ergänzungsvorschlägen (*Cross-Selling*). Konsumenten interessieren sich gegebenenfalls auch für Informationen darüber, was andere Kunden gekauft haben oder welche Therapieergänzungen aus Sicht des pharmazeutischen Personals sinnvoll erscheinen. Nur 41,67 Prozent haben den Eindruck, gut über Wechsel und Nebenwirkungen der gekauften Artikel im Internet informiert worden zu sein. Möglicherweise wird dadurch das Bedürfnis ausgelöst, die Apotheke vor Ort nach dem bereits erfolgten Kauf aufzusuchen.

Das Konstrukt des Informationsdefizits hat mit einem Signifikanzniveau von p = 0,019 einen signifikanten Einfluss auf das „Showrooming“-Phänomen. Steigt das Informationsdefizit um eine Einheit, so steigt die Wahrscheinlichkeit für „Showrooming". Tabelle 5-8 zeigt die Ergebnisse der logistischen Regressionsanalyse an.

		B	Standardfehler	Wald	df	Sig.	Exp(B)
Schritt 1[a]	Faktorenanalyse Informationsdefizite	,400	,171	5,481	1	,019	1,492
	Konstante	-1,801	,569	10,012	1	,002	,165
95% Konfidenzintervall für EXP(B): Unterer 1,076 / Oberer 2,085							
a. In Schritt 1 eingegebene Variable(n): Faktorenanalyse Informationsdefizite.							

Tabelle 5-8: Logit-Modell des Informationsdefizits

Quelle: *SPSS* 22, Binär logistische Regression.

Damit lässt sich die Hypothese 2b bestätigen, wonach ein subjektiv empfundenes Informationsdefizit die Bereitschaft von Konsumenten erhöht, eine stationäre Apotheke vor dem beabsichtigten Kauf im Internet zur Informationsbeschaffung aufzusuchen. Die Ergebnisse der logistischen Regression für die Beantwortung der Hypothese 2c sind dagegen nicht signifikant. Es gibt keinen statistischen Zusammenhang.

Variablen in der Gleichung		B	Standardfehler	Wald	df	Sig.	Exp(B)
Schritt 1[a]	Faktorenanalyse Produktkenntnisse	,471	,472	0,993	1	,319	1,601
	Konstante	-2,196	1,960	1,255	1	,263	,111
95% Konfidenzintervall für EXP(B): Unterer 0,634 / Oberer 4,041							
a. In Schritt 1 eingegebene Variable(n): Faktorenanalyse Produktkenntnisse (allgemeines Wissen) vor dem Kauf.							

Tabelle 5-9: Logit-Modell des allgemeinen Wissens vor dem Kauf

Quelle: *SPSS* 22, Binär logistische Regression.

5.3 Demografische Persönlichkeitseigenschaften von Showroomern

Der Personenkreis, der „Showrooming" betreibt, ist den statistischen Daten zufolge zwischen 19 und 44 Jahren alt. Dies hat die empirische Forschung an 195 Probanden ergeben. Am stärksten vertreten ist die Altersklasse zwischen 25 und 34 Jahren. „Showroomer", für die der Beratungsaspekt wichtig ist, sind sowohl männlich als auch weiblich; Personen, die „Showrooming" eher durch haptische Wahrnehmungen betreiben, sind zu 63 Prozent eher weiblich. Rund 45 Prozent sind berufstätig und 42 Prozent befinden sich noch in der Ausbildung.

5.4 Reaktion des pharmazeutischen Personals auf Showrooming

Um für den stationären Markt der Apotheken potenzielle Gegenmaßnahmen abzuleiten, sind die Meinungen und Einstellungen der im Handverkauf tätigen Apothekenmitarbeiter befragt worden, wenn es darum geht „Showrooming" während der Beratung zu registrieren. Daraus hat sich folgende Hypothese bilden lassen.

H_{10a}: Im Handverkauf tätiges pharmazeutisches Personal versucht dem „Showrooming"-Phänomen der Konsumenten mit einem abgesenkten Preisniveau entgegen zu wirken.

Die Hypothese 10a lässt sich in einem ersten Schritt bestätigen. Die Anstrengungen, den Kunden zum Kauf an Ort und Stelle zu bewegen sind dabei teilweise beachtlich: Über die Hälfte (53 Prozent) schlagen alternative, meist günstigere Produkte wie Generika vor. Rund 10 Prozent bieten ein dem Versandhandel entsprechendes Preisniveau an, um den Kauf abzuschliessen. 37 Prozent der Befragten sind bemüht, die Konsumenten auf ein individuelles Angebot hinzuweisen. Abb. 5-18 belegt, wie das in der Beratung tätige pharmazeutische Personal reagiert, wenn „Showrooming" in der Offizin registriert wird.

Sie haben angegeben, dass Sie Kunden bemerken, die eine Beratung zu Produkten beanspruchen, dabei jedoch keine Kaufabsicht verfolgen. Wie gehen Sie damit um, wenn Sie zu einem Produkt beraten, Kunden aber nicht kaufen wollen?
60%
50%
40%
30%
20%
10%
0%
51%
21%
53%
9%
30%
37%
52%
12%
Ich reagiere gelassen und verabschiede den Kunden
Ich erfrage die Hintergründe des Nicht-Kaufs
Ich schlage Produktalternativen vor (Eigenmarke, andere Marke)
Ich biete einen Preisnachlass an (Internetpreise)
Ich empfehle eine alternative Packungsgröße
Ich weise auf ein entsprechendes Angebot hin (Preisaktion, Sondergrößen)
Ich weise auf ein günstigeres Produkt hin (Generika)
Ich reagiere auch schon mal etwas genervt

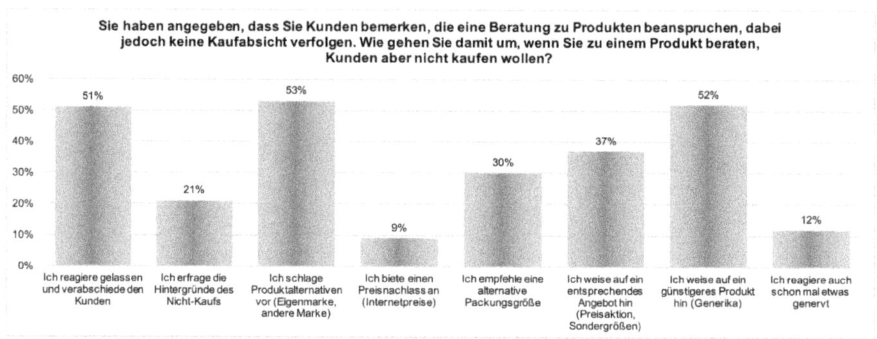

Abbildung 5-18: Reaktion auf „Showrooming" in der Offizin in Prozent

Eigene Darstellung, aus *EFS Reporting+* der Fachbefragung, S. 10. (n=137)

Zusätzlich sind diejenigen Apotheker(innen) und PTA befragt worden, die angegeben haben, dass sie „Showrooming" registriert hätten. Abb. 5-18 gibt Auskunft darüber, welche Maßnahmen unternommen werden, wenn dieses Verhalten beobachtet wird. Aus dem Säulendiagramm geht hervor, dass rund die Hälfte der Befragten gelassen reagiert und sich lediglich einer von zehn Mitarbeitern anmerken lässt, dass dieses Verhalten als unangemessen empfunden wird. Rund 20 Prozent erfragen zunächst die Hintergründe der fehlenden Kaufabsicht.

Die Umfrageergebnisse haben auch gezeigt, dass stationäre Apotheken hauptsächlich dann von Kunden aufgesucht werden, wenn ein bestimmtes Symptom vorliegt und zur Verbesserung des Gesundheitszustandes Arzneimittel beschafft werden sollen. Beanspruchen Kunden lediglich unentgeltliche Beratungsleistungen, wird dieses Verhalten von 64 Prozent der befragten Fachkräfte in den Beratungs- und Verkaufsgesprächen überhaupt registriert (vgl. Abb.: 5-19). Dagegen fällt nur einem von zehn nicht auf, wenn sich Kunden nur beraten lassen wollen. Ein Viertel der Befragten ist sich unsicher.

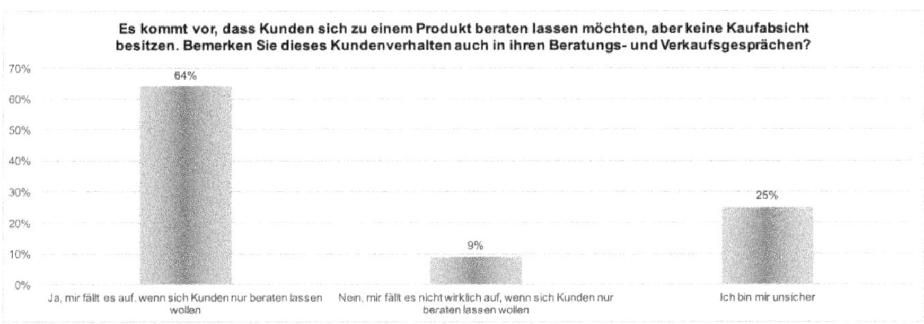

Abbildung 5-19: Registrierung von „Showrooming" in der Offizin in Prozent

Eigene Darstellung, aus *EFS Reporting+* der Fachbefragung, S. 9. (n=137)

Zudem wird in 37 Prozent der Fälle auf ein entsprechendes Angebot hingewiesen. Eine weitere Strategie besteht darin, eine alternative Packungsgröße zu empfehlen oder zu 52 Prozent auf ein günstigeres Produkt (Generika) auszuweichen.

Die vorliegende Studie widmet sich auch der Frage, ob sich für den aufkommenden Trend des „Showrooming" bereits Gegenstrategien seitens der stationären Apotheken erkennen lassen. Im Vorfeld der empirischen Befragung des pharmazeutischen Personals sind dazu folgende Hypothesen aufgestellt worden. Bei den nachfolgenden Ausführungen wird nur auf solche Aspekte eingegangen, die sich anhand der Umfrageergebnisse auch untermauern bzw. durch das Prüfen von Hypothesen beantworten lassen.

H_{10b}: Stationäre Apotheken betreiben zur Abwehr des „Showrooming" eigene Versandhandelsstrukturen.

H_{10c}: Stationäre Apotheken versuchen zur Abwehr des „Showrooming" das von Kunden wahrgenommene Einkaufserlebnis zu verbessern.

Die Hypothese 10b kann derzeit größtenteils abgelehnt werden. Lediglich rund 14 Prozent der hierzulande agierenden Apotheken besitzt eine Versandhandelserlaubnis (vgl. Abbildung 5-21). Auch die Ergebnisse der Fachkräftebefragung lassen keinen stark positiven Trend in diese Richtung erkennen. Lediglich rund 10 Prozent der befragten Apothekenmitarbeiter geben an, künftig eigene Versandhandelsstrukturen etablieren zu wollen.

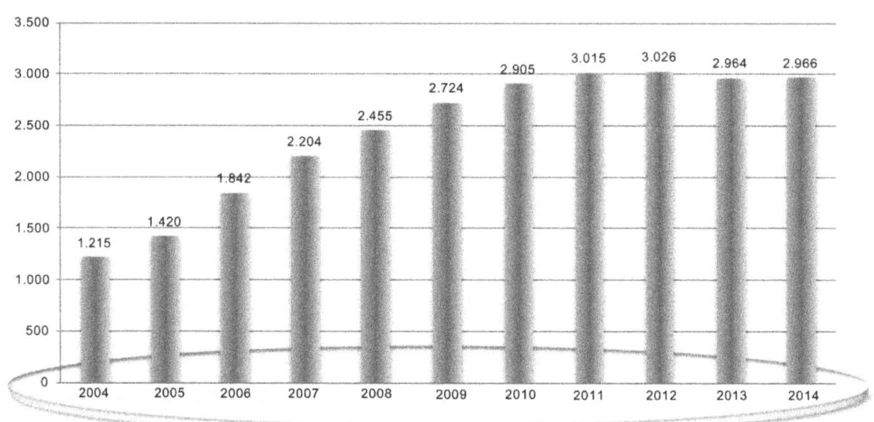

Abbildung 5-20: Anzahl der Apotheken mit VH-Erlaubnis seit 2004

Eigene Darstellung nach *F. Diener*: 10 Jahre Versandapotheke, 2014, S. 10.

Dagegen kann die Hypothese 10c nicht falsifiziert werden, denn mehr als die Hälfte der befragten Fachkräfte haben angegeben, das Einkaufserlebnis verbessern zu wollen. Abbildung 5-21 veranschaulicht, dass 83 Prozent der befragten Fachkräfte gezielte Schulungsaktivitäten zu patientenorientierten Themen als effektiv erachten, Kunden stärker an die stationären Apotheken zu binden.

Rund 45 Prozent halten den Ausbau der Marketingaktivitäten für effektiv. Jeder vierte in der Beratung tätige Mitarbeiter hält eine Absenkung des Preisniveaus für vielversprechend, damit die Abwanderung der Konsumenten in den Versandhandel reduziert wird.

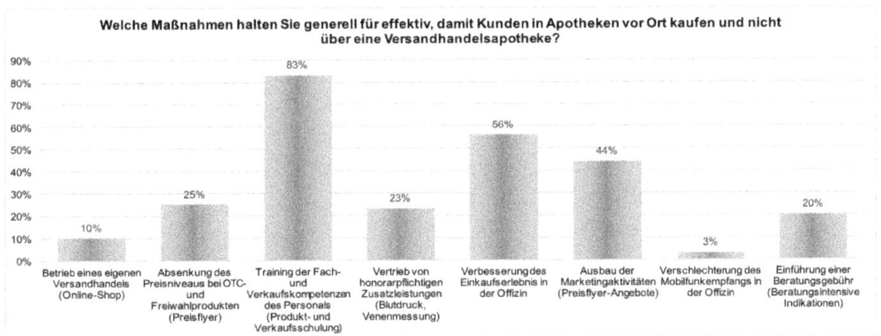

Abbildung 5-21: Potenzielle Maßnahmen zur Abwehr von „Showrooming“

Eigene Darstellung, aus *EFS Reporting+* der Fachbefragung, S. 11. (n=137)

Die Einführung einer Beratungsgebühr hält jeder Zweite für geeignet, „Showrooming“ zu unterbinden (Abbildung 5-22).

Zur Differenzierung von Hypothese 10b, werden nachfolgend weitere erhobenen Aspekte zum Einkaufserlebnis beschrieben. Die Auswertung der Ergebnisse der Fachbefragung sagen weiter aus, dass das Einkaufserlebnis verbessert werden soll. Details dazu sind Abbildung 5-23 zu entnehmen.

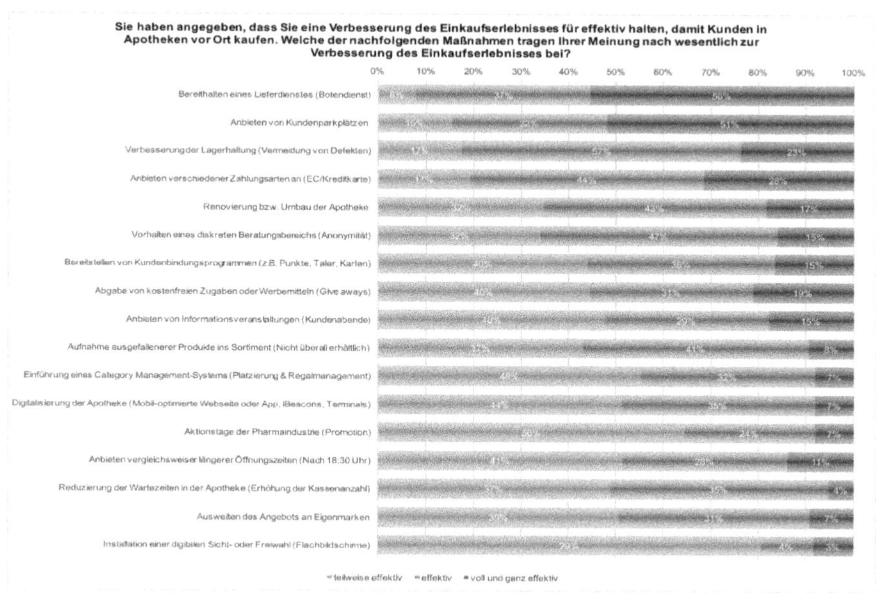

Abbildung 5-22: Ansätze zur Verbesserung des Einkaufserlebnisses in der Offizin

Eigene Darstellung, aus *EFS Reporting+* der Fachbefragung, S. 12. (n=137)

Ein von den Befragten favorisierter Vorschlag war, dass künftig ein eigener Lieferdienst betrieben werden sollte. Zudem sollen Kundenparkplätze dafür sorgen, dass der Einkauf mit möglichst geringem Aufwand erfolgen kann. 80 Prozent des Befragungskollektivs spricht sich für eine Verbesserung der Lagerhaltung aus, um potenziellen Kundenwünschen direkt entsprechen zu können. Die Installation digitaler Elemente wird dabei ebenso wie eine Ausweitung des Eigenmarkenangebots als sinnvoll erachtet, um das Einkaufserlebnis zu fördern.

5.5 Betriebswirtschaftliche Auswirkungen von „Showrooming"

Bei der Befragung des pharmazeutischen Personals sind unter anderem ausgewählte kategoriespezifische Kennzahlen erhoben worden. Die Daten zur Einschätzung der wirtschaftlichen Konsequenzen des „Showrooming" – Verhaltens stammen sowohl aus den Ergebnissen der empirischen Fachkräftebefragung als auch aus veröffentlichten Marktzahlen der *IMS Health.* Auf die Erhebung von Daten zu Erkältungsmitteln wurde verzichtet, da hier angenommen werden kann, dass diese aufgrund des häufig akuten Bedarfs der Konsumenten tendenziell eher in der

Apotheke vor Ort gekauft werden. Die statistischen Daten wurden per Mittelwert in den einzelnen Kategorien (Indikationen) übersichtlich aufbereitet. Tabelle 5-10 gibt an, wie viele Beratungen pro Kategorie rezeptfreier Arzneimittel und Körperpflegeprodukte durchschnittlich pro Tag und pro Stunde getätigt wurden.

	Beratungen p. Arbeitstag	Kaufabbrüche p. Arbeitstag	Beratungen p. Stunde	Kaufabbrüche p. Stunde	Kaufabbruch-quote	Durch-schnittliche Beratungszeit	Beratungszeit ohne Kauf pro Arbeitstag
Schmerzmittel (Muskel- und Gelenkschmerzen)	323	36	29,38	3,3	11%	0:01:28	0:52:33
Vitamine / Mineralstoffe / Nahrungsergänzungsmittel	152	49	13,83	4,5	32%	0:02:22	1:56:55
Hautmittel	179	55	16,28	5,0	31%	0:02:35	2:23:04
Herz- und Kreislaufmittel	157	29	14,30	2,7	19%	0:02:06	1:01:57
Mittel für die Blase / Fortpflanzungsorgane	132	28	12,01	2,6	22%	0:02:02	0:57:45
Mittel für den Verdauungstrakt	167	34	15,19	3,1	20%	0:01:46	0:59:55
Beruhigungs, -Schlaf, -Stimmungsaufhellungsmittel	145	27	13,21	2,4	19%	0:02:24	1:04:51
Tonika / Geriatrische Mittel / Immunstimmulanzien	100	30	9,10	2,8	30%	0:01:40	0:50:41
Produkte zur Gewichtsabnahme	53	25	4,78	2,3	47%	0:02:16	0:56:25
Entwöhnungsmittel (Raucherentwöhnung)	30	16	2,70	1,4	53%	0:01:56	0:30:20
Gesichtspflegeprodukte	91	41	8,30	3,7	45%	0:02:18	1:34:22
Körperpflegeprodukte	90	34	8,18	3,1	37%	0:02:09	1:12:21
Make-Up	23	18	2,14	1,7	79%	0:01:34	0:28:50
Sonnenpflege	60	30	5,45	2,7	50%	0:01:50	0:55:07
Haarpflege	35	24	3,17	2,2	70%	0:01:37	0:39:18
Durchschnittswerte	**116**	**32**	**11**	**3**	**28%**	**0:02:00**	**1:05:38**

Tabelle 5-10: Anzahl an Beratungen und Kaufabbrüchen nach Indikationen

Eigene Darstellung, aus *EFS Reporting+* der Fachbefragung, S. 4-6. (n=137)

Zudem sind die jeweiligen Kaufabbrüche durchschnittlich pro Tag und pro Stunde errechnet worden. An einem Arbeitstag werden rund 116 Beratungen in der Offizin getätigt. Die Apothekenleitung kann dabei die ihr obliegende Beratungspflicht nach § 3 ApBetrO auf anderes pharmazeutisches Personal wie PTA, PTA-Praktikanten, Apothekerassistenten, pharmazeutische Assistenten, Apothekenassistenten und Pharmazieingenieure übertragen.

Das pharmazeutische Personal erlebt im Apothekenalltag rund 32 Kaufabbrüche. Wird die Zahl mit den durchschnittlich in der Apotheke beschäftigten Mitarbeitern multipliziert, ergeben sich rund 188 entgangene Produktkäufe pro Tag. Das entspricht drei Kaufabbrüchen pro Mitarbeiter und Stunde. Wird die Anzahl an Beratungen mit den zugehörigen Kaufabbrüchen ins Verhältnis gesetzt, kann daraus eine Kaufabbruchquote abgeleitet werden. Diese beträgt eigenen Berechnungen zufolge rund 28 Prozent. Zusätzlich wurde die durchschnittliche Beratungszeit des pharmazeutischen Personals für die einzelnen Produktkategorien im Rahmen der empirischen Fachbefragung erhoben. Daraus lässt sich die durchschnittliche Zeit an Beratungen pro Arbeitstag errechnen, aus der anschließend kein Kauf resultiert.

Im Durchschnitt wird 2 Minuten zu rezeptfreien Arzneimitteln und sonstigen Freiwahlprodukten wie Körperpflege und Kosmetik beraten. Hier zeigen sich zudem kategoriespezifische Unterschiede. Am längsten werden Kunden in lokalen Apotheken zu nicht verschreibungspflichtigen Hautmitteln (02:35 Minuten) informiert; am kürzesten zu *Make-up*-Produkten (01:35 Minuten).

Demnach scheint sich ein Zusammenhang zwischen Beratungszeit und Kaufabbruchquote anzudeuten. Die Kaufabbruchquote bei *Make-up* ist überdurchschnittlich hoch (79 Prozent). Die Ergebnisse lassen den Schluss zu, dass *Make-up*, Haarpflege, Entwöhnungsmittel, Produkte zur Gewichtsabnahme sowie Gesichtspflegeprodukte in der Apotheke ausprobiert und zudem Beratungsleistungen beansprucht werden, der Kauf dieser Produkte aber über den konkurierrenden Distanzhandel abgewickelt wird. Diese Annahme wird auch durch die in Kapitel 2.4 dargestellten Versandhandelsanteile der Kategorien gestützt.

Die Steuerberatungsgesellschaft Treuhand Hannover analysiert regelmäßig die Tarifgehälter und effektiv gezahlten Löhne, die für PTA im Tarifvertrag festgelegt werden. Zusätzlich vereinbaren der Arbeitgeberverband Deutscher Apotheker (ADA) sowie die Apothekengewerkschaft Adexa Richtlinien für die Gehaltsgestaltung, Staffelung der Löhne und Urlaubstage für das pharmazeutische Personal in Apotheken.[218] Das Durchschnittsgehalt für approbierte Apotheker(innen) beträgt etwa 3.570 Euro für rund 40 Wochenarbeitsstunden. Das für PTA beträgt aktuell rund 2.329 Euro. Tabelle 5-11 veranschaulicht übersichtlich die Gehälter des im Handverkauf tätigen Personals.

---

[218] Vgl. *Apotheke Adhoc*: PTA-Gehalt im Westen deutlich höher, 2015, www.apotheke-adhoc.de.

	West			Ost		
Approbierte (in Vollzeit)	**Tarif-gehalt**	**Effektivgehalt[1]**		**Tarif-gehalt**	**Effektivgehalt**	
		Min.	**Max.**		**Min.**	**Max.**
	ab 1. 7.2[2]	*Februar 2016*		*ab 1. 7.2[2]*	*Februar 2016*	
Berufsjahre	in €	in €	in €	in €	in €	in €
1.	3.280	3.280	3.816	3.280	3.280	3.444
2.–5.	3.384	3.469	4.072	3.384	3.384	3.635
6.–10.	3.636	3.636	4.345	3.636	3.636	3.891
ab 11.	3.978	4.218	4.624	3.978	4.042	4.346
Durchschnitt Ø	**3.570**	**3.651**	**4.214**	**3.570**	**3.586**	**3.829**
PTA (in Vollzeit)	**Tarif-gehalt**	**Effektivgehalt[1]**		**Tarif-gehalt**	**Effektivgehalt**	
		Min.	**Max.**		**Min.**	**Max.**
	ab 1. 7.2[2]	*Februar 2016*		*ab 1. 7.2[2]*	*Februar 2016*	
Berufsjahre	in €	in €	in €	in €	in €	in €
1.-2.	1.968	2.012	2.132	1.968	1.968	2.010
3.–5.	2.073	2.073	2.282	2.073	2.073	2.124
6.–8.	2.251	2.313	2.517	2.251	2.251	2.314
9.–14.	2.444	2.444	2.777	2.444	2.444	2.507
ab 15.	2.549	2.683	2.915	2.549	2.549	2.674
Durchschnitt Ø	**2.329**	**2.378**	**2.623**	**2.329**	**2.329**	**2.405**

1) Effektivgehalt für Vollzeit-Angestellte (38-40 Stunden) mit Minimum und Maximum
2) neuer Tarif, gültig ab 1. 1. 2016

Tabelle 5-11: Tarif- und Effektivgehälter für approbierte Mitarbeiter und PTA

Quelle: Eigene Darstellung, nach *Treuhand Hannover GmbH*: Die Apotheke in Zahlen, 2016, S. 1.

Aktuellen Daten der *ABDA* zufolge sind zurzeit in öffentlichen Apotheken rund 49.821 Apotheker(innen), 1.467 Pharmazeuten im Praktikum, 6.543 Apothekerassistenten und Pharmazie-Ingenieure sowie 61.973 Pharmazeutisch-Technische Assistenten (inkl. Praktikanten) tätig.[219] Demnach sind rund 119.804 Personen in der Beratung beschäftigt. Setzt man diese Zahlen mit der Gesamtzahl der in Deutschland anzutreffenden Präsenzapotheken (20.249) ins Verhältnis, sind durchschnittlich 5,9 Mitarbeiter je Apotheke beschäftigt. Diese Zahlen decken sich mit offiziellen Berechnungen von Apotheke Adhoc.[220]

Das durchschnittliche Gehalt von in der Beratung tätigen Personen beträgt nach Daten der Treuhand rund 2.949,50 Euro. Rein rechnerisch ergibt sich daraus eine Vergütung in Höhe von 117,98 Euro. Multipliziert man die Anzahl an pharmazeutischem Personal (5,9 Personen) mit der durchschnittlichen Zeit an Beratungen ohne anschließenden Kauf, beträgt der wirtschaftliche Schaden rund 06:27 Stunden und 761,44 Euro pro Apotheke und Tag bezogen auf Löhne und Gehälter, für die keine geldwerten Einnahmen erzielt wurden. Sonstige

---

[219] Vgl. *ABDA*: Jahresbericht, 2016, www.abda.de.
[220] Vgl. *Meißner, Y.*: Sieben Köpfe pro Apotheke, 2010, www.apotheke-adhoc.de.

Betriebsausgaben wie Kosten für die Einrichtung der Apotheke, Geräte- und Leasingkosten, Raumkosten sowie weitere Kosten sind in der Rechnung nicht enthalten.

5.6 Zusammenfassung der empirischen Ergebnisse

In der vorliegenden Studie wurde versucht, durch eine Befragung von Fachpersonal und online-affinen Versandhandelskunden Gründe zu eruieren, die zu einem „Showrooming"-Verhalten bei rezeptfreien Arznei- und Gesundheitsmitteln führen. Demnach ist das bereits in anderen Branchen nachgewiesene „Showrooming"-Verhalten auch im Apothekenmarkt zu finden. Ausgelöst oder befördert wird es durch ein unbefriedigendes Einkaufserlebnis, durch nicht vorrätige Arzneimittel und vor allem durch vergleichsweise hoch wirkende Preise. In diesen Fällen brechen Kunden in der Offizin häufig den Kauf von rezeptfreien Arznei- und Gesundheitsmitteln oder Körperpflegeprodukten ab.

„Showrooming" tritt dabei nicht nur in der Phase der Informationssuche auf, sondern in Einzelfällen auch in der Phase nach dem Kauf. Konsumenten lassen sich zu Wirkungen und Nebenwirkungen vor und nach dem Kauf im Internet umfangreich vor Ort beraten oder probieren Produkte in der Freiwahl aus, ohne dabei konkrete Kaufabsichten zu verfolgen. Denn ein Großteil der befragten Konsumenten befürchtet bei einer Bestellung von Arznei- und Gesundheitsmitteln sowie in Apotheken erhältlichen Kosmetika und Körperpflegeprodukten im Internet, dass diese nicht der Abbildung entsprechen. „Showrooming" tritt demnach als risikomindernde Handlung in mehreren Kaufphasen in Erscheinung, um befürchtete negative Konsequenzen zu vermeiden. Zusätzlich lässt sich noch eine Sonderform des „Showrooming" erkennen: Arznei- und Gesundheitsmittel oder Körperpflegeprodukte, die erstmalig in Apotheken vor Ort gekauft worden sind und zu denen dann kein weiterer Beratungs- und Inspektionsbedarf besteht, werden anschließend eher im Arzneimittel-Distanzhandel zu einem günstigeren Preis bezogen.

Konsumenten nutzen demnach das Beratungsangebot der Offizin und die Möglichkeit, Produkte direkt auszuprobieren, ohne die Vorzüge des Distanzhandels mit seinem modernen Kundenbeziehungsmanagement und günstigen Preisen außer Acht zu lassen: Kumuliert haben 13,42 Prozent des Befragungskollektivs „Showrooming" unternommen und dadurch – bewusst oder unbewusst - ein illoyales Verhalten gegenüber der stationären Apotheke gezeigt. Es geht damit etwa jedem zehnten Kauf von rezeptfreien Arzneimitteln über den Versandhandel eine

Beratungsleistung in der stationären Apotheke voraus. Je höher der Preis des favorisierten rezeptfreien Arzneimittels oder Körperpflegeprodukts ist, desto ausgeprägter lässt sich dieses Phänomen beobachten. Vor Ort wird das pharmazeutische Personal darüber hinaus von Konsumenten zunehmend mit Internetpreisen konfrontiert, um Preisvorteile zu erzielen. Bei Körperpflege- und Kosmetikprodukten in der Freiwahl spielt die haptische Produktwahrnehmung vor Ort eine bedeutsamere Rolle, wenn es um die Vorbereitung des Warenbezugs über eine Onlineapotheke geht. Zusammengefasst lässt sich ableiten, dass sich auch die Informationsbeschaffung von Versandhandelskunden zunehmend in die Offizin verlagert hat. Durch den vermutlich weiterhin zunehmenden Einsatz mobiler Endgeräte (*Smartphones, PDAs, Tablets*) wird „Showrooming" auch in der stationären Offizin praktiziert und es werden vor Ort Preise verglichen. Jeder Zweite der befragten Konsumenten hat bisher mindestens einmal im Zusammenhang mit dem Apothekenbesuch mit dem Smartphone apothekenübliche Artikel im internetbasierten Versandhandel bestellt.

Persönlichkeitseigenschaften wie das persönliche Preis-Leistungs-Bewusstsein, die persönliche Aufgeschlossenheit für Innovationen sowie wahrgenommene Kaufrisiken, eine niedrige Loyalität gegenüber der Offizin-Apotheke und ein möglicherweise vorangegangenes unbefriedigendes Einkaufserlebnis sorgen dafür, dass die Bereitschaft von Konsumenten vor dem Kauf eines rezeptfreien Arzneimittels oder Körperpflegeprodukts im Arzneimittel-Distanzhandel steigt, eine öffentliche Apotheke zur Informationsbeschaffung aufzusuchen. Faktoren wie die *Convenience*-Orientierung sowie das persönlich empfundene Informationsdefizit zeigen dagegen weniger Einfluss auf die Nutzung von stationären Apotheken zur Kaufvorbereitung für den internetbasierten Versandhandel.

Die Gegenstrategien von stationären Apotheken unterscheiden sich derzeit noch erheblich. Entweder ignoriert das in der Beratung tätige pharmazeutische Personal den aufkommenden Trend des „Showrooming" oder reagiert hauptsächlich mit Preisstrategien oder günstigeren Produktalternativen wie Generika darauf, um wettbewerbsfähig zu bleiben. Teilweise werden auch Ansätze zur Verbesserung des Einkaufserlebnisses und zur eigenen Weiterbildung der Verkaufskompetenzen ins Feld geführt. Eine Implementierung eines eigenen Versandhandels wird dagegen seltener verfolgt. Bei der Interpretation der Daten aus der Konsumentenbefragung gilt es anzumerken, dass in die statistische Analyse die Aussagen von lediglich 26 Probanden eingegangen sind, die zugegeben haben, „Showrooming" zu praktizieren. Bevor wichtige Entscheidungen auf der Basis der Ergebnisse getroffen werden, sollten deshalb weitere Teilnehmer rekrutiert und befragt werden. Dennoch kann man davon ausgehen, dass die hier vorgestellten Ergebnisse sachlich plausibel sind.

Grundsätzlich ist das Phänomen des „Showroomings" nicht neu. Die dadurch induzierte Veränderung des Informations- und Kaufverhaltens hat zur Folge, dass stationäre Apotheken für Konsumenten teilweise an Relevanz verlieren. In manchen Fällen wird die Offizin von Konsumenten nur noch als Ort zur Entscheidungsfindung und Kaufabsicherung wahrgenommen. Dazu ist zu ergänzen, dass auch vor der Etablierung des Onlinehandels Konsumenten nach erfolgter Beratung nicht zum Kauf gezwungen werden konnten. Wenngleich es aus Gründen der Fairness eigentlich richtig wäre, dort zu kaufen, wo die Informationsleistung erbracht worden ist, war es schon damals möglich, sich in einem Ladengeschäft zu erkundigen und bei einem konkurrierenden Wettbewerber zu kaufen.

Bereitet man die empirisch erhobenen Ergebnisse zum Nachweis des „Showrooming" beider Befragungen entsprechend auf und gewichtet die Mittelwerte mit den innerhalb der Produktkategorien erzielten Umsätze des Arzneimittel-Versandhandels lassen sich etwa 21,98 Prozent des derzeitigen *E-Commerce*-Umsatzes auf eine Beratung in der stationären Apotheke zurückzuführen. Im Jahr 2015 hat der Markt der Versandapotheken etwa 1.245 Millionen Euro Umsatz mit *OTC*-Arzneimitteln und Körperpflegeprodukten erzielt. Demzufolge sind davon etwa 27,43 Mio. Euro Umsatz in Verbindung mit „Showrooming" erwirtschaftet worden. Das pharmazeutische Personal beobachtet täglich rund 32 Kaufabbrüche (38 Prozent). Der wirtschaftliche Gesamtschaden beträgt eigenen Berechnungen zufolge rund 06:27 Stunden für eine nicht geldwerte Beratung und 761,44 Euro pro Apotheke pro Tag. Das veränderte Konsumentenverhalten und die steigenden Marktanteile des Versandhandels erfordern daher vonseiten der stationären Apotheken ein Umdenken in der Planung und Umsetzung neuer Offizin-Formate.

5.7 Strategische Optionen für die operative Apothekenführung vor Ort

Nachfolgend werden ausgewählte Ansätze vorgestellt, welche strategischen Themenbereiche aus Sicht des Autors für den Apothekenbetrieb geeignet erscheinen, um das von Kunden praktizierte Informations- und Kaufverhalten zu reduzieren oder gänzlich zu unterbinden. Dabei werden die Umfrageergebnisse der Fachkräftebefragung ebenso wie die der Konsumentenbefragung berücksichtigt und mit Erfahrungswerten des Autors sowie mit Initiativen aus anderen Branchen ergänzt.

Abbildung 5-23 gibt einen strukturierten Überblick über die potenziellen Ansatzpunkte für die stationäre Apotheke, insbesondere über digitale Innovationen, um sich im Konkurrenzkampf um die Konsumenten vom Arzneimittel-Versandhandel abzuheben. Die Initiativen zielen dabei vorrangig auf eine Weiterqualifizierung des pharmazeutischen Personals, auf die Erschließung neuer Distributionskanäle und auf ein verbessertes Einkaufserlebnis vor Ort ab.

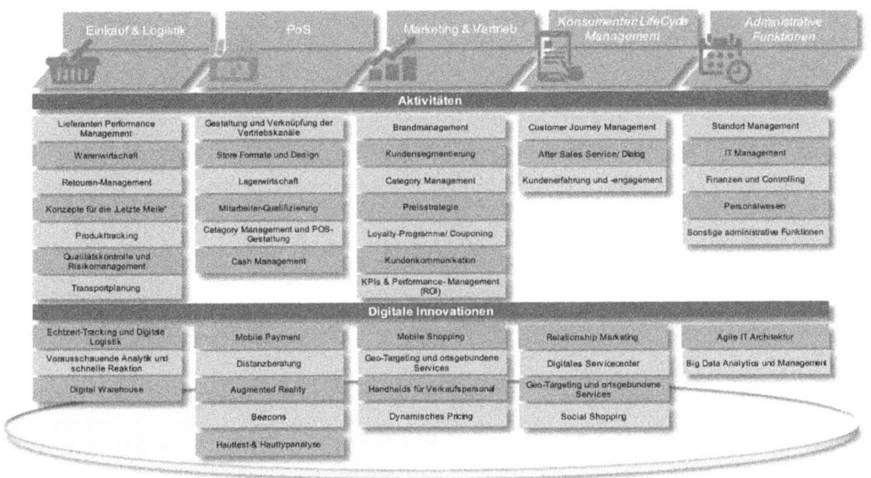

Abbildung 5-23: Ansatzpunkte für digitale Innovationen in der stationären Apotheke

Eigene Darstellung.

Unter Berücksichtigung der Begrenztheit des inhaltlichen Umfangs der vorliegenden Studie können nur ausgewählte Aspekte der „Showrooming"-Gegenstrategien behandelt werden. Dennoch ist die Zielstellung des Kapitels, potenzielle Maßnahmen möglichst vollständig vorzustellen, wenngleich diese auch nicht allzu detailliert und kritisch thematisiert werden können.

5.7.1 Erhöhung der Beratungs- und Verhandlungskompetenz

Aufgrund des immer leichteren Zugangs zu Arzneimittel- und anwendungsspezifischen Informationen, Erfahrungsberichten und Kundenrezensionen im Internet besitzen heutige Konsumenten oft ein überdurchschnittlich umfangreiches Wissen in Bezug auf das eigene Krankheitsbild, wenn sie eine Apotheke betreten; damit steigt auch die Erwartungshaltung an das pharmazeutische Personal.[221] Zwar bieten vor allem solche Apotheken einen echten Mehrwert, die ihren Kunden persönliche Empfehlungen geben. Doch um gegenüber dem Onlinewettbewerb konkurrenzfähig zu bleiben, sollten stationäre Apotheken verstärkt in die fachliche Kompetenzentwicklung ihres pharmazeutischen Personals investieren. Ein zusätzliches Training der verkäuferischen Kompetenzen kann eine Steigerung bei den Kaufabschlüssen bewirken.[222] Des Weiteren können Preisverhandlungen trainiert und die Kundenkommunikation durch gezielte Fragetechniken verbessert werden.[223] Darüber hinaus können Maßnahmen zur Verbesserung des Medikationsmanagements die Kundenbindung fördern und neue Zielgruppen ansprechen. Ein weiterer Vorteil: Verhandlungen um Werbekostenzuschüsse (WKZ) mit der Industrie können verbessert werden.

Die Ergebnisse der Konsumentenbefragung haben gezeigt, dass die Motive von Versandhandelskunden, den Bezug von rezeptfreien Arzneimitteln sowie Kosmetik- und Körperpflegeprodukten künftig wieder in den stationären Arzneimittelhandel (Präsenzapotheke) zu verlagern, vielfältig sind. Es konnte festgestellt werden, dass insbesondere dann Artikel aus den erfassten Sortimentsbereichen stationär gekauft werden, wenn diese dringend und zeitnah benötigt werden (n = 112). Zudem stellt der Beratungsaspekt eine vielversprechende Option zur Kundenrückgewinnung dar. Für rund 68 Prozent der befragten Konsumenten ist die Beanspruchung von Beratungsleistungen ein Grund, vor Ort einzukaufen. Daraus lässt sich schlussfolgern, dass das im Internet offerierte Informationsangebot die Bedürfnisse der Konsumenten zumindest nicht immer ausreichend bedient. Treten Fragen zu Neben- oder Wechselwirkungen (40,17 Prozent) oder zu Inhaltsstoffen (38,03 Prozent) auf, verspüren Konsumenten das Bedürfnis, lokale Apotheken aufzusuchen. Eine untergeordnete Rolle spielt in

---

221 Vgl. *Kirschning, S.*: Der online informierte Patient, 2014, www.aerzteblatt.de.

222 Vgl. *Hartwig, T.*: Up- und Cross-Selling, 2009, S. 44.

223 Vgl. *Bauer, C.*: Verkaufstraining für Apotheken, 2012, www.apotheke-adhoc.de.

diesem Kontext die persönliche Bindung zum Apothekenpersonal. Nur für rund 15,61 Prozent ist der persönliche Kontakt ausschlaggebend dafür, Apotheken vor Ort zum Kauf von *OTC*-Artikeln aufzusuchen. Für den Teil der Konsumenten, die „Showrooming" aus Beratungsgründen betreiben, ist der sofortige Produktbezug der am häufigsten genannte Aspekt (76 Prozent), wenn es um den Kauf vor Ort geht.

5.7.2 Implementierung eigener Versandhandelsstrukturen

Von den rund 3.000 Apotheken in Deutschland, die eine Versandhandelserlaubnis besitzen, betreiben lediglich rund 150 (6 Prozent) einen professionellen Distanzhandel.[224] Die Zahl wirklich aktiver und mit ernstzunehmenden Internetpräsenzen ausgestatteten Versandapotheken belaufen sich auf rund 30.[225] Dass der Versandhandel auch mit Arzneimitteln von Jahr zu Jahr Zuwächse aufweisen kann, ist auf mehrere Gründe zurückzuführen. Zunächst ist auch festzuhalten, dass sich dieser Vertriebskanal inzwischen immer mehr Segmente aus dem rezeptfreien Markt erobert. Als Ursachen sind von den Konsumenten neben dem günstigeren Preisniveau auch hochpreisige Produkte sowie das zunehmend breitere Angebot an alternativen Produktformen und Packungsgrößen genannt worden. Zudem reagiert der Distanzhandel heute schneller, d.h. dank immer kürzerer Lieferzeiten müssen Kunden nicht lange auf das Eintreffen der bestellten Produkte warten. In deutschen Metropolregionen ist *Same Day Delivery (SDD)* keine Zukunftsvision mehr; eine Form des Kurier-Express-Dienstes, der Pakete schneller – im Idealfall innerhalb eines Kalendertages – an Kunden zustellt. Bestellung und Lieferung erfolgen dann am selben Tag.[226]

Auch die Informationen zu Gesundheitsthemen im Internet haben nicht nur an Quantität, sondern ebenfalls an Qualität zugenommen, so die Umfrageergebnisse. 36,44 Prozent der Konsumenten haben sich vor dem Kauf im Internet auch in diesem Vertriebskanal informiert. Auch Erfahrungsberichte, Studien und weitere Informationen zu Inhaltsstoffen, Wirkung und eventuellen Nebenwirkungen sorgen dafür, dass die Attraktivität dieses Informations- und Versandkanals kontinuierlich steigt. Aus diesem Grund ist zu empfehlen, die Möglichkeiten zur Implementierung eigener Versandhandelsstrukturen für stationäre Apotheken zu prüfen. Denkbar

---

[224] Vgl. *DIMDI*: Versandapothekenregister, www.dimdi.de, 2017.
[225] Vgl. *Diener, F.:* 10 Jahre Versandapotheken in Deutschland, 2014, S. 10.
[226] Vgl. *Ternès, A.*: Konsumentenverhalten im Zeitalter der Digitalisierung, 2015, S. 14.

wären in diesem Zusammenhang auch apothekeneigene Versandhandelszentren, die die Versandleistung mit integrierter Beratung im Auftrag von mehreren Apotheken, z. B. einer Kooperation, erbringen.

Sind entsprechende Shop-Strukturen erst errichtet, können weitere *Cross-Channel-*Verkaufsstrategien wie *Click and Collect* eingesetzt werden. Unter *Click and Collect (C&C)* wird ein von hauptsächlich *Cross-Channel* organisierten Unternehmen verfolgtes Konzept verstanden, welches potenziellen Kunden in einem kanalübergreifenden Kontext die Möglichkeit bietet, favorisierte Produkte im Internet (*E-Commerce*) zu recherchieren und anschließend in ein angeschlossenes stationäres Geschäft zur Abholung liefern zu lassen.[227] Dabei wird zwischen *Buy and Collect (B&C)* und *Reserve and Collect (R&C)* differenziert. Bei *B&C* werden Produkte zunächst im *E-Shop* erworben und unmittelbar bezahlt. Anschließend werden erworbene Produkte in eine ausgewählte Filiale versendet. Hier können dann innovative Zahlungsmethoden wie *PayPal* oder Kauf auf Rechnung eingesetzt werden. Dagegen werden bei *R&C* Produkte lediglich zur Abholung reserviert, während der Bezahlvorgang weiterhin stationär stattfindet.[228]

Für Konsumenten ergeben sich durch die Nutzung von *C&C* zahlreiche Vorteile. So können sie beispielsweise vor dem Besuch der Apotheke im Internet einsehen, ob favorisierte rezeptfreie Arzneimittel und Körperpflegeprodukte sofort in der Apotheke oder in angeschlossenen Filialapotheken erhältlich sind, da der Aspekt der sofortigen Verfügbarkeit eine wichtige Rolle spielt. Zudem kann die Abholung vor Ort flexibel während der Öffnungszeiten der Filiale erfolgen. Durch die Abholung können auch die im Distanzhandel üblichen Versandkosten eingespart werden und favorisierte Produkte sind häufig am gleichen Tag verfügbar.[229] Die Fachberatung vor Ort erfolgt dann häufig nach dem eigentlichen Kauf. Mit der Implementierung dieser Technologie werden zahlreiche einkaufsrelevante Informationen bereits im Internet angeboten. Damit wird der stationäre Einkauf online vorbereitet und der *ROPO*-Effekt (*Research Online, Purchase Offline*) dadurch zum Vorteil der stationären Apotheke genutzt.[230]

---

[227] Vgl. *Knoppe, M.*: CSR und Retail Management, 2015, S, 62.
[228] Vgl. *Molenaar, C.*: The End of Shops, 2016, S. 141.
[229] Vgl. *Jones, C.*: The Multichannel Retail Handbook, 2016, S. 233.
[230] Vgl. *Heinemann, G.*: No-Line-Handel, 2012, S. 39.

5.7.3 Veränderung der Preiswahrnehmung in der Offizin

Während verschreibungspflichtige Arzneimittel in Deutschland einer Preisbindung unterliegen, können die Preise bei *OTC*-Präparaten durch die Aufhebung der Preisbindung im Jahr 2004 frei gestaltet werden.[231] Zudem bilden rezeptfreie Arzneimittel eine tragende Ertragssäule für zahlreiche Präsenzapotheken, unterliegen aber einem starken Preiswettbewerb.[232] Insbesondere der internetbasierte Versandhandel mit Arzneimitteln sowie Discount-Apothekenkonzepte wie *easyApotheke* oder *docmorris* setzen den stationären Apothekenmarkt regional unter Handlungsdruck, die Preise nach unten zu korrigieren. Dabei können Apotheken vor Ort im Gegensatz zu verschreibungspflichtigen Präparaten bei Arzneimitteln zur Selbstmedikation mehr Einfluss auf die Menge an abgegebenen bzw. verkauften Packungen ausüben und dadurch das Betriebsergebnis positiv beeinflussen.

Wie zuvor dargestellt, sind Konsumenten, die „Showrooming" betreiben, meist auf der Suche nach günstigen Preisen, ohne dabei auf Leistungen des Stationärhandels zu verzichten. Zu diesem Zweck werden unterschiedliche, in der Regel konkurrierende Absatzkanäle aufgrund der jeweiligen Charakteristika kombiniert, um die entsprechenden Vorteile jedes einzelnen Kanals zu nutzen. Beim System des Preis-Leistungs-orientierten Einkaufens setzen Konsumenten alle erwarteten, mit dem Erwerb und der anschließenden Verwendung von Produkten zusammenhängenden Kosten mit dem wahrgenommenen Nutzen in Relation.[233] Dieses wachsende Preis-Leistungs-Bewusstsein der Verbraucher kann „Showrooming" mit erklären: Beratungsleistungen werden dann kostenlos im Stationärhandel beansprucht, gleichzeitig jedoch die Vorzüge und Preisvorteile konkurrierender Distanzhändler genutzt. In der Folge lässt sich eine zunehmend verringerte Loyalität zur Einkaufsstätte beobachten, was den Stationärhandel unter einen immer stärkeren Preisdruck setzt.

Zudem konnte im Rahmen der empirischen Untersuchung herausgearbeitet werden, dass ein niedrigeres Preisniveau im Arzneimittel-Distanzhandel „Showrooming" begünstigt. Der tatsächliche Preis eines rezeptfreien Arzneimittels scheint dabei oftmals weniger wichtig. Vielmehr sind die subjektiven Preiswahrnehmungen und -

---

[231] Vgl. *Heinsohn, J. G.*: Erfolgskonstellationen im Apothekenmarkt, 2012, S. 414.

[232] Vgl. *Nellen, O.*: Zukunft der Apotheken in Deutschland, 2008, S. 63.

[233] Vgl. *Esser, B.*: Smart-Shopping, 2002, S. 29.

unterschiede maßgeblich für die Kaufentscheidung. Konsumenten orientieren sich häufig an Referenzpreisen, die auf historischen Kauferfahrungen beruhen oder durch die Recherche aktueller Marktpreise im Internet in Erfahrung gebracht werden.[234] Ein wichtiger Aspekt im Apothekenmarketing ist daher die Preisfestsetzung für Produkte des apothekenüblichen Sortiments. Um die Preiswahrnehmung und -differenzierung von rezeptfreien Arzneimitteln vor Ort zu verbessern, bieten sich für den stationären Apothekenmarkt gleich mehrere Strategien an, ohne dabei das Preisniveau auf das des Versandhandels zu senken.

Angesichts künftiger Umsatzverschiebungen zugunsten des Distanzhandels mit Arzneimitteln könnten stationäre Apotheken dauerhaft die Preise für viele rezeptfreie Arzneimittel und weitere Artikel aus dem apothekenüblichen Sortiment reduzieren. Zwar sind durch diese Strategie höhere Absatzmengen zu erwarten und der Personenkreis, welcher „Showrooming" praktiziert, sieht möglicherweise weniger Vorteile im Distanzhandelsbezug, doch kann sich der Verfall der Verkaufspreise auch negativ auf die Marge und den Gewinn auswirken.[235] Zudem initiiert die stationäre Apotheke selbst eine Entwertung der eigenen Einkaufsstätte, was häufig zu einer niedrigeren Wertposition aus Kundensicht führen kann. Die Möglichkeit, wie in anderen Branchen den Referenzpreis zu erhöhen, an dem der festgesetzte Preis bewertet wird, besteht im Arzneimittel- und Apothekenmarkt nicht, da die Herstellerabgabepreise durch den pharmazeutischen Hersteller festgelegt und offiziell an die Informationsstelle für Arzneispezialitäten (IFA GmbH) gemeldet werden. In der operativen Apothekenpraxis sollte der Aspekt der Preisreduzierung von *OTC*-Arzneimitteln deshalb sorgfältig geprüft sowie die Auswirkungen dieser Niedrigpreisstrategie auf den Umsatz, Ertrag und das Image der Apotheke kontinuierlich kontrolliert werden.[236] Zwar lässt sich das Preisimage möglicherweise verbessern, in der Regel lassen sich jedoch Umsatzverluste in diesem rezeptfreien Segment nicht durch Quersubventionierung mit anderen Sortimentsbereichen auffangen.[237] Wie in Kapitel 2.4 erläutert, liegen *OTC*-Arzneimittel gemessen an der Packungsanzahl gleichauf mit Rx-Arzneimitteln und sorgen damit auch für die Kundenfrequenz in der Apotheke.

Eine weitere Strategie, den Kauf von rezeptfreien Arzneimitteln stationär attraktiver zu gestalten ist, rezeptfreie Arznei- und Gesundheitsmittel sowie

---

234 Vgl. *Bösener, K.*: Kundenzufriedenheit, 2014, S. 97.
235 Vgl. *Simon, H.*: Preismanagement, 2008, S. 229.
236 Vgl. *Bauer, F.*: Preisimage, 2013, S. 41.
237 Vgl. *May, U.*: Selbstmedikation, 2014, www.pharmazeutische-zeitung.de.

Körperpflegeprodukte direkt beim pharmazeutischen Hersteller in speziellen Handelseinheiten (Gebindegrößen) zu gesondert vereinbarten Preisen zu beziehen. Eindeutige Aussagen von Seiten der pharmazeutischen Hersteller zu diesem Thema gibt es allerdings selten, jedoch lassen sich gelegentlich solche Sondergrößen im Apothekenmarkt finden.[238] Eine weitere Strategie besteht darin, markenspezifische Zugaben (*Give-Aways*) einzusetzen. Die Preiswahrnehmung der Verbraucher lässt sich durch sog. Produkt-*Bundles* zudem dadurch positiv beeinflussen, indem bspw. Körperpflegeprodukte geschickt gebündelt werden, damit diese zusammen günstiger sind (2+1 Aktionen).[239] Zusätzlich lassen sich die Preise dieser individuelleren Artikel nur selten im Internet recherchieren. Eine weitere Strategie stellt der konsequente Einsatz von hochwertigen Eigenmarken dar, die ebenfalls nur selten über das Internet erworben werden können.

Hervorgerufen durch die zunehmende Etablierung von Internet-Apotheken und mobilen Endgeräten wie *Smartphones* und *Tablets* können Konsumenten jederzeit und überall einen Kaufentscheidungsprozess durchführen (*Everywhere Commerce*).[240] Zudem führt die dadurch resultierende, für Konsumenten bessere Preistransparenz dazu, dass stationäre Apotheken bei der Umsetzung der verfolgten Preissetzungsstrategien zum „Showroom" für den internetbasierten Versandhandel zweckentfremdet werden. Während die Preisfindung früher weitergehend statisch auf der Basis der zurechenbaren Kosten erfolgte, orientieren sich *E-Shop*-Betreiber an den Strategien des Wettbewerbsumfeldes, des aktuellen Marktbedarfs (Nachfrage) sowie an saisonalen Effekten. Demzufolge können diese Online-Händler die Produktpreise binnen kürzester Zeit an die veränderten Rahmenbedingungen anpassen. Hier sind die Betreiber elektronischer Marktplätze im Vergleich zum stationären Handel hinsichtlich des Preisanpassungsprozesses klar im Vorteil: Die Preisauszeichnung im *E-Shop* erfolgt ausschließlich elektronisch und erfordert keine kostenintensiven und aufwändigen Umetikettierungen oder Katalogänderungen.[241] Ein dynamisches Preismanagement (*Dynamic Pricing*) meint dabei die Fähigkeit von Unternehmen, die Preisstrategie anhand des aktuellen Marktbedarfs anzupassen. Darunter wird ein Modell verstanden, welches die Preisfestsetzung mittels automatischer Algorithmen berechnet und anpasst.[242]

---

[238] Vgl. *Novartis Consumer Health*: Voltaren Schmerzgel 240g, 2011, www.apotheke-adhoc.de.
[239] Vgl. *Ricola*: 2+1 Böxli-Aktion, 2012, www.apotheke-adhoc.de.
[240] Vgl. *Heinemann, G.*: Digitale Transformation im Handel, 2016, S. 443.
[241] Vgl. *Schwind, M.*: Dynamic Pricing, 2007, S. 67.
[242] Vgl. *Gläß, R.*: Die Digitalisierung des Handels, 2017, S. 148.

Zur Verbesserung der Ertragslage und zur Abwehr des „Showrooming"-Verhaltens in stationären Apotheken, kann *Dynamic Pricing* als modernes Instrument der Preispolitik aus dem *E-Commerce* auch im stationären Apothekenmarkt für das Freiwahl-Sortiment eingeführt werden. Mittels grafischer *Electronic Shelf Labels (ESL)*, welche an den Verkaufsregalen angebracht sind, können die Preise digital und in Echtzeit angepasst sowie den Konsumenten zusätzliche produktbezogene Informationen angezeigt werden. Dazu zählen *QR-* und *BAR-Codes*, Kundenrezensionen, aktuelle Rabattaktionen oder Gutscheincodes. Kommt zusätzlich die *NFC*-Technologie zum Einsatz, können Anwendungsvideos oder Beratungsleitfäden per *Push*-Nachricht auf dem Smartphone des Kunden angezeigt werden.[243] Durch den Einsatz elektronischer Preisschilder wird das Einkaufen vor Ort zum sozialen Erlebnis und stationäre Apotheken können gleichzeitig kurzfristig auf Preisänderungen reagieren, den manuellen Aufwand der Preisauszeichnung reduzieren und die eingesparte Zeit in den Kundenkontakt investieren.

5.7.4 Digitalisierung des Point of Sale

Vorrangige Motive zum Kauf im Onlinehandel, so die Ergebnisse der empirischen Untersuchung, sind neben einem günstigen Preisniveau auch die akzeptierten Zahlungsmittel (Kreditkarte/Kauf auf Rechnung), die große Produktauswahl und die Warenverfügbarkeit rund um die Uhr sowie die Möglichkeit der kostenlosen Lieferung. Diese Vorzüge bringen dem Versandhandel stetig mehr Marktanteile. Angetrieben durch die zunehmende Nutzung mobiler Endgeräte wie *Smartphones* und *Tablets* (*Mobile Shopping*) zum Kauf von Arzneimitteln wird der Onlinehandel mit Arzneimitteln künftig profitieren. Durch die demografisch bedingte Zunahme des Anteils an *Digital Natives* (Generation Web 2.0) und durch das „Showrooming"-Verhalten wird sich dieser Trend möglicherweise noch weiter beschleunigen. Diese Entwicklung setzt dem stationären Apothekenmarkt vermutlich in Zukunft eher noch stärker zu.

Ungeachtet der zahlreichen Möglichkeiten der Kundenansprache im Internet, wird der überwiegende Teil an Entscheidungen für den Kauf von rezeptfreien Arzneimitteln und sonstigen apothekenüblichen Artikeln nicht online, sondern spontan am *PoS* in der Offizin getroffen.[244] Nicht zuletzt aus diesem Grund wird es für Apotheken mit stationärer Ausrichtung immer bedeutsamer, passende Angebote

---

243 Vgl. *SES-imagotag*: Jeegy Software, 2017, www.ses-imagotag.com.
244 Vgl. *Crockford, G.*: Handel in Theorie und Praxis, 2013, S. 71.

für die Bedürfnisse dieser Zielgruppe zu entwickeln und sich damit auf die digitale Zukunft vorzubereiten. Denn im Rahmen der fortschreitenden Digitalisierung in nahezu allen Lebensbereichen bevorzugen Konsumenten immer häufiger Einkaufsstätten, die mit den aktuellen Technologien Schritt halten.[245] Die digitale Transformation ist für Apotheken vor Ort Chance und Herausforderung zugleich. Veränderungsprozesse können erfolgreich gestaltet werden, wenn stationäre Apotheken Organisation, Prozesse und Produkte auf das neue Marktumfeld ausrichten und dabei auf eine Verbesserung der digitalen Services in der Offizin abzielen.

Technologische Innovationen ermöglichen es dem stationären Handel in benachbarten Branchen bereits, die eigenen Kommunikations- und Werbeinitiativen noch gezielter auf potenzielle Kunden auszurichten. In diesem Zusammenhang relevante Beispiele zur Abwehr des „Showrooming" und zur Verbesserung des Einkaufserlebnisses werden nachfolgend vorgestellt.

5.7.4.1 Erweiterte Zahlungsarten und -methoden

Die Auswertung und Interpretation der beiden Befragungen hat ergeben, dass es sich künftig für stationäre Apotheken lohnen könnte, verstärkt in alternative Zahlungsmethoden wie Kauf auf Rechnung, Kreditkarte sowie *PayPal* zu investieren und mobile Bezahlsysteme beispielweise *M-Payment* einzuführen. Rund 80 Prozent der befragten Mitarbeiter in Apotheken haben angegeben, diese Möglichkeit für die eigene Offizin zu prüfen. Auch die Befragung der Konsumenten hat ergeben, dass diese mit den vor Ort angebotenen Zahlungsmitteln unzufrieden sind. Das Einkaufserlebnis wird durch verkürzte Wartezeiten (bargeldloses Bezahlen) nachhaltig verbessert.

5.7.4.1 Digital Signage

Werden vordefinierte Medieninhalte (ggf. interaktiv) auf Bildschirmen zur direkten Zielgruppenansprache innerhalb der Einkaufsstätte angeboten, lassen sich diese Informations- und Werbemaßnahmen mit dem Begriff *Digital Signage* zusammenfassen.[246] Nachfolgend werden ausgewählte Möglichkeiten des Einsatzes solcher Bildschirmsysteme vorgestellt.

---

[245] Vgl. *PWC*: Innovative Handelskonzepte im Fokus, 2015, S. 5.
[246] Vgl. *Kaupp, M.*: Digital Signage, 2010, S. 17.

Durch den Einsatz digitaler Bildschirmtechnologien entsteht ein Mehrwert für Kunden schon während ihres Aufenthalts in der Apotheke. Im Eingangsbereich der Offizin könnten *LED*-Monitore dafür sorgen, aktuelle Angebote zu bewerben, um die allgemeine Preiswahrnehmung zu verbessern. Zusätzlich könnten auf digitalen *Displays* Produkte ansprechend inszeniert, der Wirkmechanismus beschrieben (Anwendungstipps zur Nutzung der rezeptfreien Arznei- und Gesundheitsmittel) und der Packungsinhalt veranschaulicht werden. Informationen über den Hersteller, die Marke, Erfahrungsberichte, saisonale Trends sowie redaktionelle Inhalte (aktuelle Nachrichten, Wettervorhersagen, Horoskop) könnten das Informationsangebot abrunden. Die gefühlte Aufenthaltsdauer und Wartezeit wird verkürzt wahrgenommen und das wirkt sich positiv auf die Akzeptanz der Offizin aus.[247] Auch lassen sich die gezeigten Bildschirminhalte für die unterschiedlichen Zielgruppen der Apotheke je nach Tageszeit und Saison (bspw. Sonnenschutz an heißen Tagen) variieren. So kann die Bildschirmwerbung für Berufstätige in den Abendstunden anders gestaltet werden als für Mütter und Senioren am Vormittag.

Darüber hinaus könnten *Digital Signage*-Installationen wie interaktive Schaufenster künftig auch nach Betriebsschluss stationärer Apotheken bei Kunden eine höhere Aufmerksamkeit als die bisherigen statischen Dekorationen von rezeptfreien Arznei- und Gesundheitsmitteln erzeugen.[248] Diese Technologie bildet den ersten Kontaktpunkt zwischen *PoS* und dem Kunden und erweitert zudem die Verkaufsfläche der Offizin: Kunden können sich beispielsweise über aktuelle Aktionen, vorrätige Arzneimittel und sonstige Angebote informieren. Durch berührungsempfindliche Bildschirme an den Schaufensterscheiben wird es möglich, auf das Angebot der Apotheke zuzugreifen, sich bestimmte Artikel vorführen zu lassen und diese unmittelbar mit dem Smartphone zu kaufen.[249] Per Botendienst werden die ausgewählten Artikel zeitnah nach Hause geliefert.

Um dem Abwanderungsprozess der Konsumenten in den Distanzhandel entgegen zu wirken, werden in anderen Branchen wie im Textileinzelhandel bereits digitale Bildschirmspiegel eingesetzt. Ziel dieser Innovation ist es, das Einkaufserlebnis vor Ort zu verbessern und die Kanäle stationär und online zu kombinieren. Die Spiegel enthalten dann neben dem eigenen Spiegelbild nützliche Produktinformationen oder personalisierte Empfehlungen. Sensoren erkennen automatisch das

---

[247] Vgl. *Kaupp, M.*: Digital Signage, 2010, S. 105.

[248] Vgl. *Heinemann, G.*: Die Neuerfindung des stationären Einzelhandels, 2017, S. 111.

[249] Vgl. *Herrmann, S.*: Warum fuchteln die vor dem Schaufenster, 2016, www.wuv.de.

Geschlecht, Alter und Konfektionsgröße und Kunden bekommen ausgewählte Kleidungsstücke, ohne diese anzuprobieren, durch eine eigens entwickelte Software auf das Spiegelbild projiziert.[250] Im stationären Apothekenmarkt könnten derartige Spiegel in der Freiwahl beispielsweise dafür eingesetzt werden, den potenziellen Behandlungserfolg ausgewählter leichter Beschwerden wie den einer freien Nase zu simulieren. Betroffene gerötete oder angeschwollene Bereiche der Nase könnten per Software farblich an die restliche Gesichtshaut angepasst und der Wirkmechanismus (bspw. Nasenspülung) präsentiert werden. Gleichzeitig bestimmte Arzneimittel zur Selbstmedikation vorgeschlagen werden.

Ein weiteres digitales Angebot könnten Hautanalysegeräte in der Offizin zur Messung spezifischer Zustände der Haut darstellen. Mittels spezieller Software und zusätzlichem Bildschirm können personalisierte Produktempfehlungen für eine optimale Anwendung ausgesprochen werden. Zudem können individuell angefertigte dermatologische Rezepturen dafür sorgen, den Kaufabschluss nicht im Internet zu tätigen. Mit einer derartigen Kombination wäre die stationäre Apothekenbranche im Vergleich zum Versandhandel klar im Vorteil.

5.7.4.2 Proximity Marketing

Die Begriffe *Bluetooth Marketing (BM)* und *Proximity Marketing (PM)* finden in der Fachliteratur häufig eine synonyme Verwendung und beschreiben eine dem Mobile Marketing untergeordnete Kundenansprache, welche auf der *Bluetooth*-Technologie basiert. Das Verfahren stellt speziell für mobile Endgeräte angepasste Informationen (*Mobile Content*) oder Werbung (*Mobile Advertising*) an speziell gekennzeichneten Stellen via *Bluetooth* bereit.[251] So können zum Beispiel in der Nähe von stationären Apotheken, innerhalb der Offizin oder unmittelbar im Freiwahl-Bereich *Bluetooth*-Sender (*Hotspots*) verbaut werden, welche in kurzer Entfernung nach mobilen Endgeräten (*Smartphones, PDAs, Tablets* etc.) suchen, welche über das *Bluetooth Object Push Profile* (OPP) verfügen und eine sichtbar geschaltete Bluetooth-Schnittstelle verfügen.[252] Potenziellen Apothekenkunden oder Passanten könnten dadurch automatisch bestimmte Inhalte wie aktuelle Sonderangebote, saisonale Aktionen oder Informationen zu neuen rezeptfreien Arzneimitteln zum Herunterladen angeboten werden, welche allerdings vor dem Empfang bestätigt werden müssen. Mithilfe von *Beacons* (engl. für Leuchtfeuer) können Kunden

---

[250] Vgl. *Heinemann, G.*: Die Neuerfindung des stationären Einzelhandels, 2017, S. 115.
[251] Vgl. *Sollberger, A.*: Mobile Marketing und Mobile Apps, 2015, S. 134.
[252] Vgl. *Gupta, N.*: Inside Bluetooth Low Energy, 2016, S. 113.

stationärer Apotheken darüber hinaus während und nach dem Bezug rezeptfreier Arznei- und Gesundheitsmittel persönliche Gutscheinaktionen und individuelle Angebote per *Push*-Nachricht auf das Smartphone geschickt bekommen. Unter *Beacon* ist ein Sender oder Empfänger gemeint, welcher die *Bluetooth Low Energy (BLE)* nutzt.[253]

Konsumenten könnten künftig auch per Nachrichtendienst (z.B. *WhatsApp*) über neu eingetroffene Produkte informiert werden. Die Ansprache über Kurznachrichten hat den Vorteil, die Kommunikation zwischen Apotheke und Konsumenten individueller zu gestalten sowie ein neuartiges, individuelles Einkaufserlebnis zu bieten. Basierend auf den gespeicherten Kundendaten wäre es theoretisch möglich, Konsumenten relevantere und passgenauere Angebote zu unterbreiten.

5.7.4.3 QR-Codes

Bedingt durch die zunehmende Akzeptanz und Nutzung mobiler Geräte, den Einfluss des *E-Commerce* und des sich ändernden Konsumentenverhalten blickt der stationäre Apothekenmarkt großen Veränderungen entgegen. Doch nur wenige Apotheken haben erkannt, dass die fortschreitende Digitalisierung nicht nur eine Bedrohung darstellt, sondern auch zahlreiche Chancen bietet: Insbesondere der Einsatz von *QR-Codes* ermöglicht stationären Apotheken neue Chancen zur digitalen Vernetzung mit Kunden in der Offizin. Bei einem *Quick-Response-Code (QR-Code)*, handelt es sich um einen abgedruckten zweidimensionalen Strichcode mittels dessen via Smartphone weiterführende Produktinformationen zugänglich gemacht werden können.[254] *QR-Codes* können mehr Informationen auf kleinerer Fläche als verwandte *EAN*-Strichcodes enthalten und lassen sich per Smartphone und *Tablet-PC* durch entsprechende Lesesoftware erfassen.[255] Durch den Einsatz von *QR-Codes* beispielsweise am Freiwahl-Regal wäre es möglich, die Vorteile des stationären Apothekenmarktes mit den Vorzügen des Internets zu kombinieren: So können Kunden zusätzliche Informationen über Anwendungsgebiete sowie Neben- und Wechselwirkungen erhalten und zudem von den Produktbewertungen und -rezensionen anderer Konsumenten profitieren. Zusätzlich besteht die Möglichkeit, Kunden ergänzende Produktvorschläge zu unterbreiten, über Sonderaktionen zu informieren und falls verfügbar, Produktproben zu bestellen. Dadurch können auch

---

[253] Vgl. Lee, *I.*: The Internet of Things in the Modern Business Environment, 2017, S. 277.
[254] Vgl. *Xu, D.*: Multi-Dimensional Optical Storage, 2016, S. 527.
[255] Vgl. *Finkenzeller, K.*: RFID-Handbuch, 2015, S. 3.

wertvolle Kundendaten zur späteren Nutzung erhoben werden. Auch können favorisierte apothekenübliche Waren durch scannen des *QR-Codes* in den Warenkorb gelegt und online gekauft werden.

5.7.4.4 Location Based Services

Unter dem Begriff *Location Based Services (LBS)* oder *Geofencing* werden solche Dienstleistungen oder Informationen zusammengefasst, welche hauptsächlich per (*Global Positioning System*) *GPS* oder anderen Ortungsverfahren einem Benutzer auf mobilen Endgeräten wie *Smartphones* und *Tablets* zur Verfügung gestellt werden.[256] Voraussetzung dabei ist, dass das mobile Endgerät über eine entsprechende Applikation verfügt, mittels derer über einen Lokalisierungsservice die Position des Nutzers bestimmt werden kann. Beispiele für *LBS*-Dienstleistungen könnten digitale *Coupons* oder die Ankündigung von Aktionstagen sein, welche von stationären Apotheken solchen Personen proaktiv angeboten werden, die sich in unmittelbarer Nähe zur jeweiligen Offizin befinden. Stationäre Apotheken haben damit die Möglichkeit, potenzielle Kunden mit individuellen und relevanten Angeboten zielgenau anzusprechen. Darüber hinaus können durch die regionale Aussteuerung der *LBS*-Kampagnen Streuverluste reduziert werden und dadurch Werbebudgets eingespart werden. Der Einsatz neuer Technologien unterstützt stationäre Apotheken dabei, konkurrenzfähig zu bleiben ohne den Servicevorteil vor Ort zu vernachlässigen: Kunden können favorisierte Arznei- und Gesundheitsmittel anschauen, Artikel aus dem Freiwahl- und Nebensortiment ausprobieren, sich persönlich beraten lassen und diese direkt mitnehmen.

5.7.5 Auf- und Ausbau von Kundendatenbanken

Durch die kontinuierliche Sammlung von Kundendaten, können – das Einverständnis der Apothekenkunden vorausgesetzt - umfangreiche Kundenprofile entwickelt werden, um eine personalisierte *Omni-Channel*-Kommunikation zu etablieren. Sind technologische Innovationen am *PoS* installiert und vernetzt, können umfassende Kundendaten ein personalisiertes Einkaufserlebnis ermöglichen. Die Einblicke in die Kundendaten tragen maßgeblich zur Kundenzufriedenheit bei und steigern die Wahrscheinlichkeit des Wiederkaufs in der gleichen Apotheke. Diese benötigten Daten könnten beispielsweise durch Kundenkarten in *Customer-Relationship-Management*-Systemen (*CRM*) gesammelt

[256] Vgl. *Steimel, B.*: Praxisleitfaden mobile Marketing, 2008, S. 26.

werden. Durch eine gezielte Analyse der Kundeninformationen können Angebote passgenau auf die Bedürfnisse zugeschnitten werden. Beispielsweise können dann *After-Sales*-Dienstleistungen wie Newsletter und Angebote per *E-Mail* zum dem Zeitpunkt versendet werden, wo das zuvor bezogene Arznei- oder Gesundheitsmittel rechnerisch verbraucht sein müsste.

5.7.6 Technologisierung und pharmazeutisches Personal

Vor dem Hintergrund des „Showrooming"-Trends im Apothekenmarkt sollte insbesondere die technische Ausstattung und Kompetenz des pharmazeutischen Personals verbessert werden. Die mit *Tablets* ausgestatteten pharmazeutischen Mitarbeiterinnen können in der Offizin dazu beitragen den wachsenden Erwartungen der Konsumenten hinsichtlich Information, Service und Komfort gerecht zu werden, ohne die heilberufliche Rolle der öffentlichen Apotheke zu vernachlässigen. Ein schneller *WLAN*-Zugang in der Offizin ist dabei eine Grundvoraussetzung. Durch den Einsatz von *Tablets* oder *Smartphones* wird das in der Beratung tätige Personal einer Apotheke in die Lage versetzt, abseits vom HV leicht auf Produkt- und Kundeninformationen zuzugreifen.

Ebenso wird es dem pharmazeutischen Personal ermöglicht, während des Beratungsgesprächs kundenspezifische Daten wie die Einkaufshistorie aufzurufen, zu ergänzen oder erstmalig aufzubauen. Darüber hinaus können zusätzliche Informationen zu apothekenspezifischen Artikeln recherchiert und Optionen zur Individualisierung geprüft werden, z. B. für anzufertigende Rezepturen. Ein weiterer Vorteil einer verstärkten Digitalisierung ist, dass das Personal über *Tablets* den Bestand, vorhandene Packungsgrößen der Produkte sowie Produktalternativen einsehen kann. Ist ein Teil des Systems für Kunden zugänglich, könnten diese auch auf die hier aufgezeigten Informationen zugreifen. Zudem wäre es vorstellbar, auch nicht vorrätige *OTC*-Arzneimittel auf einem Bildschirm in der Offizin anzusehen und zur späteren Abholung zu bestellen. Durch entsprechende interne Informationssysteme wäre es zusätzlich möglich, Warenbestände vor dem stationären Apothekenbesuch abzufragen. Das stationäre Einkaufserlebnis könnte sich außerdem dadurch verbessern, dass Konsumenten anhand der im System hinterlegten Kundendaten personalisierte Angebote in Echtzeit während des Aufenthalts in der Offizin bekommen könnten.

5.7.7 Steigerung der Convenience-Faktoren

Wenngleich stationäre Apotheken hierzulande eine Schlüsselrolle in der Gesundheitsversorgung einnehmen und mehr als 87 Prozent des gesamten rezeptfreien Arznei- und Gesundheitsmittelumsatzes in Deutschland erwirtschaften, befindet sich der Markt in einer tiefgreifenden Identitätskrise. Umsatzzuwächse erfolgten in den vergangenen Jahren fast nur im Onlinehandel mit Arzneimitteln und die fortschreitenden Wachstumsraten des Versandhandels setzen stationäre Apotheken zunehmend unter Druck. Damit stationäre Apotheken künftig als ein patientennaher Ort des Erlebnisses und der persönlichen Interaktion wahrgenommen wird, bedarf es einiger innovativer Veränderungen. Angestrebt von Seiten der Kunden wird meist, den Einkauf in möglichst kurzer Zeit und mit dem geringstmöglichen Aufwand zu bewältigen.

Eine konsequente Ausrichtung auf den Kunden in Form von ausreichenden Kassenplätzen, Sitzmöglichkeiten, ungestörten Beratungsbereichen mit persönlichem *Service*-Dienstleistungen, langen Öffnungszeiten, Kundenevents sowie vorrätigen *OTC*-Arzneimitteln und einem eigenen Lieferdienst tragen maßgeblich zur Verbesserung der *Convenience* bei. Sofern sie auch über ausreichend Parkplätze verfügt, wird die Apotheke vor Ort als schnell erreichbar (*One-Stop*-Versorgung), freundlich, zeitsparend und stressvermeidend wahrgenommen.

5.7.8 Optimierung der Warenverfügbarkeit und des Sortiments

Für 78,87 Prozent der Befragten ist die sofortige Warenverfügbarkeit das Hauptmotiv, nicht im Versandhandel zu kaufen. Die gelegentliche oder gar häufige Nichtverfügbarkeit von Produkten, die im Rahmen dieser Arbeit untersucht wurden, hat nicht zuletzt Auswirkungen auf den Markt der Präsenzapotheken und führt dazu, dass Konsumenten die Marke oder die Einkaufsstätte dauerhaft wechseln. Konsumenten zeigen verschiedene Reaktionsmuster auf die Nichtverfügbarkeit favorisierter rezeptfreier Arzneimittel sowie Kosmetika zum Kaufzeitpunkt in der Offizin. Diese Situation wird gemeinhin mit dem angloamerikanischen Begriff *Out-of-Stocks* (*OoS*) gleichgesetzt und resultiert letztlich in Umsatzverlusten.

Wenn die stationäre Apotheke die benötigten Artikel nicht auf Lager hat, zeigen die befragten Konsumenten folgende Reaktionen: Zunächst lässt sich ein Großteil der befragten Konsumenten (33,95 Prozent) präferierte Artikel zur späteren Abholung bestellen. Die Untersuchungsergebnisse zeigen auch, dass rund vier von zehn

Apothekenkunden (kumuliert 39,48 Prozent) den Kauf nicht in der gleichen Apotheke abschließen. Der Kaufabbruch führt dabei nicht ausschließlich zu einem Kauf über den internetbasierten Versandhandel. Rund die Hälfte der kaufabbrechenden Konsumenten bemüht sich, favorisierte Artikel in einer anderen Apotheke in der Nähe zu kaufen. Die andere Hälfte bestellt die Artikel im Internet. Lediglich ein Bruchteil (7,01 Prozent) erkundigt sich nach einer anderen Packungsgröße. Alle hier dargestellten Reaktionsmuster führen jedoch zu Umsatzverlusten in unterschiedlichem Ausmaß für die betreffende stationäre Apotheke.

Aus dem präsentierten Datenmaterial lässt sich die Empfehlung ableiten, zunächst die Lagerhaltung gründlich zu überdenken, um die möglichst schnelle Verfügbarkeit nachgefragter Produkte sicherzustellen. Denn die Analyse der Kundenreaktionen bei den nicht vorrätigen Artikeln hat auch gezeigt, dass die Bindungsintensität und Loyalität zur Apotheke darunter leidet.

5.7.9 Ausbau der Marketingaktivitäten

Versand- und stationäre Apotheke werden womöglich von Konsumenten weniger als getrennte und konkurrierende Distributionskanäle betrachtet. Um sich gegen den Onlinehandel mit Arzneimitteln zu behaupten, sollten stationäre Apotheken die Synergien beider Kanäle geschickt nutzen, um auf das in dieser Arbeit nachgewiesene „Showrooming"-Verhalten reagieren zu können. Denn die zunehmende Nutzung und Verbreitung mobiler Endgeräte beeinflusst den Konsumenten während des Einkaufsvorgangs in der Apotheke zukünftig immer mehr. Diese Entwicklung sollten stationäre Apotheken bei der künftigen Ausrichtung beherzigen, um potenzielle Konsumenten in die eigene Offizin zu bringen und damit die Kundenfrequenz zu erhöhen. Stationäre Apotheken sollten die Notwendigkeit von personalisiertem Marketing (individuelle Produktempfehlungen) auf der eigenen Internetpräsenz, im *E-Mail*-Kontakt und auf sozialen Netzwerken erkennen und die digitalen Medien verstärkt für die Kundenkommunikation nutzen.

Mit steigender Anzahl der Internetanschlüsse hierzulande hat auch die die Anzahl der Personen zugenommen, die das Internet regelmäßig in Kaufentscheidungsprozesse integrieren. Dies wurde im Zuge der vorliegenden Arbeit ausführlich dargelegt. Dabei werden nicht nur stationäre Apotheken vorzugsweise zur Informationsbeschaffung herangezogen. Konsumenten informieren sich über Waren und Dienstleistungen vor dem Kauf vor Ort auch im

Internet d.h. die online Informationssuche resultiert nicht selbstverständlich auch in einem Kaufabschluss im Internet. Dieses Phänomen des Konsumentenverhaltens wird auch als „ROPO“ (*Research Online, Purchase Offline*) oder als „Online-to-Store-Effekt“ beschrieben und bildet damit einen gegenläufigen Trend zum „Showrooming“.[257] Die allgemein zunehmende Online-Nutzung der Konsumenten stellt angesichts der in der vorliegenden Arbeit gewonnen Erkenntnisse eine Chance für stationäre Apotheken dar, das eigene Leistungsangebot insbesondere im Internet im Hinblick auf Sicht- und Auffindbarkeit zu optimieren. Vor diesem Hintergrund sollten stationäre Apotheken die eigenen Bemühungen im Bereich des Suchmaschinenmarketings deutlich intensivieren. Darunter werden alle Maßnahmen zur Besuchergewinnung (*Traffic*) über Suchmaschinen wie *Google*, *Yahoo* und *Bing* für die eigene Internetpräsenz zusammengefasst. Diese Marketingstrategie wird auch mit dem angloamerikanischen Begriff *Search Engine Marketing (SEM)* bezeichnet und diversifiziert sich in die Bereiche *Search Engine Optimization (SEO)* und *Search Engine Advertising (SEA)*. Letzteres wird in der Praxisliteratur auch häufig mit den Begriffen Keyword-Advertising und *Paid Listing* beschrieben. Insbesondere lokale Suchanfragen auf dem Smartphone können mittels *Local SEO* durch stationäre Apotheken deutlich optimiert werden.

5.8 Zusammenfassung und Diskussion der strategischen Implikationen

Die digitale Entwicklung des deutschen stationären Apothekenmarktes vollzieht sich nur langsam: Die meisten Apotheken vor Ort ignorieren den Trend des „Showrooming“ und den der Digitalisierung oder reagieren hauptsächlich, anstatt den digitalen Transformationsprozess proaktiv mitzugestalten. Diese Strategie ist nicht verwunderlich, denn zum einen kann der stationäre Apothekenmarkt in Deutschland seit Jahren ein solides Umsatzwachstum aufweisen und es mangelt zum anderen an entsprechenden Wegbereitern, welche die neuen digitalen Technologien für den stationären Apothekenmarkt entwickeln, vermarkten und für derartige Verhaltensweisen von Konsumenten sensibilisieren. Stationäre Apotheken, welche sich dem digitalen Transformationsprozess künftig stellen wollen, stehen somit vor zahlreichen Herausforderungen. Auch die Schaffung der technischen Voraussetzungen und die Implementierung der Technologien sind kostenintensiv und wirken sich negativ auf den Rohertrag aus.

---

[257] Vgl. *hierzu*: Kapitel 2.1.2.

Doch ohne Investitionen erscheinen künftige Umsatzzuwächse im stationären Apothekenmarkt weniger wahrscheinlich. Dabei reicht die alleinige Adaption der Technologien und eine Schaffung einer digitalen Infrastruktur in der Offizin nicht aus, um von dem veränderten Konsumentenverhalten zu profitieren. Zusätzlich sollten die neuen digitalen Geschäftsmodelle von stationären Apotheken beworben werden, um Kunden dafür zu sensibilisieren. Darüber hinaus sollten Passanten zum An- und Sichtbarschalten der *Bluetooth* und *NFC*-Schnittstelle motiviert werden, um von den neuen Services zu profitieren. Dazu bieten sich beispielsweise aufmerksamkeitsstarke Werbeträger an. Potentielle Empfänger sollen die Inhalte dabei nicht willkürlich oder ohne entsprechende Erlaubnis erhalten. Zusätzlich müssen kulturelle Veränderungsprozesse angestoßen werden. Entscheidend dabei ist, dass leitende Apotheker/innen den digitalen Wandel selbst gestalten und dem pharmazeutischen Personal vorleben.

Dass die inhabergeführte Apotheke vor Ort in Deutschland eine Zukunft hat, ist unbestreitbar. Doch die Digitalisierung verändert auch den gesamten stationären Apothekenmarkt. Durch innovative Technologien wie *Click and Collect (C&C), Dynamic Pricing, Beacons, Digital Signage, QR-Codes oder Location Based Services (LBS)* ergeben sich für den stationären Apothekenmarkt zahlreiche neue Gestaltungsspielräume und Chancen zur Kundenansprache und -bindung. Der notwendige Wandel zu einem technologisch fortschrittlichen *Omni-Channel*-Geschäftsmodell bringt zwar zahlreiche Vorteile, jedoch auch einschneidende Veränderungen für die traditionelle Apotheke mit sich.

Es ist anzunehmen, dass sich dieser Prozess über eine längere zeitliche Phase erstrecken wird und auch erhebliche Investitionen erfordert, die sich aber langfristig vor dem Hintergrund eines sich ändernden Konsumentenverhaltens auszahlen werden. In diesem Kontext gilt es auch zu prüfen, ob sich Synergieeffekte mit stationären Händlern aus angrenzenden Branchen, den bereits agierenden Apothekenkooperationen oder pharmazeutischen Großhandlungen nutzen lassen. Im Kontext der Digitalisierung erscheinen solche Apotheken vor Ort wettbewerbsfähig, welche die Konsumenten online mindestens über das eigene Angebot informieren, besser noch ihnen den Onlinekauf ermöglichen.

6 Fazit und Ausblick

Das Informations- und Kaufverhalten der Personen, welche rezeptfreie Arznei- und Gesundheitsmittel kaufen, hat sich in den letzten Jahren im Zuge der Digitalisierung dynamisch gewandelt. Fand der Kauf von Sicht- und Freiwahlartikeln früher noch ausschließlich über stationäre Offizin-Apotheken statt, können Kunden seit der Legitimation des Versandhandels mit Arzneimitteln entscheiden, wo und wann sie kaufen wollen: klassisch in der Apotheke, Zuhause vor dem *Desktop-PC* oder seit neuestem unterwegs mit dem *Smartphone* oder *Tablet.* Im Idealfall gelingt es der stationären Apotheke, dass Kunden den Kaufprozess von rezeptfreien Arznei- und Gesundheitsmitteln in der eigenen Einkaufsstätte (Offizin) beenden.

Doch die Apotheke vor Ort wird teilweise auch dafür genutzt, um Artikel des apothekenüblichen Sortiments lediglich in Augenschein zu nehmen, favorisierte rezeptfreie Arznei- und Gesundheitsmittel optisch zu begutachten und um eine mitunter umfangreiche persönlichen Beratung in Anspruch zu nehmen. Diese für Konsumenten unentgeltlichen Leistungen dienen dann der vorgelagerten Informationsbefriedigung für den Kauf im internetbasierten Distanzhandel. Durch die Kaufabbrüche gehen dem stationären Apothekenmarkt Umsätze an konkurrierende Distanzhändler verloren. Dieser aktuelle Trend in der Interaktion zwischen Apothekenkunden vor Ort und dem pharmazeutischen Personal wird mit dem englischen Begriff: „Showrooming“ beschrieben.

Ziel der vorliegenden Arbeit war zum einen, das „Showrooming“-Verhalten im Apothekenmarkt empirisch abgesichert nachzuweisen und zum anderen, die theoretischen Hintergründe und Motive des vertriebskanalübergreifenden Informations- und Kaufverhaltens der Konsumenten im Apothekenmarkt zu beschreiben. Zudem sollten für die operative Apothekenführung strategisch geeignete Lösungen erarbeitet werden, um den Umsatzverlusten durch das „Showrooming“-Verhalten entgegenzuwirken. Ausgangspunkt war die Feststellung, dass trotz der begründeten Relevanz des „Showroomings“ in anderen Branchen bislang keine umfangreiche empirische Forschungsarbeit für das Spektrum rezeptfreier Arznei- und Gesundheitsmittel vorlag.

Zu diesem Zweck sind insgesamt 22 forschungsleitende Hypothesen formuliert worden, die im Verlauf der Arbeit mittels 159 durchgeführter *CAWI*-Interviews *(Computer Aided Web Interview)* empirisch überprüft worden sind. Befragt worden sind dazu gezielt Kunden des internetbasierten Apothekenversandhandels. Die persönliche Motivstruktur der Konsumenten, die „Showrooming“ betreiben, wurden mittels sieben unterschiedlicher Konstrukte gemessen. Zudem sind 137 *CAPI*-Interviews *(Computer Assisted Personal Interview)* mit im Handverkauf tätigen Fachkreisen in Präsenzapotheken durchgeführt worden. Das Untersuchungsfeld beschränkt sich auf Produkte zur apothekenpflichtigen Selbstmedikation, also nicht verschreibungspflichtige Medikamente sowie auf solche Körperpflege- und Kosmetikprodukte, die exklusiv nur in Apotheken erhältlich sind.

Die Ergebnisse der durchgeführten Studie lassen den Schluss zu, dass das „Showrooming“-Phänomen auch in der Branche der Apotheken anzutreffen ist. Das Konsumentenverhalten konnte in nahezu allen rezeptfreien Indikationsbereichen nachgewiesen werden: Beruhigungs-, Schlaf- und Stimmungsaufhellungsmittel, Schmerz-, Haut- und Haarmittel sowie Nahrungsergänzungsmittel sind dabei am häufigsten betroffen. „Showrooming“ wird dabei entweder als zielgerichtetes Verhalten in den Einkaufsprozess integriert, durch unterschiedlichste Einflüsse ausgelöst oder mehr oder weniger unbewusst betrieben. Im Kaufprozess tritt dieses Konsumentenverhalten in der Vorkaufphase im Zuge der Informationsbeschaffung auf. Bisher haben erst wenige Apotheken auf diese Entwicklung reagiert, die Mehrheit der Apotheken verhält sich noch abwartend, gelassen und zögerlich oder ist bestrebt, dem Kunden in der Offizin eine günstigere Produktalternative oder eine preisgünstigere Packungsgröße anzubieten. Nur ein Bruchteil der Apothekenmitarbeiter erfragt die Hintergründe des konsumentenseitigen Kaufabbruchs. Anhand der in dieser Arbeit vorgelegten Befunde kann darauf geschlossen werden, dass sich die stationäre Apotheke in Teilbereichen neu organisieren muss, um sich möglichst gut auf die veränderten Bedürfnisse der Konsumenten einzustellen und sich gegen den Versandhandel behaupten zu können. Es wurde deutlich, dass zur Abwehr des „Showroomings“ auf die Vorzüge des Internets wie die Bequemlichkeit (*Convenience*), ein niedriges Preisniveau und eine hohe Sortimentstiefe reagiert werden muss. Gleichzeitig sind die Vorteile des stationären Handels mit Arznei- und Gesundheitsmitteln in der Offizin zu stärken. Dazu zählt vor allem das sensorische Produkterlebnis und die erklärende fachkundige Beratung.

Als mögliche Gegenmaßnahmen zum „Showrooming“ in der stationären Apothekenbranche kommen nach Meinung der im Handverkauf tätigen Mitarbeiter folgende Strategien in Betracht: Erstens eine auf das „Showrooming“-Phänomen hin abgestimmte Schulungsmaßnahme zum Training der Verhandlungs- und Verkaufskompetenzen des Personals (Produkt- und Verkaufsschulung). Zweitens eine Absenkung des Preisniveaus bei *OTC*- und Freiwahlprodukten und gleichzeitigem Ausbau der Marketingaktivitäten. Drittens haben die betroffenen stationären Apotheken vor, honorarpflichtige Zusatzleistungen (z.B. Blutdruck- und Venenmessung) verstärkt anzubieten. Viertens soll eine Verbesserung des Einkaufserlebnisses in der Offizin vor Ort Kunden dazu bewegen, den Einkauf nicht im Internet zu beenden. Eine aufeinander abgestimmte *Multi-Channel*-Strategie wird es wahrscheinlich künftig nicht in stationären Apotheken geben, denn der Betrieb eines eigenen professionellen Versandhandels wird eher weniger in Betracht gezogen. Die digitale Vernetzung sowie ein auf *Convenience* abgestimmtes Angebot an Arznei- und Gesundheitsmitteln sowie Lieferdienste können stationäre Apotheken dabei unterstützen, Kunden neuartige Serviceangebote anzubieten und diese während des Einkaufsprozesses zu begleiten.

Konsumenten, welche „Showrooming" betreiben, möchten vorrangig wahrgenommene Risiken und Informationsdefizite beim Kauf von favorisierten rezeptfreien Arzneimitteln oder Körperpflegeprodukten im Arzneimittel-Distanzhandel abbauen und gleichzeitig einen möglichst geringen Preis erzielen. Eine geringe Loyalität zur stationären Offizin-Apotheke, die individuelle *Convenience*-Orientierung sowie ein unbefriedigendes Einkaufserlebnis tragen dazu bei, vor dem Kauf eines rezeptfreien Arzneimittels oder Körperpflegeprodukts im Internet eine öffentliche Apotheke zur Informationsbeschaffung aufzusuchen. Verantwortlich für den Kaufabschluss im Internet ist darüber hinaus die Zeitersparnis und Erfahrungsberichte anderer Kunden sowie Produktempfehlungen.

Zwar bringt der Besuch stationärer Apotheken den Vorteil mit sich, die erforderlichen Informationen zur Auswahl eines geeigneten Arzneimittels unmittelbar erhalten zu können. Doch Konsumenten, die „Showrooming" praktizieren, besitzen ein ausgeprägtes Preis-Leistungs-Bewusstsein und beenden den Kaufprozess insbesondere bei nicht akut benötigten Arzneimitteln zu einem niedrigeren Preis im Versandhandel. Die Chance für Apotheken vor Ort besteht aus Sicht des Autors demzufolge vor allem in der Beeinflussung der individuellen Preis- und Qualitätsbeurteilung des Konsumenten zum Vorteil der stationären Apotheke. Die Herausforderung dabei ist, die Preiskalkulation so zu gestalten, dass Konsumenten die Preise rezeptfreier Arznei- und Gesundheitsmittel als günstig wahrnehmen ohne gleichzeitig die Preise derart abzusenken, dass das Betriebsergebnis der Apotheke negativ beeinflusst wird.

Zunächst sollten stationäre Apotheken die Preisgestaltung des hauptsächlich in der Freiwahl platzierten Sortiments der Haut- und Haarpflege prüfen, welches ebenso schwerpunktmäßig von „Showrooming“ betroffen ist wie das Sortiment der Körper- und Gesichtspflege sowie das der Sonnenschutz- und Antifaltenpräparate. Im Bereich der rezeptfreien Arzneimittel sind Mittel für das Immunsystem und Entwöhnungsmittel vorrangig betroffen. Insbesondere dann, wenn diese hochpreisig sind. Hier bietet es sich an, potenziellen Konsumenten einen externen Referenzpreis zu vermitteln, der über dem angebotenen Preis vor Ort liegt. Zudem sollte in diesem Kontext die Möglichkeit eines dynamischen Preismanagements geprüft werden, welches die lokalen Preise tagesaktuell mit denen im Internet abgleicht und mittels grafischer *Electronic Shelf Labels (ESL)* am Freiwahlregal in Echtzeit anpassen kann. Gleichzeitig sollte das pharmazeutische Personal mittels individueller Servicedienstleistungen (Rezepturen, Medikationsmanagement, Informationstage) positiv auf das Qualitätsurteil der Konsumenten einwirken.

Stationäre Apotheken sollten insbesondere bei beratungsintensiven Sortimentsbereichen wie Haarausfall auf die direkte Verfügbarkeit der Arznei- und Gesundheitsmittel achten. Die für „Showrooming“ relevante Vergleichbarkeit des in Apotheken angebotenen üblichen Sortiments kann sich durch den gezielten Einsatz von Eigenmarken oder speziellen Produktlinien und -varianten oder alternativen Produktbezeichnungen verhindern lassen. Voraussetzung ist, dass diese *OTC*-Arzneimittel exklusiv für den stationären Apothekenmarkt gefertigt werden.

Zudem sind eine Integration von Online-Medien und einer modernen IT-Infrastruktur, inszenierten Warenflächen sowie die Schaffung von Erlebniswelten mit inspirierenden Themenwelten in der Offizin erfolgsversprechende Ansätze, mit denen sich Apotheken vor Ort für die Zukunft aufstellen können. Die Marketingaktivitäten der inhabergeführten Apotheke sollten sich daher nicht nur auf Angebotsflyer reduzieren, sondern gezielt auf die Bedürfnisse der Kunden ausgerichtet werden, um ein optimales Einkaufserlebnis zu ermöglichen. Die Chancen für stationäre Umsätze werden dadurch erhöht und die Kundenbindung steigt.

Die Offizin sollte zu einem Ort werden, welcher ein innovatives Einkaufserlebnis bietet, in dem rezeptfreie Arznei- und Gesundheitsmittel in eine digital vernetzte Erlebniswelt integriert sind und wo eine individuelle, patientengerechte und qualitativ hochwertige Beratung geboten wird. Neben dem Aufbau von *E-Commerce*-Strukturen und einer professionellen Internetpräsenz werden Strategien wie *Store-to-Web* (stationäre Apotheken im Internet), Suchmaschinenmarketing und *Click and Collect (C&C)* für stationäre Apotheken an Bedeutung gewinnen, um sich gegen den „Showrooming“-Trend zu positionieren. Innerhalb der Offizin kann mittels fortschrittlicher Technologien wie *Mobile-Payment*, *Augmented-Reality-Anwendungen (AR)* und *Virtual Reality (VR)*, *Electronic Shelf Labels (ESL)*, *Dynamic Pricing*, *Digital Signage* sowie *Near Field Communication* (*NFC*), *Beacons*, *QR-Codes* oder *Location Based Services (LBS)* ein digitales Einkaufserlebnis geschaffen werden, welches den Einkauf von rezeptfreien Arznei- und Gesundheitsmitteln im Internet für „Showroomer" weniger sinnvoll erscheinen lässt. Damit können die Vorzüge des Internets wie ausführliche Kundenrezensionen und detaillierte Produktinformationen auch stationär angeboten werden.

Die Basis für eine optimale Ausschöpfung des Potenzials des digitalen Transformationsprozesses bildet neben einer raschen Implementierung der neuen Technologien die kontinuierliche Sammlung von Kunden- und Transaktionsdaten (*Cosumer Insights*) über Konsumpräferenzen und das Einkaufsverhalten. Dadurch kann das Leistungsangebot der Apotheken vor Ort weiter ausgebaut werden und den Kunden verstärkt in den Fokus zu stellen. Konsumenten sollten einen Zugang zu den im persönlichen Bereich hinterlegten Kundendaten erhalten, um bereits erworbene rezeptpflichtige und rezeptfreie Arznei- und Gesundheitsmittel einzusehen. Konsumenten können so beispielsweise vor dem Besuch im Internet in Erfahrung bringen, ob favorisierte rezeptfreie Arzneimittel und Körperpflegeprodukte sofort in der stationären Apotheke oder in angeschlossenen Filialapotheken erhältlich sind.

Darüber hinaus können Konsumenten ergänzende Empfehlungen von zur Therapie passenden Arzneimitteln vorgeschlagen bekommen, was sich positiv auf den Warenkorbumsatz auswirkt und gleichzeitig die Kundenzufriedenheit erhöht. Ebenso kann die Möglichkeit angeboten werden, anhand der dokumentierten Arzneimittelhistorie einen Medikationsplan auszustellen. Dies ist allerdings nach der gegenwärtigen Gesetzeslage den Ärzten vorbehalten. Suchen solche Konsumenten mit einem Kundenkonto die Offizin auf, könnten die mit *Tablets* ausgestatteten pharmazeutischen Mitarbeiter in Echtzeit auf die beratungsrelevanten Informationen zugreifen und den Erfolg sowie die richtige Dosierung und mögliche Wechselwirkungen oder Unverträglichkeiten einer Therapie besprechen. Entscheidend ist, dass verantwortungsvoll mit den gewonnenen Kundendaten umgegangen und den Datenschutz-bestimmungen Rechnung getragen wird.

Diese Vorgehensweise einer vernetzten Einkaufsumgebung, eine sichere und zuverlässige *WLAN*-Verbindung in der Offizin vorausgesetzt, befähigt das in der Beratung tätige Personal sich abseits vom Kassenplatz mit den individuellen Kundenanliegen auseinanderzusetzen und erhöht gleichzeitig die

Arzneimittelsicherheit. Zudem kann das Kundenbeziehungsmanagement mittels Informationen über das Warenkorbvolumen, häufig gekaufte Produkte und Kenntnis der individuellen Krankheitsbilder stetig weiterentwickelt werden. Zusätzlicher Nebeneffekt: Halten sich pharmazeutische Mitarbeiter in der Offizin auf, können gezielt Kunden angesprochen werden, welche in der Freiwahl Produkte des apothekenüblichen Sortiments in Augenschein nehmen und ausprobieren. Durch den anschließenden Dialog entsteht eine persönliche Bindung zum Apothekenpersonal und möglicherweise wird dadurch die Wahrscheinlichkeit eines Kaufabschlusses erhöht und gleichzeitig das „Showrooming" reduziert. Auch sollte das Personal die Beratungs- und Verhandlungskompetenz in diesem Bereich ausbauen.

Die digitale Transformation unterstützt zwar die Apotheken vor Ort bei der Abwehr des „Showrooming"-Verhaltens der Konsumenten und der gezielten Ausrichtung der eigenen Kommunikations- und Werbemaßnahmen auf den Kunden, allerdings müssen hierfür auch erhebliche Investitionen getätigt werden. Aus diesem Grund sollten sich stationäre Apotheken gleichzeitig darum bemühen, die Beziehung zur pharmazeutischen Industrie in den Bereichen Sortimentsgestaltung, Verkaufsförderung und Produktentwicklung kooperativ zu gestalten. Denn auch die Hersteller pharmazeutischer Erzeugnisse haben ein übergeordnetes Interesse am Absatz der vermarkteten Arzneimittel. Möglicherweise gelingt es den Apotheken vor Ort, die in die neuen Technologien investieren, dadurch neue Einnahmequellen zur Refinanzierung (bspw. durch das Verkaufen von Werbeplätzen) zu erschließen.

Mit den abschließenden Überlegungen wird klar, dass sich stationären Apotheken zahlreiche Möglichkeiten bieten, auf „Showrooming" zu reagieren und die damit verbundenen Risiken abzuschwächen bzw. sich bietende Chancen zu nutzen. Da die direkten Effekte der in dieser Arbeit vorgestellten absatzpolitischen Maßnahmen bisher nicht erforscht wurden, stellt dies einen Anknüpfungspunkt für künftige Untersuchungsvorhaben dar. Angesichts künftiger Forschungsbemühungen besteht Bedarf, die hier gewonnenen empirischen Erkenntnisse zu vervollständigen.

So könnten weitere personenbezogene Persönlichkeitseigenschaften von „Showroomern" identifiziert werden, da nicht alle Beweggründe betrachtet werden konnten. Weiterer Forschungsbedarf besteht auch für die Identifizierung weiterer Indikationsbereiche und für die genauere Bestimmung des soziodemographischen Profils eines „Showroomers". Zu diesem Zweck sollte das vorgestellte empirische Forschungsdesign an einem größeren Befragungskollektiv getestet werden.

Abbildungsverzeichnis

Tabellenverzeichnis

Anhangsverzeichnis

Literaturverzeichnis

Bücher, Publikationen, Zeitschriften und Zeitungsartikel

ABDA	[Jahresbericht, 2009]: Jahresbericht 2009, Eschborn 2009.
ABDA	[Entwicklung der Apothekenzahl, 2016]: Service, Publikationen, Zahlen, Daten, Fakten, Entwicklung der Apothekenzahl, Berlin 2016.
Adler, G.	[Ärztemangel und Ärztebedarf in Deutschland, 2011]: Fragen an die Versorgungsforschung, Ärztemangel und Ärztebedarf in Deutschland, Veröffentlich am 27 Januar 2011, in: Bundesgesundheitsblatt, Ausgabe 54, S. 228.
Ahrholdt, D.	[Erfolgsfaktoren einer E-Commerce-Website, 2009]: Betriebswirtschaftliche Aspekte lose gekoppelter Systeme und Electronic Business, Erfolgsfaktoren einer E-Commerce-Website, Empirische Identifikation vertrauensfördernder Signale im Internet-Einzelhandel, Wiesbaden 2010.
Albers, S. / Wolf, J. (Hrsg.)	[Empirische Forschung, 2013]: Methodik der empirischen Forschung, 3. Auflage, Wiesbaden 2013.
Albers, S. / Klapper, D. /	[Methodik der empirischen Forschung, 2013]: Methodik der empirischen Forschung, 3. Auflage, Wiesbaden 2013.
Anzengruber, M.	[Sozial orientiertes Konsumentenverhalten, 2008]: Sozial orientiertes Konsumentenverhalten im Lebensmittelhandel, Ein Vergleich junger Deutscher mit gleichaltrigen Deutschtürken, Wiesbaden 2008.
Backhaus, K. / Erichson, B. / Plinke, W.	[Multivariate Analysemethoden, 2003]: Lehrbuch, Multivariate Analysemethoden, Eine anwendungsorientierte Einführung, Heidelberg 2004.

Bagozzi, R. P. / Baumgartner, H. [Structural Equation Models, 1994]: The Evaluation of Structural Equation Models and Hypothesis Testing, Erschienen in: *Bagozzi, R. P.* (Hrsg): Principles in Marketing Research, Blackwell Business, S. 386-422, Cambridge 1994.

Bagozzi, R. P. / Baumgartner, H. [Structural Equation Models, 1994]: On the evaluation of structural equation models, Erschienen in: Journal of the academy of marketing science, Band 16, Ausgabe 1, Ruston 1994.

Bänsch, A. [Verkaufspsychologie und Verkaufstechnik, 2002]: Bänsch, Verkaufspsychologie und Verkaufstechnik, 8. Auflage, Oldenburg 2002.

Barth, K. [Werbung des Facheinzelhandels, 1991]: Werbung des Facheinzelhandels, Grundlagen, Werbeziele, Werbebotschaft, Werbemittel, Wiesbaden 1991.

Bauer, F. [Preisimage, 2013]: Markenartikel, Preisimage, der versteckte Erfolgsfaktor, Erschienen in: Markenartikel, Ausgabe 03/2013, S. 41, 2013.

Baum, U. [Arzneimittellehre, 2004]: Arzneimittellehre, 7. Auflage, München 2004.

Bearden, W. O. / Netemeyer, R. G. [Handbook of Marketing Scales, 1989]: Handbook of Marketing Scales, 2. Auflage, Thousand Oaks, London 1989.

Beck, A. [Die Einkaufsstättenwahl von Konsumenten, 2004]: Die Einkaufsstättenwahl von Konsumenten unter transaktionskostentheoretischen Gesichtspunkten – Theoretische Grundlegung und empirische Überprüfung mittels der Adaptiven Conjoint-Analyse, Passau 2004.

Beer, M. / Hartmann, C. [Freiverkäufliche Arzneimittel im Einzelhandel, 2010]: Freiverkäufliche Arzneimittel im Einzelhandel, IHK-Sachkenntnisprüfung sicher bestehen, Berlin 2010.

Beitz, R. / Dören, M. [Selbstmedikation mit OTC-Präparaten, 2004]: Selbstmedikation mit Over-the-Counter- (OTC-) Präparaten in Deutschland, in: Bundesgesundheitsblatt, Gesundheitsforschung, Gesundheitsschutz, Ausgabe 11/2004, S. 1043.

Berekhoven, L. / Eckert, W. [Marktforschung, 2009]: Lehrbuch, Marktforschung, Methodische Grundlagen und praktische Anwendung, 9. Auflage, Wiesbaden 2012.

Bierbach, E. [Naturheilpraxis Heute, 2009]: Naturheilpraxis Heute, Lehrbuch und Atlas, 4. Auflage, Stuttgart 2009.

Bitkom [Konsumentenverhalten beim Online-Shopping, 2013]: Studie, Konsumentenverhalten beim Online-Shopping, Berlin 2013.

Blackwell, R. D. / Miniard, P. W. [Consumer Behavior, 2001]: Consumer Behavior, 10. Ausgabe, Ohio 2001.

Blackwell, R. D. / Miniard, P. W. / Engel, J.-F. [Consumer Behavior, 1968]: Consumer Behavior, Ohio 1968.

Bösener, K. [Kundenzufriedenheit, 2014]: Kundenzufriedenheit, Kundenbegeisterung und Kundenpreisverhalten, Empirische Studien zur Untersuchung der Wirkungszusammenhänge, Fokus Dienstleistungsmarketing, Wiesbaden 2014.

Braun, B. / Jablonka, P. [Facetten des Konsumenten- und Käuferverhaltens, 2011]: Wismarer Schriften zu Management und Recht, Facetten des Konsumenten- und Käuferverhaltens in Theorie und Praxis, Bremen 2011.

Breuer, R. [Marketingstrategien für Rezeptfreie Arzneimittel, 1999]: Marketingstrategien für Rezeptfreie Arzneimittel, Eine empirische Untersuchung im deutschen Pharmamarkt, Wiesbaden 1999.

Breuer, R. / Winter, K.-H. [OTC-Marketingmanagement, 2000]: OTC-Marketingmanagement, Neue Schwerpunkte in Marketing und Vertrieb, Wiesbaden 2000.

Broeckelmann, P. [Konsumentenentscheidungen Im M-Commerce, 2002]: Forschungsgruppe Konsum, Konsumentenentscheidungen im Mobile Commerce, Eine empirische Untersuchung des Einflusses von mobilen Services auf das Kaufverhalten, Wiesbaden 2010.

Brosius, F. [SPSS, 2014]: SPSS 22 für Dummies, Weinheim 2016.

Bühner, M. [Test- und Fragebogenkonstruktion, 2011]: Psychologie, Einführung in die Test- und Fragebogenkonstruktion, 3. Auflage, München 2011.

Busse, R. / Schreyögg, J. / Gericke, C. [Management im Gesundheitswesen, 2009]: Management im Gesundheitswesen, Das Lehrbuch für Studium und Praxis, Management für Entscheider: Grundlagen, Anwendungen und Fallbeispiele aus der Praxis, 3. Auflage, Wiesbaden 2009.

Cassel, D. [Innovationen im Visier der Kostendämpfungspolitik, 2011]: Analyse, Arzneimittel-Innovationen im Visier der Kostendämpfungspolitik, Das AMNOG, seine Chancen, Risiken und Nebenwirkungen, in: G&G Wissenschaft, Heft 1 02/2011, S. 15.

Crockford, G. Ritschel, F. Schmieder, U. M. [Handel in Theorie und Praxis, 2013]: Handel in Theorie und Praxis, Festschrift zum 60. Geburtstag von Prof. Dr. Dirk Möhlenbruch, Wiesbaden 2013.

Dahm, F.-J. / Möller, K.-H. / [Rechtshandbuch, 2005]: Rechtshandbuch Medizinische Versorgungszentren, Berlin 2005.

Dambacher, E. / Schöffski, O. [Pharmabetriebslehre, 2008]: Pharmabetriebslehre, 2. Auflage, Berlin 2008.

Daute, R. [Die Psychologie der Selbstmedikation, 2012]: PTA-Forum, Kopfschmerz & Co, Psychologie der Selbstmedikation, in: Pharmazeutische Zeitung, Ausgabe 09/2012, S. 34.

Deloitte [Der pharmazeutische Großhandel, 2007]: Consumer Business, Der pharmazeutische Großhandel, Fit für einen veränderten Markt, 2007.

Deutsch, E. / Lippert, H.-D. [Arzneimittelgesetz, 2006]: Kommentar zum Arzneimittelgesetz, 2. Auflage, Berlin 2006.

Diener, F. [10 Jahre Versandapotheken in Deutschland, 2014]: ABDA, 2014 Q3-Daten, 10 Jahre Versandapotheken in Deutschland, Erschienen in: BVDVA Kongress, Arzneimittelversandhandel 2015, Apothekenversandhandel und digitale Apothekenwelt – Trends von heute, die Realität von morgen, Berlin 2015.

Döring, N. / Bortz, J. [Forschungsmethoden, 2015]: Lehrbuch Psychologie, Forschungsmethoden und Evaluation für Human- und Sozialwissenschaftler, 4. Auflage, Heidelberg 2015.

Drabinski, T. / Eschweiler, J. / Schmidt, U. [Preisbildung von Arzneimitteln, 2008]: Preisbildung von Arzneimitteln im internationalen Vergleich, Berlin 2008.

Eckstein, P. [Angewandte Statistik, 2016]: Lehrbuch, Angewandte Statistik mit SPSS: Praktische Einführung für Wirtschaftswissenschaftler, 8. Auflage, Wiesbaden 2016.

Ehrlich, O. [Kanalwahl Im Multichannel-Kontext, 2011]: Research, Determinanten der Kanalwahl im Multichannel-Kontext, Eine branchenübergreifende Untersuchung, Wiesbaden 2011.

Emrich, C. [Interkulturelles Marketingmanagement, 2007]: Interkulturelles Marketingmanagement, Erfolgsstrategien, Konzepte, Analysen, Wiesbaden 2007.

Filipovic, I. [Impulskauf, 2003]:
Frauen, Männer und Impulskauf - aus theoretischer und empirischer Perspektive, München 2003.

Fingerhut, C. [Gewinnbringer mit viel Konkurrenz, 2012]:
DAZ Aktuell, Apokix, OTC - Gewinnbringer mit viel Konkurrenz
Ergebnisse der aktuellen Apokix-Umfrage, in: Deutsche Apothekerzeitung, Ausgabe 09/2012, S. 48.

Finkenzeller, K. [RFID-Handbuch, 2015]:
RFID-Handbuch, Grundlagen und praktische Anwendungen von Transpondern, 7. Auflage, München 2015.

Fischer, D. / Breitenbach, J. [Pharmaindustrie, 2009]:
Die Pharmaindustrie, Einblick – Durchblick – Perspektiven, 3. Auflage, Heidelberg 2009.

Foscht, B. [Käuferverhalten, 2005]:
Käuferverhalten, Grundlagen, Perspektiven, Anwendungen, 4. Auflage, Wiesbaden 2005.

Gabler Wirtschaftslexikon [Multi Channel, 2016]:
www.wirtschaftslexikon.gabler.de.

Gerdes, S. / Kahle, E. (Hrsg.) [Auswirkungen von Breitband auf das Kaufverhalten, 2003]:
Entscheidungs- und Organisationstheorie, Das Internet als Distributionskanal, Auswirkungen von Breitband auf das Kaufverhalten, Lüneburg 2003.

GfK [Medic Scope, 2010]:
Käuferpaneldatenbank, Medic Scope, Nürnberg 2010.

Gläß, R. / Leuckert, B. (Hrsg.) [Die Digitalisierung des Handels, 2017]:
Handel 4.0, Die Digitalisierung des Handels, Strategien, Technologien, Transformation, Heidelberg 2017

Götze, W. / Deutschmann, C. [Statistik, 2002]:
Managementwissen für Studium und Praxis, Statistik, Lehr- und Übungsbuch mit Beispielen aus der Tourismus- und Verkehrswirtschaft, München 2002.

Griese, K.-M. [Marketing-Grundlagen, 2011]:
Lehrbuch, Marketing-Grundlagen, Eine fallstudienbasierte Einführung, Wiesbaden 2011.

Grossmann, U. [Auswirkungen des AMNOG sind gewaltig, 2011]:
Eröffnung, Auswirkungen des AMNOG sind gewaltig, in: Pharmazeutische Zeitung, Ausgabe 19/2011, S. 34.

Gupta, N. [Inside Bluetooth Low Energy, 2016]:
Mobile communication series, Inside Bluetooth Low Energy,
2. Auflage, London 2016.

Hajen, L. / Paetow, H. / Schuhmacher, H. [Gesundheitsökonomie, 2009]:
Gesundheitsökonomie, Strukturen – Methoden – Praxis, 5. Auflage, Wiesbaden 2009.

Hartwig, T. [Up- und Cross-Selling, 2009]:
Up- und Cross-Selling: Mehr Profit mit Zusatzverkäufen im Kundenservice, Wiesbaden 2009.

Heinemann, G. [Multi-Channel-Handel, 2008]:
Erfolgsfaktoren und Best Practices, 2. Auflage, Wiesbaden 2008.

Heinemann, G. [Cross-Channel-Management, 2011]:
Cross-Channel-Management, Integrationserfordernisse im Multi-Channel-Handel, Erfolgsvoraussetzungen des Cross-Channel-Managements im Handel mit Best Practices, Wiesbaden 2015.

Heinemann, G. [Der neue Online-Handel, 2015]:
Der neue Online-Handel, Geschäftsmodell und Kanalexzellenz im Digital Commerce, 6. Auflage, Wiesbaden 2012.

Heinemann, G. [No-Line-Handel, 2012]:
No-Line-Handel: Höchste Evolutionsstufe im Multi-Channeling, Wiesbaden 2012.

Heinemann, G. [Die Neuerfindung des stationären Einzelhandels, 2017]:
Die Neuerfindung des stationären Einzelhandels, Kundenzentralität und ultimative Usability für Stadt und Handel der Zukunft, Wiesbaden 2017.

Heinemann, G. / Gehrckens, M. / Wolters, U. J. (Hrsg.) [Digitale Transformation oder digitale Disruption im Handel, 2016]:
Digitale Transformation oder digitale Disruption im Handel, Vom Point-of-Sale zum Point-of-Decision im Digital Commerce, Wiesbaden 2016.

Heinemann, G. / Haug, A. (Hrsg.) [Web-Exzellenz im E-Commerce, 2010]:
Lehrbuch, Web-Exzellenz im E-Commerce, Innovation und Transformation im Handel, Wiesbaden 2010.

Heinsohn, J. G. [Erfolgskonstellationen im Apothekenmarkt, 2012]:
Erfolgskonstellationen im Apothekenmarkt: Empirische Analyse und Gestaltungsempfehlungen, Wiesbaden 2012.

Helm, R. [Präferenzmessung, 2008]:
Präferenzmessung: Methodengestützte Entwicklung zielgruppenspezifischer Produktinnovationen, Stuttgart 2008.

Hermanns, P.-M. [Wirtschaftlichkeitsprüfung, 2009]:
Wirtschaftlichkeitsprüfung und Erstattungsprobleme bei GOÄ und UV-GOÄ, Erfolgreich Regressen und Honorarkürzungen begegnen, Hamburg 2009.

Herzog, R. / Dettling, H.-U. / Kieser, T. / [Filialapotheken, 2004]:
Filialapotheken, Chancen – Risiken – Perspektiven, 2. Auflage, Stuttgart 2004.

Hetzel, M. / Gierl, H. (Hrsg.) / Helm, R. (Hrsg.) / Huber, F. (Hrsg.) [Nutzung des Internets bei extensiven Kaufentscheidungen, 2009]:
Band 38, Die Nutzung des Internets bei extensiven Kaufentscheidungen im Multi-Channel-Vertrieb, Eine kaufprozessphasenübergreifende Analyse, Dortmund 2009.

Hohmann, C.	[Appell an Apotheker, 2009]: Direktgeschäft: Appell an Apotheker, in: Pharmazeutische Zeitung, Ausgabe 26/2009, S. 14.
Homburg, C. I. / Pflesser, A.	[Multiple Layer Model, 1999]: Multiple Layer Model of Market-Oriented Organizational Culture Measurement Issues and Performance Outcomes, Erschienen in: Journal of Marketing Research, Jg. 37, H. 4, Chicago 2000.
IMS Health	[Consumer Health Spotlights, 2016]: Ausgewählte Themen zum Marktumfeld rezeptfreier Produkte Versandversion 4. Quartal 2015, Veröffentlicht am 19. Februar 2016, Frankfurt 2016.
Institut für Handelsforschung	[Handel im Fokus, 2014]: Handel im Fokus, Magazin für Kunden, Freunde und Förderer, Köln 2014.
intelliAd Media GmbH	[Showrooming nimmt im stationären Handel zu, 2014]: Studie, Showrooming nimmt im stationären Handel zu, Online-Umfrage von YouGov im Auftrag von intelliAd Media, München 2014.
Janssen, J. / Laatz, W.	[Statistische Datenanalyse mit SPSS, 2013]: Statistische Datenanalyse mit SPSS: Eine anwendungsorientierte Einführung in das Basissystem und das Modul Exakte Tests, 8. Auflage, Wiesbaden 2013.
Jaritz, S.	[Kundenbindung und Involvement, 2008]: Kundenmanagement, Kundenbindung und Involvement, Eine empirische Analyse unter besonderer Berücksichtigung von Low Involvement (Electronic Commerce), Heidelberg 2008.
Jones, C.	[The Multichannel Retail Handbook, 2016]: The Multichannel Retail Handbook, A guide to planning, impplementation, operation and enhancement, Nottinghamshire 2016.

Kannamüller, G. [Marktanalyse beleuchtet Online-Apotheken, 2013]: E-Commerce, Marktanalyse beleuchtet Online-Apotheken, in: Apotheke & Marketing, Ausgabe 08/2013, S. 28.

Kaupp, M. [Digital Signage, 2010]: Digital Signage, Technologie, Anwendung, Chancen und Risiken, Hamburg 2010.

Keller, P. [Einkaufsstättenwahl von Konsumenten, 2013]: Schriftenreihe der HHL Leipzig Graduate School of Management, Einkaufsstättenwahl von Konsumenten, Ein präferenztheoretischer Erklärungsansatz, Leipzig 2013.

Kirschning, S. *Michel, S.* *Kardorff, S.* [Der online informierte Patient, 2014]: Themen der Zeit, Der online informierte Patient: Offener Dialog gesucht, in: Deutsches Ärzteblatt, Heft 46/2014, S. 101, 2014.

Knoppe, M. (Hrsg.) [CSR und Retail Management, 2015]: Management-Reihe Corporate Social Responsibility, CSR und Retail Management, Gesellschaftliche Verantwortung als zukünftiger Erfolgsfaktor im Handel, Heidelberg 2015.

Kollmann, T. [Online-Marketing, 2007]: Online-Marketing: Grundlagen der Absatzpolitik in der Net Economy, Stuttgart 2007.

Körner, R. / Poost, A. [Marketing von Innovationen, 2008]: Marketing von Innovationen: Strategien und Mechanismen zur Durchsetzung von Innovationen, Stuttgart 2009.

Kotler, P. / Armstrong, G. [Grundlagen des Marketings, 2011]: Grundlagen des Marketings, 5. Ausgabe, München 2011.

Kotler, P. / Keller, K. L. [Marketing-Management, 2007]: Marketing-Management, Essex 2007.

KPMG [Trends im Handel, 2012]:
Studie, Consumer Markets, Trends im Handel, 2020, Frankfurt 2012.

Krober-Riel, W. [Konsumentenverhalten, 2011]:
Konsumentenverhalten, 9. Auflage, München 2011.

Krober-Riel, W. [Konsumentenverhalten, 2013]:
Konsumentenverhalten, 10. Auflage, München 2013

Krober-Riel, W. / Weinberg, P. [Konsumentenverhalten, 2003]:
Konsumentenverhalten, 8. Auflage, München 2003.

Kunz, A.-R. [Distributionswege für pharmazeutische Produkte, 2001]
Alternative Distributionswege für pharmazeutische Produkte: Eine empirische Analyse nachfragerelevanter Entscheidungskriterien, Wiesbaden 2001.

Kuss, A. [Marketing-Einführung, 2009]:
Lehrbuch, Marketing-Einführung, Grundlagen, Überblick, Beispiele, 2. Auflage, Wiesbaden 2009.

Lee, I. [The Internet of Things in the Modern Business Environment, 2017]:
The Internet of Things in the Modern Business Environment, Hershey 2017.

Leemans, H. / Stokmans, M. J. W. [Decision-Making Process, 1991]:
Attributes used in the elimination phase of the decision-making process, Veröffentlicht im Rahmen des IAREP Kolloquiums, Stockholm 1991.

Liebmann, H.-P. / Schneider, U. [Multioptionales Konsumentenverhalten und Marketing, 1998]:
Forschungsberichte aus der Grazer Management Werkstatt, Multioptionales Konsumentenverhalten und Marketing, Erklärungen und Empfehlungen auf Basis der Autopoiesetheorie, Wiesbaden 1998.

Lippod, D. [Die Marketing-Gleichung , 2012]:
Die Marketing-Gleichung: Einführung in das wertorientierte Marketingmanagement, München 2012.

Maag, G. [Grünes Rezept, 2009]:
Pharmamarketing, das Grüne Rezept: ein nützliches Instrument, in: PM-Report, Ausgabe 10/2009, S. 23.

Magerhans, A. [Online-Marktforschung, 2013]:
Lehrbuch, Marktforschung: Eine praxisorientierte Einführung, Wiesbaden 2016.

Martens, J. [Statistische Datenanalyse mit SPSS für Windows, 2003]:
Statistische Datenanalyse mit SPSS für Windows, Managementwissen für Studium und Praxis, München 2003.

Mayring, P. [Qualitative Inhaltsanalyse, 2010]:
Qualitative Inhaltsanalyse, Grundlagen und Techniken, 11. Auflage, Weinheim 2010.

Meffert, H. [Marketingforschung und Käuferverhalten, 2013]:
Marketingforschung und Käuferverhalten, 2. Auflage, Wiesbaden 2013.

Meffert, H. [Marketing, 2012]:
Marketing, Grundlagen marktorientierter Unternehmensführung, Konzepte, Instrumente, Praxisbeispiele, 11. Auflage, Wiesbaden 2012.

Michelis, D. [Der vernetzte Konsument, 2015]:
Lehrbuch, Der vernetzte Konsument, Grundlagen des Marketings im Zeitalter partizipativer Unternehmensführung, Wiesbaden 2015.

Molenaar, C. [The End of Shops, 2016]:
The End of Shops, Social Buying and the Battle for the Customer, London 2016.

Müller-Hagedorn, L [Nutzen des Internets für den Einzelhandel, 2002]: Der Nutzen des Internets für den stationären Einzelhandel, in: *Gabriel, R.*, *Hoppe, U.* (Hrsg.): Electronic Business, Theoretische Aspekte und Anwendungen in der Praxis, Heidelberg 2002.

Müller, M.-C. [Europäisches Pharmamarketing, 2005]: Europäisches Pharmamarketing, Ein Leitfaden für Manager der pharmazeutischen Industrie und Beteiligte des europäischen Gesundheitswesens, Wiesbaden 2005.

Musiol, G. [Kundenbindung, 2009]: Kundenbindung durch Bonusprogramme: Erfolgreiche Konzeption und Umsetzung, Heidelberg 2009.

Nagel, E. (Hrsg.) [Gesundheitswesen in Deutschland, 2007]: Das Gesundheitswesen in Deutschland, Struktur, Leistungen, Weiterentwicklung, 4. Auflage, Köln 2007.

Nellen, O. / Wolfram, H. [Zukunft der Apotheken in Deutschland, 2008]: Zukunft der Apotheken in Deutschland, Rechtliche und wirtschaftliche Fragen, Berlin 2008.

Nellen, O. / Hahn, W. (Hrsg.) [Zukunft der Apotheken in Deutschland, 2008]: Zukunft der Apotheken in Deutschland, Rechtliche und wirtschaftliche Fragen, Berlin 2008.

Neudecker, K. [Apotheken-Marketing, 2001]: Apotheken-Marketing als betriebswirtschaftlicher Lösungsansatz, DAV, Stuttgart 2001.

Nunnally J C. [Psychometric theory, 1978]: Journal of Psychoeducational Assessment, Psychometric theory, 3. Ausgabe, New York 1978.

Pasqua, R. [Mobile Marketing, 2012]: Mobile Marketing, An Hour a Day, A step-by-step guide to successful mobile marketing strategies, West Sussex 2012.

Pepels, W. [Marketing, 2004]:
Marketing: Lehr- und Handbuch, 4. Auflage, München 2004.

Peter, S. [Kundenbindung als Marketingziel, 1978]:
Kundenbindung als Marketingziel, Identifikation und Analyse zentraler Determinanten, Wiesbaden 1997.

Pohl, H.-U. / *Schiedermair, R.* [Gesetzeskunde für Apotheker, 2004]:
Gesetzeskunde für Apotheker, 15. Auflage, Eschborn 2004.

Prauschke, D. [Attraktivität herstellerinitiierter Kundenbindungsprogramme, 2008]:
Attraktivität herstellerinitiierter Kundenbindungsprogramme im vertikalen Marketing, Analyse der Einflussfaktoren aus Konsumentensicht am Beispiel des Schweizer PKW-Reifenersatzmarktes, München 2008.

Riegl, F. [Apotheken Novum, 2009]:
Apotheken Novum, Zukunftswerk für wettbewerbsfähige Apotheken, Artgerechtes innovatives Apotheken-Marketing mit Kundenfaszination insbesondere bei OTC, Augsburg 2009.

Roeder, P.-H. [Gesundheitsökonomie, 2008]:
Gesundheitsökonomie, Gesundheitssystem und öffentliche Gesundheitspflege, Ein praxisorientiertes Kurzlehrbuch, Köln 2008.

Runia, P. / *Wahl, F.* / *Geyer, O.* [Marketing, 2011]:
Lehrbuch, Marketing: Eine prozess- und praxisorientierte Einführung, München 2011.

Schersch, S. [Jeden Werktag eine Apotheke weniger, 2013]:
Politik & Wirtschaft, Jeden Werktag eine Apotheke weniger, in: Pharmazeutische Zeitung, Ausgabe 07/2013, S. 12.

Schersch, S. [Viele Apotheken in Schwierigkeiten, 2012]: Politik, Amnog, Viele Apotheken in Schwierigkeiten, in Pharmazeutische Zeitung, Ausgabe 17/2012, S. 44.

Schneider, W. [Marketingforschung und Käuferverhalten, 2012]: Marketingforschung und Käuferverhalten: Effiziente Beschaffung und Analyse von Markt und Kundeninformationen: Effiziente Beschaffung und Analyse von Markt- und Kundeninformationen, München 2012.

Schöffski, O. / Fricke, F.-U. / Gumminski, W. [Pharmabetriebslehre, 2008]: Pharmabetriebslehre, 2. Auflage, Berlin 2008.

Schögel, M. [Distributionsmanagement, 2012]: Distributionsmanagement, Das Management der Absatzkanäle, München 2012.

Schölkopf, M. [Gesundheitswesen im internationalen Vergleich, 2010]: Das Gesundheitswesen im internationalen Vergleich Gesundheitssystemvergleich und die europäische Gesundheitspolitik, Berlin 2010.

Schramm-Klein, H. [Multi-Channel-Retailing, 2013]: Verhaltenswissenschaftliche Analyse der Wirkung von Mehrkanalsystemen im Handel, Wiesbaden 2013.

Schröder, H. [Multichannel-Retailing, 2006]: Multichannel-Retailing, Marketing in Mehrkanalsystemen des Einzelhandels, Wiesbaden 2006.

Schröder, H. / Olbrich, R. / Kenning, P. / Evanschitzky, H. [Distribution und Handel in Theorie und Praxis, 2009]: Distribution und Handel in Theorie und Praxis, Festschrift für Prof. Dr. Dieter Ahlert, Gabler Edition Wissenschaft, Wiesbaden 2009.

Schwind, M. [Dynamic Pricing, 2007]: Lecture Notes in Economics and Mathematical Systems, Dynamic Pricing and Automated Resource Allocation for Complex Information Services, Reiforced Learning and Combinatorial Auctions, Heidelberg 2007.

SEMPORA [11. Apothekenmarktstudie, 2014]:
11. Apothekenmarktstudie, Bad Homburg 2014.

Simon, H. / Fassnacht, M. [Preismanagement, 2008]:
Preismanagement, Strategie, Analyse, Entscheidung, Umsetzung, 3. Auflage, Heidelberg 2008.

Sollberger, A. / Müller, P. [Mobile Marketing und Mobile Apps, 2015]:
Die ganze Welt des online marketings, Mobile Marketing und Mobile Apps, Vaduz 2015.

Solomon, M. [Konsumentenverhalten, 2012]:
Konsumentenverhalten, Pearson Studium, Economic BWL, München 2012.

Steimel, B. / Klemann, J. / Paulke, S. [Praxisleitfaden mobile Marketing, 2008]:
Praxisleitfaden mobile Marketing: Status quo, Erfolgsfaktoren, Strategien und Trends, Bad Homburg 2008.

Sterzel, A. [Deregulierung des Arzneimittelvertriebs, 2002]:
Deregulierung des Arzneimittelvertriebs in Deutschland, Versandapotheken als Reformoption, Eine ökonomische Analyse, Berlin 2002.

Swoboda, B. [Handelsmanagement, 2012]:
Vahlens Handbücher der Wirtschafts- und Sozialwissenschaften, Handelsmanagement, München 2012.

Ternès, A. / Towers, I. / Jerusel, M. [Konsumentenverhalten im Zeitalter der Digitalisierung, 2015]:
Essentials, Konsumentenverhalten im Zeitalter der Digitalisierung, Trends, E-Commerce, M-Commerce und Connected Retail, Wiesbaden 2015.

TNS Global [Connected World, 2013]:
Connected World, Time to set the connected car free, London 2013.

Umbach, G. [Erfolgreich im Pharma-Marketing, 2011]: Erfolgreich im Pharma-Marketing: Wie Sie im Produkt-Management von Arzneimitteln Ärzte, Apotheker, Patienten, Experten und Manager schneller als Kunden gewinnen, Heidelberg 2011.

Voigt, R. [Apothekenversandhandel im Kontext, 2015]: IMS Health, Apothekenversandhandel im Kontext, Aktuelle Markttrends und Ausblicke, Frankfurt 2015.

Weiber, R. / Mühlhaus, D. [Strukturgleichungsmodellierung, 2014]: Strukturgleichungsmodellierung, Eine anwendungsorientierte Einführung in die Kausalanalyse mit Hilfe von AMOS, SmartPLS und SPSS, 2. Auflage, Wiesbaden 2014.

Weinberg, P. / Krober-Riel, W. [Konsumentenverhalten, 1981]: Konsumentenverhalten, 4. Auflage, München 2011.

Weise, C. [Handelsmarken im Kaufentscheidungsprozess, 2008]: Hersteller- und Handelsmarken im Kaufentscheidungsprozess, Heidelberg 2008.

Wilke, A. [Multi-Channel-Marketing, 2015]: Multi-Channel-Marketing, Grundlagen, Anforderungen, Strategien, Saarbrücken 2015.

Wirtz, B.-W. [Handbuch Multi-Channel-Marketing, 2013]: Handbuch Multi-Channel-Marketing, 2. Auflage, Wiesbaden 2013.

Witek, M. [Einkaufen bei Multichannel-Retailern, 2014]: Kundenorientierte Unternehmensführung, Einkaufen bei Multichannel-Retailern, Eine empirische Untersuchung aus verhaltenswissenschaftlicher Sicht in der Sport- und Freizeitbranche, Lohmar 2014.

Witzel, R. [Relationship Marketing in der Industrie, 2008]: Relationship Marketing in der Pharmazeutischen Industrie, Vertrauen und Commitment als Erfolgsfaktoren, Wiesbaden 2008.

Xu, D. [Multi-dimensional Optical Storage, 2016]:
Multi-dimensional Optical Storage, Singapur 2016.

Ziegler, J. [Beratungspflicht bei freiverkäuflichen Arzneimitteln, 2013]:
Auslegung der ApBetrO, Beratungspflicht bei freiverkäuflichen Arzneimitteln, in Deutsche Apothekerzeitung, Ausgabe 50/2013, S. 34, 2013.

Internetquellen

ABDA	[OTC-Konkurrenzanalyse, 2004]: Geschäftsbereich Wirtschaft und Soziales, OTC-Konkurrenzanalyse, Apotheken und andere Vertriebskanäle im Jahr 2004,https://www.abda.de/fileadmin/assets/Kammern/Marktdaten_Selbstmedikation/Ausfuehrliche_Marktberichte/OTC%20Konkurrenzanalyse%202004.pdf, Zugriff am 27. Dezember 2016.
Ajando	[Aspekte von Cross-Channel-Strategien, 2016]: Inbound Marketing, Social CRM, Aspekte von Cross-Channel-Strategien, http://www.ajando.com/2012/11/aspekte-von-cross-channel-strategien/, Zugriff am 28. November 2016.
Apotheke Adhoc	[Kampfpreise vor Vor-Ort-Apotheken, 2016]: Nachrichten, Markt, Versandhandel, Vitalsana: Kampfpreise vor Vor-Ort-Apotheken, Meldung vom: 20.10.2016, http://www.apotheke-adhoc.de/nachrichten/markt/nachricht-detail-markt/versandhandel-vitalsana-kampfpreis-werbung-vor-apotheken/. Zugriff am 26. Februar 2010.
Apotheke Adhoc	[PTA-Gehalt im Westen deutlich höher, 2015]: Tariflohn, PTA-Gehalt im Westen deutlich höher, Meldung vom 16. Dezember 2015, http://m.apotheke-adhoc.de/nachrichten/pta-live/nachricht-detail-pta-live/tarif-ost-west-pta-gehalt-im-westen-deutlich-hoeher/, Zugriff am 16. Dezember 2016.
Apotheke Adhoc	[Sieben Köpfe pro Apotheke, 2010]: Apothekenpersonal, Sieben Köpfe pro Apotheke, Meldung vom 02. Juni 2010, http://www.apotheke-adhoc.de/nachrichten/nachricht-detail/sieben-koepfe-pro-apotheke/, Zugriff am 15. Dezember 2016.

Bauer, C. [Verkaufstraining für Apotheken, 2012]: Nachrichten, Verkaufstraining für Apotheken, Meldung vom 11.12.2012, http://www.apotheke-adhoc.de/nachrichten/nachricht-detail/weiterbildung-unternehmen-bieten-apotheken-trainings-zur-verkaufsfoerderung-an/?t=1, Zugriff am 07. März 2017.

Bitkom [Medikamente Online, 2016]: Presse, Presseinformationen, Medikamente kauft mehr als jeder zweite Internetnutzer online, Meldung vom 11.11.2016, https://www.bitkom.org/Presse/Presseinformation/Medikamente-kauft-mehr-als-jeder-zweite-Internetnutzer-online.html, Zugriff am 16. November 2016.

DIMDI [Versandhandelsregister, 2017]: Arzneimittel, Versandhandels-Register, Registrierte Versandhändler, Übersicht der Internet-Apotheken vom 16.05.2017, https://www.dimdi.de/static/de/amg/versandhandel/haendler/index.htm, Zugriff am 01. April 2017.

IMS Health [Entwicklung des deutschen Pharmamarktes, 2016]: IMS Health Marktbericht, Entwicklung des deutschen Pharmamarktes im März und im ersten Quartal 2016, https://www.imshealth.com/files/web/Germany/Marktbericht/Pharma-Marktbericht-März-2016-IMSHealth-052016.pdf, Zugriff am 19. November 2016.

Kade, C. [Apotheker wollen Patienten mehr beraten, 2014]: Reform, Apotheker wollen Patienten mehr beraten - gegen Vergütung, Veröffentlich am 27. Juni 2014, http://www.augsburger-allgemeine.de/wissenschaft/Apotheker-wollen-Patienten-mehr-beraten-gegen-Verguetung-id30356112.html. Zugriff am 28. Oktober 2016.

Maag, G. [Wachstum des Apotheken-Versandhandels, 2016]: IMS Health, Medieninformation, Fortgesetztes Wachstum des Apotheken-Versandhandels mit rezeptfreien Produkten im Jahr 2015, Abgerufen am: 13.11.2016, https://www.imshealth.com/files/web/Germany/News%20and%20Press/Apothekenversandhandel-2015-PM-IMSHealth-052016.pdf, Zugriff am 15. November 2016.

May, U. [Selbstemdikation, 2014]: DAV-Wirtschaftsforum, OTC und Apotheke, Selbstmedikation entlastet GKV, http://www.pharmazeutische-zeitung.de/index.php?id=52221, Beitrag erschienen in, Pharmazeutische Zeitung, Ausgabe 20/2014, Zugriff am 02. Januar 2017.

Müller, A. [Pick-Aus, 2015]: Kommentar, Pick-Aus, Meldung vom 10. April 2015, http://www.apotheke-adhoc.de/nachrichten/markt/nachricht-detail-markt/kommentar-pick-up-projekt-dm-drogerie-zur-rose/, Abruf am 10. November 2016.

Müller, H. [Fall des Fremd- und Mehrbesitzverbotes, 2007]: Europarecht, Muss der Apotheker mit dem Fall des Fremd- und Mehrbesitzverbotes rechnen?, Meldung vom 01.11.2007, http://www.iww.de/ah/archiv/europarecht-muss-der-apotheker-mit-dem-fall-des-fremd-und-mehrbesitzverbotes-rechnen-f23201, Zugriff am 17. Mai 2017.

Novartis Consumer Health [Voltaren Schmerzgel 240g, 2011]: Aktion, 2 x 120 g Voltaren Schmerzgel in praktischer Thermotasche erhältlich, Meldung vom 11.07.2011, http://www.apotheke-adhoc.de/branchennews/alle-branchennews/branchennews-detail/2-x-120-g-voltaren-schmerzgel-in-praktischer-thermotasche-erhaeltlich/?L=0&cHash=c6d42fea16e8029eac48b519b2943672&sword_list[]=voltaren&no_cache=1, Zugriff am 03.Mai 2017.

o.V. [Apotheker wollen Geld für Beratung, 2013]: Kunden sollen zahlen, Apotheker wollen Geld für Beratung, Meldung vom 07. August 2013, http://www.wiwo.de/unternehmen/dienstleister/kunden-sollen-zahlen-apotheker-wollen-geld-fuer-beratung/8605820.html, Zugriff am 12. November 2016.

o.V. [Beratung im Laden, Kauf im Internet, 2013]: Wirtschaft Unternehmen, Nur mal gucken, Beratung im Laden, Kauf im Internet, Meldung vom 26. Juni 2013, http://www.faz.net/aktuell/wirtschaft/unternehmen/nur-mal-gucken-beratung-im-laden-kauf-im-internet-12244519.html, Zugriff am 12. November 2016.

o.V. [Jedem Dritten fehlt beim Online-Shopping die Beratung, 2013]: Jedem Dritten fehlt beim Online-Shopping die Beratung, Meldung vom 23. Mai 2013, http://www.absatzwirtschaft.de/jedem-dritten-fehlt-beim-online-shopping-die-beratung-15096/, Zugriff am 13. November 2016.

Pradel, J. [Fast 200 Apotheken weniger, 2016]: Apothekenzahl, Nachrichten, Fast 200 Apotheken weniger, Meldung vom 26. Januar 2016, http://www.apotheke-adhoc.de/nachrichten/nachricht-detail/apothekenzahl-fast-200-apotheken-weniger/?t=1, Zugriff am 16. November 2016.

Preißner, M. [Apothekenschwund, 2016]: Blog, Apothekenschwund: Apotheker sehen vielfältige Gründe, Meldung vom 10. März 2016, http://www.ifhkoeln.de/blog/details/apothekenschwund-apotheker-sehen-vielfaeltige-gruende/, Zugriff am 16. November 2016.

PwC [Smartphone als wichtigster Einkaufsbegleiter, 2016]: Branchen und Märkte, PwC-Studie Total Retail 2016, Das Smartphone als wichtigster Einkaufsbegleiter, http://www.pwc.de /de/handel-und-konsumguter/pwc-studie-total-retail-2016-das-smartphone-als-wichtigster-einkaufsbegleiter.html, Abruf am 23. Dezember 2016.

PwC [Innovative Handelskonzepte im Fokus, 2015]: Modern Retail, Innovative Handelskonzepte im Fokus, Store 2015, Das Geschäft der Zukunft, Studie aus dem Jahr 2015, https://www.pwc.de/de/handel-und-konsumguter/assets/pwc-studie-modern-retail-store-2015.pdf, Zugriff am 26. Mai 2017.

Richter, M. [Gründung will wohlüberlegt sein, 2009]: Wirtschaft und Handel, Filialisierung, Gründung will wohlüberlegt sein, http://www.pharmazeutische-zeitung.de/index.php?id=29593, Beitrag erschienen in: Pharmazeutische Zeitung, Ausgabe 16/2009, Abruf am 27. Dezember 2016.

Ricola [2+1 Böxli-Aktion, 2012]: Pressemitteilung, Für das Plus an Genuss: 2+1 Böxli-Aktion von Ricola, Meldung vom 20.07.2012, http://www.apotheke-adhoc.de/branchennews/alle-branchennews/branchennews-detail/fuer-das-plus-an-genuss-2-1-boexli-aktion-von-ricola/?L=0&cHash=6dec81e16f579415c1284c69c2d41210&sword_list[]=2+1&sword_list[]=Aktion&no_cache=1 , Zugriff am 02. April 2017.

SES-imagotag [Jeegy Software, 2017]: Produkte, Software, Jeegy Software, Produktvorstellung vom 27.05.2017, http://www.ses-imagotag.com/de/produkt/jeegy/, Zugriff am 27 Mai 2017.

Tebroke, E. [Trend zur Filiale, 2016]:
Politik & Wirtschaft, Apothekenzahlen, Trend zur Filiale, http://www.pharmazeutische-zeitung.de/index.php?id=62339, Beitrag erschienen in: Pharmazeutische Zeitung, Ausgabe 09/2016, Abruf am 10. Dezember 2016.

Thieme, T. [Online-Boom im Handel, 2013]:
Online-Boom im Handel, Kaufen, aber nicht anfassen, Meldung vom 17. November 2013, http://www.stuttgarter-zeitung.de/inhalt.online-boom-im-handel-kaufen-aber-nicht-anfassen.971d638f-f1a7-467e-a3fc-ae34aaf9e269.html, Zugriff am 21. November 2016.

Universität Zürich [Logistische Regressionsanalyse, 2017]:
Methodenberatung, Datenanalyse Zusammenhänge Logistische Regression, http://www.methodenberatung.uzh.ch/de/datenanalyse/zusammenhaenge/lreg.html, Zugriff am 15. August 2016.

Wilhelm, S. [Zukunft des Handels, 2012]:
Multichannel, Zukunft des Handels: Digital lostreten, in der Filiale ernten, Meldung vom 14.06.2012, https://www.derhandel.de/news/technik/pages/Multichannel-Zukunft-des-Handels-Digital-lostreten,-in-der-Filiale-ernten-8672.html, Zugriff am 15. Juli 2016.

WuV: [Warum fuchteln die vor dem Schaufenster, 2016]:
DOOH trifft POS, Warum fuchteln die vor dem Schaufenster?, Meldung vom 20.09.2016, https://www.wuv.de/medien/warum_fuchteln_die_vor_dem_schaufenster, Zugriff am 24. Mai 2017.

Ziegler, J. [Beratungspflicht von Versandhändlern, 2013]: Umsetzung der ApoBetrO, Beratungspflicht bei freiverkäuflichen Arzneimitteln?, Meldung vom 20.03.2014, https://www.deutsche-apotheker-zeitung.de/news/artikel/2014/03/20/beratungspflicht-bei-freiverkaeuflichen-arzneimitteln, Zugriff am 17. November 2016.

Anhang A: Konsumentenbefragung

Seite 1	Startseite (Landing Page)
Herzlich Willkommen zur anonymen Umfrage zum Thema: *"Empirische Untersuchung des Kaufverhaltens von Konsumenten im Deutschen Arzneimittel- und Apothekenmarkt".* Die folgende Umfrage ist ein Forschungsprojekt der Charité Berlin und untersucht, wie Kunden das Internet und lokale Apotheken beim Kauf von rezeptfreien Arznei- und Gesundheitsmitteln sowie Körperpflegeprodukten einbeziehen. Wir bitten Sie daher, den nachfolgenden Fragebogen auszufüllen, was ungefähr 10 - 15 Minuten Ihrer Zeit in Anspruch nehmen wird. Bei erfolgreicher Beendigung des Fragebogens haben Sie die Chance, einen von drei Amazon-Gutscheinen im Wert von 50€,- zu gewinnen. Bevor Sie mit der Beantwortung der folgenden Fragen beginnen, möchten wir Sie bitten, speziell an den letzten Kauf eines rezeptfreien Arznei- oder Gesundheitsmittels oder eines in Apotheken erhältlichen Körperpflegeproduktes zu denken. Bei der Beurteilung der folgenden Fragen und Aussagen gibt es keine falschen Antworten. Einzige Voraussetzung zur Teilnahme an der Umfrage ist, dass Sie bereits ein rezeptfreies Arznei- oder Gesundheitsmittel bzw. ein in Apotheken erhältliches Körperpflegeprodukt in einer Versandapotheke bestellt haben bzw. in den Kaufprozess maßgeblich involviert gewesen sind. Uns ist es wichtig, dass Sie Ihre ehrliche Meinung wiedergeben. Herzlichen Dank für Ihre Mithilfe. ***Datenschutzhinweis:*** *Gesammelt werden Ihre demografischen Daten, Ihre Antworten auf die Fragen im Rahmen der Befragung und Ihre Kommentare. Der Schutz personenbezogener Daten ist mir dabei ein wichtiges anliegen. Die im Fragebogen gewonnenen Daten werden nach den gesetzlichen Datenschutzbestimmungen erfasst und absolut vertraulich behandelt. Einzeldaten werden nur in statistisch zusammengefasster Form dargestellt. Die Befragung ist zu jedem Zeitpunkt anonym.* **Hinweise zum Fragebogen:** 1. Bei den meisten Fragen müssen Sie aus standardisierten Antwortvorgaben auswählen 2. Bitte gehen Sie die Fragen der Reihe nach durch und beantworten Sie diese durch die Markierung des entsprechenden Auswahlfeldes 3. Wenn Sie die Frage nicht beantworten können, wählen Sie bitte "Weiß nicht" oder "Keine Angabe" aus 4. Bitte beantworten Sie jede Frage	

Seite 2		Kauf von Arzneimitteln im Versandhandel	Filterfrage
Haben Sie in den letzten 12 Monaten schon ein- oder mehrmals rezeptfreie Arznei- bzw. Gesundheitsmittel zur Selbstmedikation oder in Apotheken erhältliche Körperpflegeprodukte (Bspw. Kosmetik) bei einer Versandapotheke bestellt?			
Bitte wählen Sie eine der vorgegebenen Antwortmöglichkeiten aus.			
Fragetyp: Einfachauswahl untereinander			
O	A1	Ja, Gesundheitsprodukte bzw. rezeptfreie Arzneimittel oder Körperpflegeprodukte habe ich bereits auf dem Versandweg bestellt	
O	A2	Nein, Gesundheitsprodukte bzw. rezeptfreie Arzneimittel oder Körperpflegeprodukte habe ich noch nie auf dem Versandweg bestellt	

Seite 3		Klassifikation des Kaufs
Welche Art von Gesundheitsprodukten bzw. Arzneimittel haben Sie auf dem Versandweg bestellt?		
Bitte wählen Sie eine- oder mehrere der vorgebenen Antwortoptionen aus.		
Fragetyp: Mehrfachauswahl untereinander		
O	A3	Rezeptfreie Arznei- und Gesundheitsmittel
O	A4	Körperpflege- und Kosmetikprodukte
O	A5	Medizinischer Sachbedarf (Handschuhe, Kompressen, Pflaster)
O	A6	Verschreibungspflichtige Arzneimittel

Seite 4		Kauf in der OTC-Warengruppe im Internet
Welche der ausgewählten Warengruppen von Arznei- und Gesundheitsmitteln haben Sie bisher auf dem Versandweg bezogen?		
Bitte wählen Sie eine- oder mehrere der vorgebenen Antwortoptionen aus.		
Fragetyp: Mehrfachauswahl untereinander		
O	A7	Schmerzmittel (Muskel- und Gelenkschmerzen)
O	A8	Vitamin,-Mineralstoff- und Nahrungsergänzungsmittel
O	A9	Hautmittel
O	A10	Herz- und Kreislaufmittel
O	A11	Mittel für die Blase oder Fortpflanzungsorgane
O	A12	Beruhigungs, -Schlaf, -Stimmungsaufhellungsmittel
O	A13	Tonika, Geriatrische Mittel und Immunstimmulanzien
O	A14	Produkte zur Gewichtsabnahme
O	A15	Entwöhnungsmittel
O	A16	Haarprodukte (Mittel gegen Haarausfall)
O	A17	Sonstige Warengruppe

Seite 4	Kauf in der PEC-Warengruppe im Internet	
Welche der ausgewählten Warengruppen von Kosmetik- und Körperpflegeprodukten haben Sie bisher auf dem Versandweg bezogen?		
Bitte wählen Sie eine- oder mehrere der vorgebenen Antwortoptionen aus.		
Fragetyp: Mehrfachauswahl untereinander		
O	A18	Gesichtspflegeprodukte
O	A19	Körperpflegeprodukte
O	A20	Feuchtigkeitspflege
O	A21	Antifaltenpräparate
O	A22	Make-Up
O	A23	Sonnenpflege
O	A24	Haarpflege
O	A25	Sonstige Warengruppe

Seite 5	Information in der Warengruppe	Filter S4
Wie haben Sie sich vor dem Kauf des Arznei- bzw. Gesundheitsmittels informiert?		
Bitte wählen Sie eine- oder mehrere der vorgebenen Antwortoptionen aus.		
Fragetyp: Checkbox-Matrix (Beratung in einer Arztpraxis, Beratung in einer Apotheke vor Ort, Beratung durch eine Online-Apotheke, In der Apotheke ausprobiert, Literatur (Zeitschriften, Kataloge, usw.), Freunde und Bekannte, Recherche im Internet, Überhaupt nicht)		
O	A7-25	Schmerzmittel
O	A7-25	Vitamin-, Mineralstoff- und Nahrungsergänzungsmittel
O	A7-25	Hautmittel
O	A7-25	Herz- und Kreislaufmittel
O	A7-25	Mittel für die Blase oder Fortpflanzungsorgane
O	A7-25	Beruhigungs, -Schlaf, -Stimmungsaufhellungsmittel
O	A7-25	Tonika, Geriatrische Mittel und Immunstimmulanzien
O	A7-25	Produkte zur Gewichtsabnahme
O	A7-25	Entwöhnungsmittel
O	A7-25	Haarprodukte (Mittel gegen Haarausfall)
O	A7-25	Sonstige Warengruppe

Seite 5	Information in der Warengruppe	Filter S4
Wie haben Sie sich vor dem Kauf des Kosmetik- bzw. Körperpflegepräparates informiert?		
Bitte wählen Sie eine- oder mehrere der vorgebenen Antwortoptionen aus.		
Fragetyp: Checkbox-Matrix (Beratung in einer Arztpraxis, Beratung in einer Apotheke vor Ort, Beratung durch eine Online-Apotheke, In der Apotheke ausprobiert, Literatur (Zeitschriften, Kataloge, usw.), Freunde und Bekannte, Recherche im Internet, Überhaupt nicht)		
O	A7-25	Gesichtspflegeprodukte
O	A7-25	Körperpflegeprodukte
O	A7-25	Feuchtigkeitspflege
O	A7-25	Antifaltenpräparate
O	A7-25	Make-Up
O	A7-25	Sonnenpflege
O	A7-25	Haarpflege
O	A7-25	Sonstige Warengruppe

Seite 6	Art und Weise des Kaufs von OTC-Produkten im VH	Filter S4
Auf welche Art und Weise haben Sie die Arznei- bzw. Gesundheitsmittel über den VH bezogen?		
Bitte wählen Sie eine- oder mehrere der vorgebenen Antwortoptionen aus.		
Fragetyp: Standard-Matrix (Printkatalog, Internet, Fax, Telefon)		
O	A7-25	Schmerzmittel
O	A7-25	Vitamin-, Mineralstoff- und Nahrungsergänzungsmittel
O	A7-25	Hautmittel
O	A7-25	Herz- und Kreislaufmittel
O	A7-25	Mittel für die Blase oder Fortpflanzungsorgane
O	A7-25	Beruhigungs, -Schlaf, -Stimmungsaufhellungsmittel
O	A7-25	Tonika, Geriatrische Mittel und Immunstimmulanzien
O	A7-25	Produkte zur Gewichtsabnahme
O	A7-25	Entwöhnungsmittel
O	A7-25	Haarprodukte (Mittel gegen Haarausfall)
O	A7-25	Sonstige Warengruppe

Seite 6	Art und Weise des Kaufs von PEC-Produkten im VH	Filter S4
Auf welche Art und Weise haben Sie die Kosmetik- bzw. Körperpflegepräparate über den Versandhandel bezogen?		
Bitte wählen Sie eine- oder mehrere der vorgebenen Antwortoptionen aus.		
Fragetyp: Standard-Matrix (Printkatalog, Internet, Fax, Telefon)		
O	A7-25	Gesichtspflegeprodukte
O	A7-25	Körperpflegeprodukte
O	A7-25	Feuchtigkeitspflege
O	A7-25	Antifaltenpräparate
O	A7-25	Make-Up
O	A7-25	Sonnenpflege
O	A7-25	Haarpflege
O	A7-25	Sonstige Warengruppe

Seite 7	Kauf des Präparats in Präsenzapotheke	Filter S4
Wo kaufen Sie das über den Versandweg bezogene Arznei- bzw. Gesundheitsmittel hauptsächlich ein?		
Bitte wählen Sie eine- oder mehrere der vorgebenen Antwortoptionen aus.		
Fragetyp: Checkbox-Matrix (Ausschließlich Versand, Eher Versand, Teils / Teils, Eher vor Ort, Ausschließlich vor Ort)		
O	A7-25	Schmerzmittel
O	A7-25	Vitamin-, Mineralstoff- und Nahrungsergänzungsmittel
O	A7-25	Hautmittel
O	A7-25	Herz- und Kreislaufmittel
O	A7-25	Mittel für die Blase oder Fortpflanzungsorgane
O	A7-25	Beruhigungs, -Schlaf, -Stimmungsaufhellungsmittel
O	A7-25	Tonika, Geriatrische Mittel und Immunstimmulanzien
O	A7-25	Produkte zur Gewichtsabnahme
O	A7-25	Entwöhnungsmittel
O	A7-25	Haarprodukte (Mittel gegen Haarausfall)
O	A7-25	Sonstige Warengruppe

Seite 7	Kauf des Präparats in Präsenzapotheke	Filter S4
Wo kaufen Sie das über den Versandweg bezogene Kosmetik- bzw. Körperpflegepräparat hauptsächlich ein?		
Bitte wählen Sie eine- oder mehrere der vorgebenen Antwortoptionen aus.		
Fragetyp: Checkbox-Matrix (Ausschließlich Versand, Eher Versand, Teils / Teils, Eher vor Ort, Ausschließlich vor Ort)		
O	A7-25	Gesichtspflegeprodukte
O	A7-25	Körperpflegeprodukte
O	A7-25	Feuchtigkeitspflege
O	A7-25	Antifaltenpräparate
O	A7-25	Make-Up
O	A7-25	Sonnenpflege
O	A7-25	Haarpflege
O	A7-25	Sonstige Warengruppe

Seite 8	Motive für den Kauf im Internet	
Welche Gründe haben für den Kauf im Versandhandel gesprochen?		
Bitte wählen Sie zwischen "ich stimme ganz und gar nicht zu" und "ich stimme voll und ganz zu". Mit den Werten dazwischen können Sie Ihr Urteil abstufen.		
Fragetyp: Mehrfachauswahl untereinander		
O	A26	Kundenbindungsprogramme (z.B. Punkte, Taler, Karten)
O	A27	Akzeptierte Zahlungsmittel (EC/Kreditkarte/auf Rechnung)
O	A28	Warenverfügbarkeit (Vorrätigkeit der Produkte)
O	A29	Günstigeres Preisniveau (Angebote)
O	A30	Erfahrungsberichte ("Andere Kunden sagen")
O	A31	Produktempfehlungen ("Andere Kunden kauften auch")
O	A32	Ausgefallenere Produkte (Nicht überall Erhältlich)
O	A33	Auswahl an bekannten Marken□Zugaben (Give Aways)
O	A34	Schutz der persönlichen Privatsphäre (Anonymität)
O	A35	Ausführliche Produkttexte (Hintergrundinformationen)
O	A36	Sonstiges
O	A37	Keine Angabe

Seite 9	Kauferfahrung vor Ort	Filterfrage
Haben Sie die rezeptfreien Arznei- und Gesundheitsmittel oder Körperpflegeprodukte auch früher schon mal in einer Apotheke vor Ort gekauft?		
Bitte wählen Sie eine der vorgegebenen Antwortmöglichkeiten aus.		
Fragetyp: Einfachauswahl untereinander		
O	A38	Ja, auch schon mal in einer Apotheke vor Ort
O	A39	Nein, noch nie in einer Apotheke vor Ort gekauft
O	A40	Ich bin mir nicht sicher

Seite 10	Motive für den Kauf in Präsenzapotheke	Filter S9
Sie haben angegeben, dass Sie rezeptfreie Arznei- und Gesundheitsmitteln oder Körperpflegeprodukte auch mindestens einmal in der Apotheke vor Ort gekauft haben.		
Welche Gründe sprechen für Sie dafür, rezeptfreie Artikel in einer Apotheke vor Ort zu kaufen?		
Bitte wählen Sie eine der vorgegebenen Antwortmöglichkeiten aus.		
Fragetyp: Mehrfachauswahl untereinander		
O	A41	Wenn ich Versandkosten sparen möchte
O	A42	Wenn ich mich persönlich beraten lassen möchte
O	A43	Wenn ich mir Produkte vor Ort ansehen möchte
O	A44	Wenn ich Produkte vor Ort ausprobieren möchte
O	A45	Wenn Produkte online nicht verfügbar sind
O	A46	Wenn ich Produkte dringend benötige
O	A47	Wenn ich ein spezielles Angebot wahrnehmen möchte
O	A48	Wenn ich Fragen zu Neben. bzw. Wechselwirkungen habe
O	A49	Wenn ich Fragen zu Inhaltsstoffen habe
O	A50	Wenn ich mit dem versendetem Präparat nicht zufrieden bin
O	A51	Wenn ich das Apothekenpersonal vor Ort persönlich kenne
O	A52	Wenn ich bislang unbekannte Produkte kaufen möchte
O	A53	Sonstiges

Seite 11	Verhalten bei nicht vorrätigen Artikeln	Filter S9
Manchmal kommt es vor, dass die Apotheke vor Ort die aktuell benötigten Arzneimittel, Gesundheitsprodukte oder Kosmetika nicht vorrätig hat.		
Wenn die Apotheke vor Ort die gewünschten Artikel nicht auf Lager hat, ...		
Bitte wählen Sie eine der vorgegebenen Antwortmöglichkeiten aus, welche am ehesten zu Ihrem typischen Einkaufsverhalten passt.		
Fragetyp: Mehrfachauswahl untereinander		
O	A54	dann lasse ich mir diese über die Apotheke zur späteren Abholung bestellen
O	A55	dann bestelle ich mir diese selbst bei einer Versand-Apotheke
O	A56	bemühe ich mich diese in einer anderen Apotheke in der Nähe zu kaufen
O	A57	dann ziehe ich in Erwägung, diese nicht mehr zu kaufen
O	A58	erkundige ich mich nach einer anderen Packungsgröße□
O	A59	frage ich nach einem vergleichbaren Produkt
O	A60	überdenke ich den Kauf des Produkts sorgfältig□
O	A61	Sonstiges

Seite 12	Überprüfung von Statements	
Häufig kommt es vor, dass man rezeptfreie Artikel regelmäßig benötigt und das gleiche Arzneimittel über die Jahre entsprechend öfter kauft.		
Wenn Sie das rezeptfreie Arzneimittel- bzw. Gesundheitsmittel oder Körperpflegeprodukt kennen, dann kaufen Sie es in der Regel ...		
Bitte wählen Sie eine der vorgegebenen Antwortmöglichkeiten aus, welche am ehesten zu Ihrem typischen Einkaufsverhalten passt.		
Fragetyp: Einfachauswahl untereinander		
O	A62	eher in der Apotheke vor Ort
O	A63	eher in der Versandapotheke
O	A64	teilweise vor Ort, teilweise im Versand
O	A65	keine Angabe

Seite 13	Apothekenbesuch ohne Kauf	
Haben Sie schon ein- oder mehrmals eine Apotheke vor Ort aufgesucht, diese aber ohne dabei etwas gekauft zu haben, wieder verlassen?		
Bitte wählen Sie eine oder mehrere der vorgegebenen Antwortoptionen aus.		
Fragetyp: Einfachauswahl untereinander		
O	A66	Ja
O	A67	Teils / Teils
O	A68	Nein, bisher noch nicht
O	A69	Ich bin mir nicht sicher

Seite 14	Motive für Nicht-Kauf	
Bitte geben Sie an, warum Sie die Apotheke ursprünglich aufgesucht hatten.		
Bitte wählen Sie eine oder mehrere der vorgegebenen Antwortoptionen aus.		
Fragetyp: Mehrfachauswahl untereinander		
O	A70	Ich wollte mich vor Ort beraten lassen
O	A71	Ich wollte Produkte vor Ort ausprobieren (Kosmetik & Körperpflegeprodukte)
O	A72	Ich wollte mir Produktproben abholen
O	A73	Ich wollte Zeitungen, Broschüren oder Flyer abholen
O	A74	Ich wollte Produkte ohne Rezept kaufen
O	A75	Ich wollte ein Rezept einlösen
O	A76	Sonstiges

Seite 14		Motive für Nicht-Kauf
Bitte geben Sie an, warum Sie darauf hin die Apotheke ohne etwas zu kaufen wieder verlassen haben.		
Bitte wählen Sie eine oder mehrere der vorgegebenen Antwortoptionen aus.		
Fragetyp: Mehrfachauswahl untereinander		
O	A77	Ich hatte andere Preisvorstellungen
O	A78	Ich konnte das Produkt nicht kaufen, da es nicht vorrätig war
O	A79	Ich war mit der Beratung nicht zufrieden
O	A80	Ich hatte andere Erwartungen an das Produkt
O	A81	Ich habe die Wartezeit als zu hoch empfunden
O	A82	Ich konnte nicht mit EC-/Kreditkarte bezahlen
O	A83	Ich wollte das Produkt nicht selbst transportieren
O	A84	Ich hatte alle Informationen, die ich benötigt habe
O	A85	Ich wollte es bei der Beratung belassen
O	A86	Ich wollte es beim ausprobieren belassen (Kosmetik & Körperpflegeprodukte)
O	A87	Sonstiges

Seite 15		Verhalten bei hochpreisigen Arzneimitteln
Bitte vervollständigen Sie die nachfolgende Aussage, wenn es um den Kauf von rezeptfreien Arznei- und Gesundheitsmitteln sowie Körperpflegeprodukten in Apotheken vor Ort geht		
Wenn mir der im Beratungsgespräch genannte Preis eines rezeptfreien Artikels in einer Apotheke vor O erscheint,...		
Bitte wählen Sie eine oder mehrere der vorgegebenen Antwortoptionen aus.		
Fragetyp: Mehrfachauswahl untereinander		
O	A88	konfrontiere ich das Personal mit Internetpreisen
O	A89	kaufe ich das Arzneimittel trotzdem, wenn ich es dringend benötige
O	A90	bemühe ich mich das Arzneimittel in einer anderen Apotheke vor Ort preisgünstiger zu kaufen
O	A91	erkundige ich mich, ob es ein Generikum gibt
O	A92	versuche ich das Arzneimittel vom Arzt verschrieben zu bekommen
O	A93	verhandle ich mit dem Personal um den Preis
O	A94	überdenke ich den Kauf des Arzneimittels sorgfältig zuhause
O	A95	bestelle ich das Arzneimittel über den Versandhandel zu einem günstigeren Preis
O	A96	Sonstiges
O	A97	Keine Angabe

Seite 16		Mangelnde Loyalität gegenüber der stationären Apotheke
Bitte nehmen Sie zu den folgenden Aussagen Stellung, wenn es um den Kauf von rezeptfreien Arznei- und Gesundheitsmitteln sowie Körperpflegeprodukten in Apotheken vor Ort geht.		
Bitte wählen Sie zwischen „stimme ganz und gar nicht zu" und „stimme voll und ganz zu". Mit den Angaben dazwischen können Sie Ihr Urteil abstufen.		
Fragetyp: Standard-Matrix (stimme ganz und gar nicht zu, stimme nicht zu, stimme teilweise nicht zu, stimme teilweise zu, stimme zu, stimme voll und ganz zu)		
O	A98	Wenn ich Apotheken vor Ort aufsuche, beabsichtige ich dort auch einzukaufen
O	A99	Wenn ich weiß, was ich wissen will, verlasse ich die Apotheke vor Ort auch ohne etwas zu kaufen
O	A100	Gelegentlich suche ich Apotheken vor Ort auf, um rezeptfreie Artikel einfach mal auszuprobieren
O	A101	Es ist mir unangenehm, nach einer Beratung die Apotheke ohne Kauf zu verlassen
O	A102	Wenn ich wieder rezeptfreie Artikel benötige, werde ich diese wieder vor Ort kaufen
O	A103	Regelmäßig benötige rezeptfreie Artikel kaufe ich immer in der Apotheke vor Ort
O	A104	Beim Kauf vor Ort schätze ich das persönliche Verhältnis zum Apotheker vor Ort

Seite 17		Convenience-Orientierung
Bitte nehmen Sie zu den folgenden Aussagen Stellung, wenn es um den Kauf von rezeptfreien Arznei- und Gesundheitsmitteln sowie Körperpflegeprodukten in Apotheken vor Ort geht.		
Bitte wählen Sie zwischen „stimme ganz und gar nicht zu" und „stimme voll und ganz zu". Mit den Angaben dazwischen können Sie Ihr Urteil abstufen.		
Fragetyp: Standard-Matrix (stimme ganz und gar nicht zu, stimme nicht zu, stimme teilweise nicht zu, stimme teilweise zu, stimme zu, stimme voll und ganz zu)		
O	A105	Ich gehe nur dann in eine Apotheke, wenn ich etwas bestimmtes kaufen möchte
O	A106	Ich habe genaue Vorstellungen von den Präparaten, die ich kaufen will
O	A107	Einkaufen in der Apotheke bedeutet für mich Stress
O	A108	Ich möchte so wenig Zeit wie möglich mit Einkaufen in der Apotheke verbringen
O	A109	Ich mag beim Einkaufen in der Apotheke keine langen Warteschlangen
O	A110	Ich erledige gerne mehrere Einkäufe auf einem Einkaufsweg
O	A111	Ich kaufe Arzneimitteln gerne im Internet, da ich diese auch wieder umtauschen kann
O	A112	Bei Warteschlangen in der Apotheke bestelle ich den Artikel lieber im Internet

Seite 18	Gesteigertes Preis-Leistungs-Bewusstsein	
Bitte nehmen Sie zu den folgenden Aussagen Stellung, wenn es um den Kauf von rezeptfreien Arznei- und Gesundheitsmitteln sowie Körperpflegeprodukten in Apotheken vor Ort geht.		
Bitte wählen Sie zwischen „stimme ganz und gar nicht zu" und „stimme voll und ganz zu". Mit den Angaben dazwischen können Sie Ihr Urteil abstufen.		
Fragetyp: Standard-Matrix (stimme ganz und gar nicht zu, stimme nicht zu, stimme teilweise nicht zu, stimme teilweise zu, stimme zu, stimme voll und ganz zu)		
O	A113	Die rezeptfreien Artikel in der Apotheke vor Ort verfügen über ein gutes Preis- Leistungsverhältnis
O	A114	Die Apotheke vor Ort verlangt faire Preise für rezeptfreien Artikel
O	A115	Ich versuche beim Kauf von rezeptfreien Artikeln Preisvorteile zu erzielen
O	A116	Ich nehme besondere Mühe in Kauf, um günstige Angebote von rezeptfreien Artikeln zu finden
O	A117	Bei rezeptfreien Artikeln prüfe ich die Angebote mehrerer Anbieter, um Preisvorteile zu erhalten
O	A118	Ich würde niemals den Einkauf ausdehnen, um günstige Preise von rezeptfreien Artikeln zu finden
O	A119	Die Beratung vor Ort rechtfertigt die lokal vergleichsweise höheren Preise der rezeptfreien Artikel
O	A120	Wegen der schnellen Verfügbarkeit der rezeptfreien Artikel akzeptiere ich höhere Preise vor Ort
O	A121	Bevor ich eine Apotheke aufsuche, prüfe ich die Preise der rezeptfreien Artikel im Internet
O	A122	Empfinde ich den Preis rezeptfreier Artikel vor Ort als zu hoch, bestelle ich diese im Internet

Seite 19	Einkaufserlebnis in der Apotheke vor Ort	
Bitte nehmen Sie zu den folgenden Aussagen Stellung, wenn es um den Kauf von rezeptfreien Arznei- und Gesundheitsmitteln sowie Körperpflegeprodukten in Apotheken vor Ort geht.		
Bitte wählen Sie zwischen „stimme ganz und gar nicht zu" und „stimme voll und ganz zu". Mit den Angaben dazwischen können Sie Ihr Urteil abstufen.		
Fragetyp: Standard-Matrix (stimme ganz und gar nicht zu, stimme nicht zu, stimme teilweise nicht zu, stimme teilweise zu, stimme zu, stimme voll und ganz zu)		
O	A123	Wenn ich in Apotheken vor Ort einkaufen gehe, löst das eine gute Stimmung bei mir aus
O	A124	Die Apotheke vor Ort bietet eine hohe Produktvielfalt
O	A125	Die Ladengestaltung in der Apotheke vor Ort ist sehr übersichtlich
O	A126	Das Personal in der Apotheke vor Ort nehme ich grundsätzlich als freundlich war
O	A127	Die Mitarbeiter in lokalen Apotheke sind sehr kompetent
O	A128	Das in Apotheken angebotene Produkt- und Serviceangebot beurteile ich als hoch
O	A129	Im Vergleich zu anderen Branchen sind die Räumlichkeiten der Apotheke vor Ort auf einem modernen Niveau
O	A130	Die Verkaufsräume lokaler Apotheken sind mit den aktuellen Technologien ausgestattet
O	A131	Wenn ich eine Apotheke vor Ort aufsuche, dann sind die benötigten Arzneimittel vorrätig
O	A132	Die Apotheke vor Ort bietet mir viele Möglichkeiten ausgiebig mit dem Personal zu sprechen

Seite 20	Besitz div. Endgeräte f. Kauf	
Über welche internetfähigen Endgeräte verfügen Sie in Ihrem Haushalt?		
Bitte wählen Sie eine der vorgegebenen Antwortoptionen aus.		
Fragetyp: Mehrfachauswahl untereinander		
O	A133	Notebook / Laptop
O	A134	Smartphone
O	A135	Tablet
O	A136	Stationärer Computer (Desktop PC / iMac)
O	A137	PDA

Seite 21	Nutzung div. Endgeräte f. Kauf	
Sie haben angegeben, dass Sie ein Smartphone bzw. Tablet besitzen. Inzwischen kommt es sehr häufig vor, dass Kunden im Handel vor Ort mit dem Smartphone bzw. Tablet Produkte im Versandhandel bestellen.		
Wie häufig haben Sie bisher im Zusammenhang mit dem Apothekenbesuch mit Ihrem Smartphone bzw. Tablet ...		
Bitte wählen Sie zwischen "nie" und "ständig". Mit den Werten dazwischen können Sie Ihr Urteil abstufen.		
Fragetyp: Standard-Matrix (noch nie, selten, gelegentlich, oft, ständig)		
O	A138	Apothekenübliche Artikel im internetbasierten Versandhandel bestellt?
O	A139	Produktinformationen zu apothekenüblichen Artikeln abgerufen?
O	A140	Produktverfügbarkeiten in anderen Apotheken abgerufen?
O	A141	Nutzberbewertungen zu apothekenüblichen Artikeln abgerufen?
O	A142	einen BAR-Code (PZN) von einem apothekenüblichen Artikel gescannt?
O	A143	Apothekenüblichen Artikel für spätere Zwecke abfotografiert?
O	A144	einen Preisvergleich zu apothekenüblichen Artikeldurchgeführt?

Seite 22		Informationsdefizite im Onlinehandel
Bitte nehmen Sie zu den folgenden Aussagen Stellung, wenn es um den Kauf von rezeptfreien Arznei- und Gesundheitsmitteln sowie Körperpflegeprodukten in Apotheken vor Ort geht.		
Bitte wählen Sie zwischen „stimme ganz und gar nicht zu" und „stimme voll und ganz zu". Mit den Angaben dazwischen können Sie Ihr Urteil abstufen.		
Fragetyp: Standard-Matrix (stimme ganz und gar nicht zu, stimme nicht zu, stimme teilweise nicht zu, stimme teilweise zu, stimme zu, stimme voll und ganz zu)		
O	A145	Ich kenne mich mit den rezeptfreien Artikeln aus, die ich bei einer Versandapotheke bestelle
O	A146	Wenn ich zu einem bestimmten rezeptfreien Artikel im Internet fragen habe, dann erkundige ich mich in der Apotheke vor Ort
O	A147	Das Beratungsangebot in der Apotheke im Internet reicht mir vollkommen aus, wenn es um den Kauf von rezeptfreien Artikeln geht
O	A148	Manchmal habe ich nach dem Kauf von rezeptfreien Artikeln im Internet das Gefühl, diese könnten nicht genau meine Bedürfnisse erfüllen
O	A149	Wenn ich rezeptfreie Artikel im Internet kaufe, dann habe ich gelegentlich das Bedürfnis, vor Ort Informationen zu Nebenwirkungen einzuholen
O	A150	Bei rezeptfreien Artikeln im Internet habe ich das Gefühl, dass die Preise dort besonders gut vergleichbar sind
O	A151	Beim Kauf von rezeptfreien Artikeln im Internet schätze ich, dass mir noch weitere, zur Therapie passende Arzneimittel empfohlen werden
O	A152	Grundsätzlich habe ich den Eindruck, dass ich über Wechsel- und Nebenwirkungen der gekauften Artikel im Internet gut informiert worden bin

Seite 23		Wahrgenommenes Kaufrisiko
Bitte nehmen Sie zu den folgenden Aussagen Stellung, wenn es um den Kauf von rezeptfreien Arznei- und Gesundheitsmitteln sowie Körperpflegeprodukten in Apotheken vor Ort geht.		
Bitte wählen Sie zwischen „stimme ganz und gar nicht zu" und „stimme voll und ganz zu". Mit den Angaben dazwischen können Sie Ihr Urteil abstufen.		
Fragetyp: Standard-Matrix (stimme ganz und gar nicht zu, stimme nicht zu, stimme teilweise nicht zu, stimme teilweise zu, stimme zu, stimme voll und ganz zu)		
O	A153	Bei einer Bestellung von rezeptfreie Artikeln auf dem Versandweg ist das Risiko groß, dass diese nicht der Abbildung entsprechen
O	A154	Ich schätze den Kauf von rezeptfreien Artikeln im Internet als riskant ein, weil mir die persönliche Beratung des Apothekenpersonals fehlt
O	A155	Rezeptfreie Artikel im Versandhandel zu bestellen ist eine Angelegenheit, bei der man viel falsch machen kann
O	A156	Im Internet gekaufte rezeptfreie Artikel entsprechen häufig nicht meinen Erwartungen, weil ich diese nicht vor dem Kauf untersuchen konnte
O	A157	Ich schätze den Kauf von rezeptfreien Artikeln, die ich zum ersten Mal im Internet kaufe als riskant ein
O	A158	Generell betrachtet, ist mir das Risiko zu groß, neuartige rezeptfreie Artikel im Internet zu kaufen
O	A159	Wenn ich Neben- bzw. Wechselwirkungen von neuartigen rezeptfreien Artikeln nicht kenne, kaufe ich diese in der Apotheke vor Ort
O	A160	Keine Angabe

Seite 24		Soziodemographische Daten
Zum Schluss noch ein paar Fragen zu Ihrer Person.		
Bitte geben Sie an, in welcher Altersklasse Sie sich befinden?		
Bitte wählen Sie eine der vorgebenen Antwortmöglichkeiten aus.		
Fragetyp: Dropdown Einfachauswahl untereinander		
O	A	16 – 18 Jahre
O	A	19 – 24 Jahre
O	A	25 – 34 Jahre
O	A	35 – 44 Jahre
O	A	45 – 54 Jahre
O	A	55 – 64 Jahre
O	A	<65 Jahre
O	A	Keine Angabe
Welches Geschlecht haben Sie?		
Bitte wählen Sie eine der vorgebenen Antwortmöglichkeiten aus.		
Fragetyp: Dropdown Einfachauswahl untereinander		
O	A	Männlich
O	A	Weiblich
O	A	Keine Angabe
Zu welcher Berufsgruppe gehören Sie?		
Bitte wählen Sie eine der vorgebenen Antwortmöglichkeiten aus.		
Fragetyp: Dropdown Einfachauswahl untereinander		
O	A	Schüler(in) / Student(in) oder in Ausbildung
O	A	Arbeiter(in)□
O	A	Angestellte(r)□
O	A	Selbständige(r)□
O	A	Rentner(in)□
O	A	Vorübergehend ohne Beschäftigung
O	A	Beamte(r)□
O	A	Keine Angabe
Über welchen höchsten Bildungsabschluss verfügen Sie?		
Bitte wählen Sie eine der vorgebenen Antwortmöglichkeiten aus.		
Fragetyp: Dropdown Einfachauswahl untereinander		
O	A	Keinen Berufsabschluss
O	A	Qualifizierter Hauptschulabschluss
O	A	Mittlere Reife
O	A	Abitur / Fachabitur
O	A	Bachelor
O	A	Master / Diplom
O	A	Promotion
O	A	Professur
O	A	Keine Angabe

Anhang B: Fachkräftebefragung

Seite 1	Startseite (Landing Page)
Herzlich Willkommen zur anonymen Umfrage zum Thema: "Empirische Untersuchung des "Showrooming"-Kaufverhaltens von Konsumenten im Deutschen Arzneimittel- und Apothekenmarkt" Im Fokus der Arbeit stehen rezeptfreie Arznei- und Gesundheitsmittel zur Selbstmedikation sowie Körperpflegeprodukte. Bitte nehmen Sie sich ungefähr 10 bis 15 Minuten Zeit, um an dieser Online-Befragung teilzunehmen. Für die Befragung ist es wichtig, dass Sie Erfahrung im Handverkauf in einer öffentlichen Präsenzapotheke haben. Falls Sie Fragen kommentieren möchten oder bei bestimmten Fragen ausführliche Antworten geben wollen, können Sie dies gern auf der letzten Fragebogenseite vornehmen. Über Ihre Teilnahme würde ich mich sehr freuen und danke Ihnen für Ihre Mithilfe. Bitte zögern Sie bei Rückfragen nicht, mich einfach direkt anzusprechen. Meine Kontaktdaten erhalten Sie am Ende der Befragung. Mit freundlichen Grüßen Moritz Bayer	
Datenschutzhinweis: Gesammelt werden Ihre demografischen Daten (einschließlich Ihrer Funktion), Ihre Antworten auf die Fragen im Rahmen der Befragung und Ihre Kommentare. Der Schutz personenbezogener Daten ist mir dabei ein wichtiges anliegen. Die im Fragebogen gewonnenen Daten werden nach den gesetzlichen Datenschutzbestimmungen erfasst und absolut vertraulich behandelt. Einzeldaten werden nur in statistisch zusammengefasster Form dargestellt. Die Befragung ist zu jedem Zeitpunkt anonym.	

Seite 2	Motivation der Arbeit
Durch die Novellierung des Arzneimittelgesetzes (AMG) und des Apothekengesetzes (ApoG) im Jahre 2004 ist der Versand von apothekenpflichtigen Arznei- und Gesundheitsmitteln in Deutschland unter speziellen Voraussetzungen durch den Gesetzgeber legitimiert worden und hat in den letzten Jahren ein enormes Wachstum gezeigt. Jedoch sind die im elektronischen Warenverkehr generierten Umsätze wohlmöglich nicht auf die alleinige Leistung der Versandhandelsapotheken zurückzuführen. Denn bereits ein Großteil der Konsumenten neigt zu einem kanalübergreifendem Informations- und Kaufverhalten. Die dem Kauf vorgeschalteten Prozesse wie Informationsbeschaffung, Kaufanbahnung und Kaufimpuls finden entsprechend in anderen Kanälen statt, als der eigentliche Kauf. Öffentliche Präsenzapotheken haben wohlmöglich die Rolle eines „Kaufvorbereiters" übernommen und dienen dem internetbasierten Distanzhandel als Ausstellungsfläche mit unentgeltlichen Beratungsleitungen. Der Wandel von einer anfänglich analogen zur heutigen, digitalen Informations- und Kommunikationsgesellschaft verstärkt dieses Phänomen durch die zunehmende Verbreitung von mobilen Endgeräten (Smartphones, Handys, PDAs, Tablets) maßgeblich. Die hier geschilderte Problemlage für die öffentliche Präsenzapotheke und das Verhalten von Konsumenten wird in der Praxisliteratur mit dem englischsprachigen Begriff "Showrooming" beschrieben. Zwar hat sich in benachbarten Branchen die Nutzung unterschiedlicher Absatzkanäle seit einigen Jahren fest etabliert, stellt das veränderte Konsumentenverhalten die gesamte Landschaft lokal agierender Apotheken vor zahlreiche neue Herausforderungen. Ist die parallele Nutzung mehrerer Absatzkanäle in der Handelslandschaft bereits hinreichend untersucht worden, sind die Auswirkungen eines geänderten, vertriebskanalübergreifenden Informations- und Kaufverhalten der Konsumenten für den Apothekenmarkt derzeit noch weitestgehend unerforscht geblieben. Übergeordnetes Ziel der Arbeit ist einerseits die fundierte Analyse des Informations- und Einkaufsverhaltens von Selbstmedikationskäufern innerhalb der unterschiedlichen Arzneimittelvertriebswege und andererseits Lösungen und Strategien für den Apothekenmarkt zu erarbeiten. Hier setzt die empirische Untersuchung an.	
Hinweise zum Fragebogen 1. Bei den meisten Fragen müssen Sie aus standardisierten Antwortvorgaben auswählen 2. Bitte gehen Sie die Fragen der Reihe nach durch 3. Beantworten Sie die Fragen durch Markierung des entsprechenden Auswahlfeldes 4. Wenn Sie die Frage nicht beantworten können, wählen Sie bitte "Weiß nicht" oder "Keine Angabe" aus 5. Bitte beantworten Sie jede Frage und beenden den Fragebogen ordnungsgemäß	

Seite 3		Tätigkeit in Präsenzapotheke	Filterfrage
Sind Sie aktuell in einer öffentlichen Offizin-Apotheke in Deutschland im Handverkauf tätig?			
Bitte wählen Sie eine Antwortoption aus.			
Fragetyp: Einfachauswahl untereinander			
O	A1	Ja	
O	A2	Nein	
O	A3	Keine Angabe	

Seite 3	Präsenzapotheke ohne Versandhandelserlaubnis	Filterfrage
Besitzt die Apotheke, in der Sie aktuell tätig sind, einen Onlinehandel für Arzneimittel?		
Bitte wählen Sie eine Antwortoption aus.		
Fragetyp: Einfachauswahl untereinander		
O	A4	Ja
O	A5	Nein
O	A6	Keine Angabe

Seite 4	Beratung ohne Kauf	
Wie bewerten Sie die folgenden Aussagen zum Informations- und Kaufverhalten von Apothekenkunden? Wie oft kommt es vor, dass sich Kunden in Ihrer Offizin...		
Bitte wählen Sie zwischen „sehr häufig" und "sehr selten" aus. Mit den Angaben dazwischen können Sie Ihr Urteil abstufen.		
Fragetyp: Matrix-Skala (nie, sehr selten, selten, gelegentlich, häufig, sehr häufig, weiß nicht)		
O	A7	zu einem Produkt beraten lassen, ohne dieses im Anschluss kaufen zu wollen?
O	A8	nach einer Beratung zu einem OTC-Produkt die PZN des Produktes notieren?
O	A8	nach einer Beratung den Handelsnamen des Präparats notieren?
O	A9	nach der Bekanntgabe des Preises eines OTC-Produkts gegen das Präparat entscheiden?
O	A10	gegen eine Bestellung von nicht vorrätigen OTC-Produkten entscheiden?
O	A11	Ohne Kaufabsichten zu Wikrungen und Nebenwirkungen beraten lassen

Seite 5	Besuch ohne Kauf	
Wie bewerten Sie die folgenden Aussagen zum Informations- und Kaufverhalten von Apothekenkunden? Stellen Sie fest, dass Kunden...		
Bitte wählen Sie zwischen „habe ich noch nie beobachtet" und „beobachte ich ständig". Mit den Angaben dazwischen können Sie Ihr Urteil abstufen.		
Fragetyp: Matrix-Skala (noch nie beobachtet, beobachte ich sehr selten, beobachte ich selten, beobachte ich gelegentlich, beobachte ich sehr häufig, beobachte ich ständig, Weiß nicht)		
O	A12	die Apotheke betreten und ohne etwas zu kaufen wieder verlassen?
O	A13	in der Freiwahl Produkte nur ansehen und ohne zu kaufen wieder verlassen?
O	A14	Körperpflegeprodukte oder Kosmetika ausprobieren ohne diese kaufen zu wollen?
O	A15	Ihre Apotheke wieder verlassen, da der Kundenandrang sehr hoch ist?
O	A16	in ihrer Apotheke nur Preise erfragen und ohne diese zu kaufen wieder verlassen?
O	A17	während der Beratung Preise aus dem Internet zur Preisverhandlung nutzen?
O	A18	sagen, dass Sie vor dem Kauf noch mal im Internet recherchieren wollen?
O	A19	in ihrer Apotheke anrufen und sich nach Preisen erkundigen?

Seite 6	Anzahl Beratungen je Indikation pro Tag	
Wie hoch schätzen Sie die Anzahl an Beratungen in den ausgewählten Kategorien (Indikationen) pro Tag ein?		
Bitte wählen Sie zwischen „> 1 Mal pro Stunde" und „< 10 Mal pro Stunde". Mit den Angaben dazwischen können Sie Ihr Urteil abstufen.		
Fragetyp: Matrix-Skala (*> 1 x pro Stunde , 1 - 2 x pro Stunde, 3 - 5 x pro Stunde, 6 - 10 x pro Stunde, < 10 x pro Stunde, Weiß nicht*)		
O	A20	Schmerzmittel (Muskel- und Gelenkschmerzen)
O	A21	Vitamine / Mineralstoffe / Nahrungsergänzungsmittel
O	A22	Hautmittel
O	A23	Herz- und Kreislaufmittel
O	A24	Mittel für die Blase / Fortpflanzungsorgane
O	A25	Mittel für den Verdauungstrakt
O	A26	Beruhigungs, -Schlaf, -Stimmungsaufhellungsmittel
O	A27	Tonika / Geriatrische Mittel / Immunstimmulanzien
O	A28	Produkte zur Gewichtsabnahme
O	A29	Entwöhnungsmittel (Raucherentwöhnung)
O	A30	Gesichtspflegeprodukte
O	A31	Körperpflegeprodukte
O	A32	Make-Up
O	A33	Sonnenpflege
O	A34	Haarpflege

Seite 7		Warengruppe ohne Kauf
Es kommt vor, dass Kunden sich zu einem Produkt in der Apotheke vor Ort beraten lassen, dieses anschliessend jedoch nicht kaufen. Wie häufig trifft das für die ausgewählten Kategorien schätzungsweise zu?		
Bitte wählen Sie zwischen „> 1 Mal pro Stunde" und „< 10 Mal pro Stunde". Mit den Angaben dazwischen können Sie Ihr Urteil abstufen.		
Fragetyp: Matrix-Skala (> 1 x pro Stunde , 1 - 2 x pro Stunde, 3 - 5 x pro Stunde, 6 - 10 x pro Stunde, < 10 x pro Stunde, Weiß nicht)		
O	A35	Schmerzmittel (Muskel- und Gelenkschmerzen)
O	A36	Vitamine / Mineralstoffe / Nahrungsergänzungsmittel
O	A37	Hautmittel
O	A38	Herz- und Kreislaufmittel
O	A39	Mittel für die Blase / Fortpflanzungsorgane
O	A40	Mittel für den Verdauungstrakt
O	A41	Beruhigungs, -Schlaf, -Stimmungsaufhellungsmittel
O	A42	Tonika / Geriatrische Mittel / Immunstimmulanzien
O	A43	Produkte zur Gewichtsabnahme
O	A44	Entwöhnungsmittel (Raucherentwöhnung)
O	A45	Gesichtspflegeprodukte
O	A46	Körperpflegeprodukte
O	A47	Make-Up
O	A48	Sonnenpflege
O	A49	Haarpflege

Seite 8		Produktgruppe Beratungszeit
Wie hoch schätzen Sie die Beratungszeit pro Kunde in den ausgewählten Kategorien (Indikationen) in Minuten ein?		
Bitte wählen Sie zwischen „>1 Minute" und „<10 Minuten". Mit den Werten dazwischen können Sie Ihr Urteil abstufen.		
Fragetyp: Matrix-Skala (< 1 Min., 1 - 3 Min., 4 - 6 Min., 7 - 9 Min., > 10 Min., Weiß nicht)		
O	A50	Schmerzmittel (Muskel- und Gelenkschmerzen)
O	A51	Vitamine / Mineralstoffe / Nahrungsergänzungsmittel
O	A52	Hautmittel
O	A53	Herz- und Kreislaufmittel
O	A54	Mittel für die Blase / Fortpflanzungsorgane
O	A55	Mittel für den Verdauungstrakt
O	A56	Beruhigungs, -Schlaf, -Stimmungsaufhellungsmittel
O	A57	Tonika / Geriatrische Mittel / Immunstimmulanzien
O	A58	Produkte zur Gewichtsabnahme
O	A59	Entwöhnungsmittel (Raucherentwöhnung)
O	A60	Gesichtspflegeprodukte
O	A61	Körperpflegeprodukte
O	A62	Make-Up
O	A63	Sonnenpflege
O	A64	Haarpflege

Seite 9		Wahrnehmung mobiler Endgeräte
Haben Sie das Gefühl, dass Kunden während des Einkaufs in der Offizin das Smartphone nutzen		
Bitte wählen Sie zwischen „nie" und „sehr oft". Mit den Angaben dazwischen können Sie Ihr Urteil abstufen.		
Fragetyp: Matrix-Skala (nie, selten, gelegentlich, häufig, sehr oft, Weiß nicht)		
O	A65	um Preise im Internet zu vergleichen?
O	A66	um Produktinformationen im Internet abzurufen?
O	A67	um Nutzerbewertungen im Internet abzurufen?
O	A68	um Produktverfügbarkeiten im Internet zu prüfen?
O	A69	um Produkte im Internet zu bestellen?
O	A70	um die Einkaufsliste zu abzurufen?
O	A71	um die Uhrzeit abzulesen?
O	A72	Sonstiges

Seite 10		Einsatz mobiler Endgeräte
Haben Sie schon mal beobachtet, dass Kunden während des Einkaufs in der Offizin das Smartphone nutzen, um		
Bitte wählen Sie zwischen „noch nie beobachtet" und „sehr häufig beobachtet". Mit den Angaben dazwischen können Sie Ihr Urteil abstufen.		
Fragetyp: Matrix-Skala (noch nie beobachtet, selten beobachtet, gelegentlich beobachtet, häufig beobachtet, sehr häufig beobachtet, Weiß nicht)		
O	A73	OTC- bzw. Freiwahlprodukte abzufotografieren?
O	A74	Barcodes oder die PZN von OTC- bzw. Freiwahlprodukten zu scannen?
O	A75	Produktnamen zu notieren? (Notizen)
O	A76	Sonstiges

Seite 11	Registrierung von Beratungsklau	Filter S15
Es kommt vor, dass Kunden sich zu einem Produkt beraten lassen möchten, aber keine Kaufabsicht besitzen. Bemerken Sie dieses Kundenverhalten auch in ihren Beratungs- und Verkaufsgesprächen?		
Bitte wählen Sie eine der vorgegeben Antwortmöglichkeiten aus.		
Fragetyp: Einfachauswahl untereinander		
O	A77	Ja, mir fällt es auf, wenn sich Kunden nur beraten lassen wollen
O	A78	Nein, mir fällt es nicht wirklich auf, wenn sich Kunden nur beraten lassen wollen
O	A79	Ich bin mir unsicher
O	A80	Keine Angabe

Seite 12	Reaktion auf Beratungsklau	
Sie haben angegeben, dass Sie Kunden bemerken, die eine Beratung zu Produkten beanspruchen, dabei jedoch keine Kaufabsicht verfolgen. Wie gehen Sie damit um, wenn Sie zu einem Produkt beraten, Kunden aber nicht kaufen wollen?		
Bitte wählen Sie eine oder mehrere der vorgegeben Antwortmöglichkeiten aus.		
Fragetyp: Mehrfachauswahl untereinander		
O	A81	Ich reagiere gelassen und verabschiede den Kunden
O	A82	Ich erfrage die Hintergründe des Nicht-Kaufs
O	A83	Ich schlage Produktalternativen vor (Eigenmarke, Generika)
O	A84	Ich biete einen Preisnachlass an (Internetpreise)
O	A85	Ich empfehle eine alternative Packungsgröße
O	A86	Ich weise auf ein entsprechendes Angebot hin (Preisaktion, Sondergrößen)
O	A87	Ich weise auf eine günstigere Produktalternative hin (Generika)
O	A88	Ich reagiere auch schon mal etwas genervt
O	A89	Sonstiges

Seite 13	Maßnahmen zur Abwehr von "Showrooming"	Filter S17
Welche Maßnahmen halten Sie generell für effektiv, damit Kunden in Apotheken vor Ort kaufen und nicht über eine Versandhandelsapotheke?		
Bitte wählen Sie eine oder mehrere der vorgegeben Antwortmöglichkeiten aus.		
Fragetyp: Mehrfachauswahl untereinander		
O	A90	Betrieb eines eigenen Versandhandels (Online-Shop)
O	A91	Absenkung des Preisniveaus bei OTC- und Freiwahlprodukten (Preisflyer)
O	A92	Training der Fach- und Verkaufskompetenzen des Personals (Produkt- und Verkaufsschulung)
O	A93	Vertrieb von honorarpflichtigen Zusatzleistungen (Blutdruck, Venenmessung)
O	A94	Verbesserung des Einkaufserlebnis in der Offizin
O	A95	Ausbau der Marketingaktivitäten (Preisflyer-Angebote)
O	A96	Verschlechterung des Mobilfunkempfangs in der Offizin
O	A97	Einführung einer Beratungsgebühr (Beratungsintensive Indikationen)

Seite 14	Verbesserung des Einkaufserlebnis	
Sie haben angegeben, dass Sie eine Verbesserung des Einkaufserlebnisses für effektiv halten, damit Kunden in Apotheken vor Ort kaufen. Welche der nachfolgenden Maßnahmen tragen wesentlich zur Verbesserung des Einkaufserlebnis bei?		
Bitte wählen Sie zwischen „ganz und gar nicht effektiv" und „voll und ganz effektiv". Mit den Angaben dazwischen können Sie Ihr Urteil abstufen.		
Fragetyp: Mehrfachauswahl untereinander		
O	A98	Bereitstellen von Kundenbindungsprogrammen (z.B. Punkte, Taler, Karten)
O	A99	Anbieten verschiedener Zahlungsarten an (EC/Kreditkarte)
O	A100	Bereithalten eines Lieferdienstes (Botendienst)
O	A101	Anbieten von Kundenparkplätzen
O	A102	Anbieten vergleichsweiser längerer Öffnungszeiten (Nach 18:30 Uhr)
O	A103	Aufnahme ausgefallenerer Produkte ins Sortiment (Nicht überall erhältlich)
O	A104	Ausweiten des Angebots an Eigenmarken
O	A105	Vorhalten eines diskreten Beratungsbereichs (Anonymität)
O	A106	Abgabe von kostenfreien Zugaben oder Werbemitteln (Give aways)
O	A107	Anbieten von Informationsveranstaltungen (Kundenabende)
O	A108	Verbesserung der Lagerhaltung (Vermeidung von Defekten)
O	A109	Einführung eines Category Management-Systems (Platzierung & Regalmanagement)
O	A110	Reduzierung der Wartezeiten in der Apotheke (Erhöhung der Kassenanzahl)
O	A111	Renovierung bzw. Umbau der Apotheke
O	A112	Installation einer digitalen Sicht- oder Freiwahl (Flachbildschirme)
O	A113	Aktionstage der Pharmaindustrie (Promotion)

Seite 15	Soziodemographische Daten	
Zum Schluss noch ein paar Fragen zu Ihrer Person und Funktion in der Apotheke		
Bitte wählen Sie die Apothekenklassifizierung aus, welche am ehesten zu der Apotheke passt, in der Sie tätig sind.		
Bitte die Klassifizierung aus dem Drop-Down Menü auswählen.		
Fragetyp: Dropdown Einfachauswahl untereinander		
O	A114	Stadtapotheke
O	A115	Landapotheke
O	A116	Ärztehausapotheke
O	A117	Centerapotheke
O	A118	Sonstiges
Welchen Beruf üben Sie in der Apotheke aus?		
Bitte den Beruf aus dem Drop-Down Menü auswählen.		
Fragetyp: Dropdown Einfachauswahl untereinander		
O	A119	Apotheker(in)
O	A120	Pharmazeutisch technische(r) Assistent(in)
O	A121	Pharmazeutisch kaufmännische(r) Assistent(in)
O	A122	Pharmaziepraktikant(in)
O	A123	PTA- bzw. PKA-Auszubildende(r)
O	A124	Pharmazie Student(in)
O	A125	Sonstiges
Bitte geben Sie an, in welcher Altersklasse Sie sich befinden		
Bitte wählen Sie ihr Alter aus dem Drop-Down Menü aus		
Fragetyp: Dropdown Einfachauswahl untereinander		
O	A126	16 – 18 Jahre
O	A127	19 – 24 Jahre
O	A128	25 – 34 Jahre
O	A129	35 – 44 Jahre
O	A130	45 – 54 Jahre
O	A131	55 – 64 Jahre
O	A132	<65 Jahre
O	A133	Keine Angabe
Welches Geschlecht haben Sie?		
Bitte wählen Sie eine der vorgebenen Antwortmöglichkeiten aus.		
Fragetyp: Dropdown Einfachauswahl untereinander		
O	A134	Männlich
O	A135	Weiblich
O	A136	Keine Angabe

Seite 16	Endseite

Sie haben den Fragebogen erfolgreich beendet!

Herzlichen Dank für Ihre Teilnahme!

Freundliche Grüße
Moritz Bayer

Sie haben Interesse an den Umfrageergebnissen? Gern stelle ich Ihnen diese nach Abschluss der Umfrage zur Verfügung. Bitte schreiben Sie mir dazu eine E-Mail.

Anbei meine Kontaktdaten

Moritz Bayer
E-Mail: moritzbayer@icloud.com

Anhang C: Ergebnisse der Konsumentenbefragung

Seite 2 Kauf von Arzneimitteln im Versandhandel

Frage 1

Frage: Haben Sie in den letzten 12 Monaten schon ein oder mehrmals rezeptfreie Arznei bzw. Gesundheitsmittel zur Selbstmedikation oder in Apotheken erhältliche Körperpflegeprodukte (Bspw. Kosmetik) bei einer Versandapotheke bestellt?

Bitte wählen Sie eine der vorgegebenen Antwortmöglichkeiten aus.

Nur Einfachauswahl	Anzahl	Prozent	Gesamt	Mittelwert	Missing* A	Missing* B
Ja, Gesundheitsprodukte bzw. rezeptfreie Arzneimittel oder Körperpflegeprodukte habe ich bereits auf dem Versandweg bestellt (1)	160	82,05%				
Nein, Gesundheitsprodukte bzw. rezeptfreie Arzneimittel oder Körperpflegeprodukte habe ich noch nie auf dem Versandweg bestellt (2)	35	17,95%				

N = 195 | n = 195 | sys-missing = 0

*** A = n/a B = ungültig (fehlend)**

Seite 3 Klassifikation des Kaufs

Frage 2

Frage: Welche Art von Gesundheitsprodukten bzw. Arzneimittel haben Sie auf dem Versandweg bestellt?

Bitte wählen Sie eine der vorgegebenen Antwortmöglichkeiten aus.

Mehrfachnennungen möglich	Beratung in der Offizin	Prozent	In Offizin ausprobiert	Prozent	Mittelwert Showrooming	Anzahl	Prozent	Gesamt	Mittelwert	Missing* A	Missing* B
Rezeptfreie Arznei und Gesundheitsmittel	18	72,00%	10	90,91%	81,46%	135	84,38%				
Körperpflege und Kosmetikprodukte	14	56,00%	7	63,64%	59,82%	80	50,00%				
Medizinischer Sachbedarf (Handschuhe, Kompressen, Pflaster)	7	28,00%	3	27,27%	27,64%	35	21,88%				
Verschreibungspflichtige Arzneimittel	2	8,00%	2	18,18%	13,09%	13	8,12%				

N = 195 | n = 160 | sys-missing = 35

*** A = n/a B = ungültig (fehlend)**

Seite 4 Kauf in der OTC-Warengruppe über den Versandweg

Frage 3

Frage: Welche der ausgewählten Warengruppen von Arznei und Gesundheitsmitteln haben Sie auf dem Versandweg bezogen?

Bitte wählen Sie eine oder mehrere der vorgegebenen Antwortoptionen aus.

Mehrfachauswahl möglich	Beratung in der Offizin	Prozent	In Offizin ausprobiert	Prozent	Mittelwert Showrooming	Anzahl	Prozent	Gesamt	Mittelwert	Missing* A	B
Schmerzmittel (Muskel und Gelenkschmerzen)	8	44,44%	5	50,00%	47,22%	69	51,11%				
Vitamin, Mineralstoff und Nahrungsergänzungsmittel	11	61,11%	7	70,00%	65,56%	61	45,19%				
Hautmittel	5	27,78%	4	40,00%	33,89%	33	24,44%				
Herz und Kreislaufmittel	1	5,56%	0	0,00%	2,78%	10	7,41%				
Mittel für die Blase oder Fortpflanzungsorgane	2	11,11%	2	20,00%	15,56%	18	13,33%				
Beruhigungs-, Schlaf-, Stimmungsaufhellungsmittel	4	22,22%	1	10,00%	16,11%	15	11,11%				
Tonika, Geriatrische Mittel und Immunstimmulanzien	0	0,00%	0	0,00%	0,00%	3	2,22%				
Produkte zur Gewichtsabnahme	1	5,56%	0	0,00%	2,78%	6	4,44%				
Entwöhnungsmittel	1	5,56%	0	0,00%	2,78%	5	3,70%				
Haarprodukte (Mittel gegen Haarausfall)	3	16,67%	1	10,00%	13,34%	10	7,41%				
Sonstige Warengruppe view_answers	1	5,56%	0	0,00%	2,78%	30	22,22%				
N = 195 | n = 159 | sys-missing = 36											

*** A = n/a B = ungültig (fehlend)**

Seite 4 Kauf in der OTC-Warengruppe über den Versandweg

Frage 4

Frage: Welche der ausgewählten Warengruppen von Kosmetik und Körperpflegeprodukten haben Sie auf dem Versandweg bezogen?

Bitte wählen Sie eine oder mehrere der vorgegebenen Antwortoptionen aus.

	Beratung in der Offizin	Prozent	In Offizin ausprobiert	Prozent	Mittelwert Showrooming	Anzahl	Prozent	Gesamt	Mittelwert	Missing* A	B
Gesichtspflegeprodukte	8	57,14%	5	71,43%	64,29%	40	50,00%				
Körperpflegeprodukte	10	71,43%	3	42,86%	57,15%	39	48,75%				
Feuchtigkeitspflege	8	57,14%	3	42,86%	50,00%	26	32,50%				
Antifaltenpräparate	4	28,57%	2	28,57%	28,57%	11	13,75%				
Make-Up	4	28,57%	3	42,86%	35,72%	16	20,00%				
Sonnenpflege	5	35,71%	3	42,86%	39,29%	19	23,75%				
Haarpflege	4	28,57%	2	28,57%	28,57%	24	30,00%				
Sonstige Warengruppe view_answers	0	0,00%	0	0,00%	0,00%	5	6,25%				
N = 195 | n = 159 | sys-missing = 36											

*** A = n/a B = ungültig (fehlend)**

Seite 5 Information in der Warengruppe

Frage 5

Frage: Wie haben Sie sich vor dem Kauf des Arznei bzw. Gesundheitsmittels informiert?

Bitte wählen Sie eine oder mehrere der vorgegebenen Antwortmöglichkeiten aus.

	Beratung in einer Arztpraxis	Beratung in einer Apotheke vor Ort	Beratung durch eine Online-Apotheke	In der Apotheke ausprobiert	Literatur (Zeitschriften, Kataloge, usw.)	Freunde und Bekannte	Recherche im Internet	Überhaupt nicht	Anzahl	Prozent	Gesamt	Mittelwert	Missing*
													A B
Schmerzmittel (Muskel und Gelenkschmerzen)	16	4	3	4	2	13	25	16	83				
	19,28%	4,82%	3,61%	4,82%	2,41%	15,66%	30,12%	19,28%					
Vitamin, Mineralstoff und Nahrungsergänzungsmittel	10	2	2	3	10	16	38	4	85				
	11,76%	2,35%	2,35%	3,53%	11,76%	18,82%	44,71%	4,71%					
Hautmittel	4	3	3	1	4	5	20	3	43				
	9,30%	6,98%	6,98%	2,33%	9,30%	11,63%	46,51%	6,98%					
Herz und Kreislaufmittel	5	2	1	1	2	2	7	1	21				
	23,81%	9,52%	4,76%	4,76%	9,52%	9,52%	33,33%	4,76%					
Mittel für die Blase oder Fortpflanzungsorgane	2	3	3	2	2	3	11	2	28				
	7,14%	3,61%	3,61%	2,41%	2,41%	3,61%	13,25%	2,41%					
Beruhigungs, Schlaf, Stimmungsaufhellungsmittel	4	4	3	2	3	2	9	0	27				
	14,81%	4,82%	3,61%	2,41%	3,61%	2,41%	10,84%	0,00%					
Tonika, Geriatrische Mittel und Immunstimmulanzien	1	2	0	2	0	1	2	0	8				
	12,50%	25,00%	0,00%	25,00%	0,00%	12,50%	25,00%	0,00%					
Produkte zur Gewichtsabnahme	2	3	1	0	2	2	4	0	14				
	2,41%	3,61%	1,20%	0,00%	2,41%	2,41%	4,82%	0,00%					
Entwöhnungsmittel	1	2	0	2	0	0	1	1	7				
	14,29%	28,57%	0,00%	28,57%	0,00%	0,00%	14,29%	14,29%					
Haarprodukte (Mittel gegen Haarausfall)	4	3	0	0	1	1	7	0	16				
	25,00%	18,75%	0,00%	0,00%	6,25%	6,25%	43,75%	0,00%					
Sonstige Warengruppe view_answers	4	3	1	1	3	4	9	8	33				
	12,12%	9,09%	3,03%	3,03%	9,09%	12,12%	27,27%	24,24%					
SUMME	**53**	**31**	**17**	**18**	**29**	**49**	**133**	**35**	365				
	14,52%	8,49%	4,66%	4,93%	7,95%	13,42%	36,44%	9,59%					
N = 195 | n = 159 | sys-missing = 36	122												

*** A = n/a B = ungültig (fehlend)**

Seite 5 Information in der Warengruppe

Frage 6

Wie haben Sie sich vor dem Kauf des Kosmetik- bzw. Körperpflegepräparates informiert?

Bitte wählen Sie eine oder mehrere der vorgegebenen Antwortmöglichkeiten aus.

	Beratung in einer Arztpraxis	Beratung in einer Apotheke vor Ort	Beratung durch eine Online-Apotheke	In der Apotheke ausprobiert	Literatur (Zeitschriften, Kataloge, usw.)	Freunde und Bekannte	Recherche im Internet	Überhaupt nicht	Anzahl	Prozent	Gesamt	Mittelwert	Missing*
													A B
Gesichtspflegeprodukte	2	5	1	8	12	13	22	6	69				
	2,90%	7,25%	1,45%	11,59%	17,39%	18,84%	31,88%	8,70%					
Körperpflegeprodukte	3	2	4	4	10	12	22	6	63				
	4,76%	3,17%	6,35%	6,35%	15,87%	19,05%	34,92%	9,52%					
Feuchtigkeitspflege	2	4	1	7	11	8	16	3	52				
	3,85%	7,69%	1,92%	13,46%	21,15%	15,38%	30,77%	5,77%					
Antifaltenpräparate	1	3	2	2	3	7	5	1	24				
	4,17%	12,50%	8,33%	8,33%	12,50%	29,17%	20,83%	4,17%					
Make-Up	1	2	1	2	4	5	10	3	28				
	3,57%	7,14%	3,57%	7,14%	14,29%	17,86%	35,71%	10,71%					
Sonnenpflege	1	4	1	6	5	3	12	2	34				
	2,94%	11,76%	2,94%	17,65%	14,71%	8,82%	35,29%	5,88%					
Haarpflege	1	1	1	0	4	7	18	3	35				
	2,86%	2,86%	2,86%	0,00%	11,43%	20,00%	51,43%	8,57%					
Sonstige Warengruppe view_answers	0	0	0	0	2	1	2	1	6				
	0,00%	0,00%	0,00%	0,00%	33,33%	16,67%	33,33%	16,67%					
SUMME	**11**	**21**	**11**	**29**	**51**	**56**	**107**	**25**	311				
	3,54%	6,75%	3,54%	9,32%	16,40%	18,01%	34,41%	8,04%					

N = 195 | n = 159 | sys-missing = 36 123

*** A = n/a B = ungültig (fehlend)**

Seite 6 Art und Weise des Kaufs von OTC-Produkten Online

Frage 7

Frage: Auf welche Art und Weise haben Sie die Arznei bzw. Gesundheitsmittel über den Versandhandel bezogen?

Bitte wählen Sie eine oder mehrere der vorgegebenen Antwortmöglichkeiten aus.

	Printkatalog	Internet	Fax	Telefon	Anzahl	Prozent	Gesamt	Mittelwert	Missing* A	Missing* B
Schmerzmittel (Muskel und Gelenkschmerzen)	2 2,90%	67 97,10%	0 0,00%	0 0,00%			69	2,94		
Vitamin, Mineralstoff und Nahrungsergänzungsmittel	1 1,64%	59 96,72%	0 0,00%	1 1,64%			61	3,00		
Hautmittel	1 3,12%	31 96,88%	0 0,00%	0 0,00%			32	2,94		
Herz und Kreislaufmittel	2 20,00%	8 80,00%	0 0,00%	0 0,00%			10	2,60		
Mittel für die Blase oder Fortpflanzungsorgane	2 11,11%	16 88,89%	0 0,00%	0 0,00%			18	2,78		
Beruhigungs, Schlaf, Stimmungsaufhellungsmittel	1 6,67%	14 93,33%	0 0,00%	0 0,00%			15	2,87		
Tonika, Geriatrische Mittel und Immunstimmulanzien	0 0,00%	3 100,00%	0 0,00%	0 0,00%			3	3,00		
Produkte zur Gewichtsabnahme	1 16,67%	5 83,33%	0 0,00%	0 0,00%			6	2,67		
Entwöhnungsmittel	2 40,00%	3 60,00%	0 0,00%	0 0,00%			5	2,20		
Haarprodukte (Mittel gegen Haarausfall)	1 10,00%	9 90,00%	0 0,00%	0 0,00%			10	2,80		
Sonstige Warengruppe view_answers	0 0,00%	29 100,00%	0 0,00%	0 0,00%			29	3,00		
SUMME	**13** 5,04%	**244** 94,57%	**0** 0,00%	**1** 0,39%				2,80		
N = 195 | n = 159 | sys-missing = 36	258									

*** A = n/a B = ungültig (fehlend)**

Seite 7 Art und Weise des Kaufs von OTC-Produkten Online

Frage 8

Frage: Auf welche Art und Weise haben Sie die Kosmetik- und Körperpflegeprodukte über den Versandhandel bezogen?

Bitte wählen Sie eine oder mehrere der vorgegebenen Antwortmöglichkeiten aus.

	Printkatalog	Internet	Fax	Telefon	Anzahl	Prozent	Gesamt	Mittelwert	Missing* A	Missing* B
Gesichtspflegeprodukte	1 2,50%	39 97,50%	0 0,00%	0 0,00%			40	2,95		
Körperpflegeprodukte	1 2,56%	37 94,87%	0 0,00%	1 2,56%			39	3,00		
Feuchtigkeitspflege	0 0,00%	26 100,00%	0 0,00%	0 0,00%			26	3,00		
Antifaltenpräparate	1 9,09%	10 90,91%	0 0,00%	0 0,00%			11	2,82		
Make-Up	1 6,25%	14 87,50%	0 0,00%	1 6,25%			16	3,00		
Sonnenpflege	0 0,00%	18 94,74%	0 0,00%	1 5,26%			19	3,11		
Haarpflege	0 0,00%	24 100,00%	0 0,00%	0 0,00%			24	3,00		
Sonstige Warengruppe view_answers	0 0,00%	5 100,00%	0 0,00%	0 0,00%			5	3,00		
SUMME	**4** 2,26%	**173** 97,74%	**0** 0,00%	**3** 1,69%				2,99		
N = 195 | n = 159 | sys-missing = 36		177								

*** A = n/a B = ungültig (fehlend)**

Frage 9

Frage: Wo kaufen Sie das über den Versandweg bezogene rezeptfreie Arzneimittel hauptsächlich ein?

Bitte wählen Sie eine oder mehrere der vorgegebenen Antwortmöglichkeiten aus.

	Ausschließlich Versand	Eher Versand	Teils / Teils	Eher vor Ort	Ausschließlich vor Ort	Anzahl	Prozent	Gesamt	Mittelwert	Missing* A	Missing* B
Schmerzmittel (Muskel und Gelenkschmerzen)	8 11,59%	18 26,09%	24 34,78%	16 23,19%	3 4,35%						
Vitamin-,Mineralstoff- und Nahrungsergänzungsmittel	20 32,79%	12 19,67%	16 26,23%	11 18,03%	2 3,28%						
Hautmittel	11 33,33%	4 12,12%	10 30,30%	7 21,21%	1 3,03%						
Herz und Kreislaufmittel	3 30,00%	4 40,00%	2 20,00%	1 10,00%	0 0,00%						
Mittel für die Blase oder Fortpflanzungsorgane	5 27,78%	8 44,44%	1 5,56%	2 11,11%	1 5,56%						
Beruhigungs, Schlaf, Stimmungsaufhellungsmittel	4 26,67%	3 20,00%	5 33,33%	3 20,00%	0 0,00%						
Tonika, Geriatrische Mittel und Immunstimmulanzien	2 66,67%	0 0,00%	0 0,00%	1 33,33%	0 0,00%						
Produkte zur Gewichtsabnahme	1 16,67%	1 16,67%	2 33,33%	1 16,67%	1 16,67%						
Entwöhnungsmittel	1 20,00%	1 20,00%	2 40,00%	0 0,00%	1 20,00%						
Haarprodukte (Mittel gegen Haarausfall)	7 23,33%	5 16,67%	11 36,67%	6 20,00%	1 3,33%						
Sonstige Warengruppe view_answers	3 30,00%	2 20,00%	5 50,00%	0 0,00%	0 0,00%						
SUMME	**65** 40,88%	**58** 36,48%	**78** 49,06%	**48** 30,19%	**10** 6,29%						
SUMME II	**65** 25,10%	**58** 22,39%	**78** 30,12%	**48** 18,53%	**10** 3,86%	**259**	**100,00%**				
N = 195 | n = 159 | sys-missing = 36	159										

*** A = n/a B = ungültig (fehlend)**

Seite 7 Kauf des Präparats in Präsenzapotheke

Frage 10

Frage: Wo kaufen Sie das über den Versandweg bezogene Kosmetik bzw. Körperpflegepräparat hauptsächlich ein?

Bitte wählen Sie eine oder mehrere der vorgegebenen Antwortmöglichkeiten aus.

	Ausschließlich Versand	Eher Versand	Teils / Teils	Eher vor Ort	Ausschließlich vor Ort	Anzahl	Prozent	Gesamt	Mittelwert	Missing* A	Missing* B
Gesichtspflegeprodukte	4	6	14	15	1						
	10,00%	15,00%	35,00%	37,50%	2,50%						
Körperpflegeprodukte	7	7	10	14	1						
	17,95%	17,95%	25,64%	35,90%	2,56%						
Feuchtigkeitspflege	3	7	8	7	1						
	11,54%	26,92%	30,77%	26,92%	3,85%						
Antifaltenpräparate	3	1	4	2	1						
	27,27%	9,09%	36,36%	18,18%	9,09%						
Make-Up	3	0	5	7	1						
	18,75%	0,00%	31,25%	43,75%	6,25%						
Sonnenpflege	3	3	6	6	1						
	15,79%	15,79%	31,58%	31,58%	5,26%						
Haarpflege	4	1	4	15	0						
	16,67%	4,17%	16,67%	62,50%	0,00%						
Sonstige Warengruppe view_answers	1	1	1	0	1						
	20,00%	20,00%	20,00%	0,00%	20,00%						
SUMME	**28**	**26**	**52**	**66**	**7**						
	17,61%	16,35%	32,70%	41,51%	4,40%						
SUMME II	**28**	**26**	**52**	**66**	**7**	**179**	**100,00%**				
	15,64%	14,53%	29,05%	36,87%	3,91%						
N = 195 | n = 159 | sys-missing = 36	159										

***A = n/a B = ungültig (fehlend)**

Seite 8 Beurteilung der Produktkenntnisse

Frage 11

Frage: Bitte schätzen Sie ein, wie gut Sie sich mit dem im Versand bezogenen Arznei bzw. Gesundheitsmittel auskennen

Bitte wählen Sie zwischen "sehr gut" und "sehr schlecht" aus. Mit den Werten dazwischen können Sie Ihr Urteil abstufen.

	sehr gut	gut	Teils / Teils	schlecht	sehr schlecht	Anzahl	Prozent	Gesamt	Mittelwert	Missing* A	Missing* B
Schmerzmittel (Muskel und Gelenkschmerzen)	16	28	20	5	0						
	23,19%	40,58%	28,99%	7,25%	0,00%						
Vitamin, Mineralstoff und Nahrungsergänzungsmittel	8	31	20	2	0						
	13,11%	50,82%	32,79%	3,28%	0,00%						
Hautmittel	4	16	12	1	0						
	12,12%	48,48%	36,36%	3,03%	0,00%						
Herz und Kreislaufmittel	2	4	3	0	1						
	20,00%	40,00%	30,00%	0,00%	10,00%						
Mittel für die Blase oder Fortpflanzungsorgane	2	5	9	1	1						
	11,11%	27,78%	50,00%	5,56%	5,56%						
Beruhigungs, Schlaf, Stimmungsaufhellungsmittel	2	5	8	0	0						
	13,33%	33,33%	53,33%	0,00%	0,00%						
Tonika, Geriatrische Mittel und Immunstimmulanzien	1	1	1	0	0						
	33,33%	33,33%	33,33%	0,00%	0,00%						
Produkte zur Gewichtsabnahme	1	2	2	0	1						
	16,67%	33,33%	33,33%	0,00%	16,67%						
Entwöhnungsmittel	1	0	2	1	1						
	20,00%	0,00%	40,00%	20,00%	20,00%						
Haarprodukte (Mittel gegen Haarausfall)	7	16	6	1	0						
	23,33%	53,33%	20,00%	3,33%	0,00%						
Sonstige Warengruppe view_answers	3	3	4	0	0						
	30,00%	30,00%	40,00%	0,00%	0,00%						
SUMME	**47**	**111**	**87**	**11**	**4**						
	29,56%	69,81%	54,72%	6,92%	2,52%						
SUMME II	**47**	**111**	**87**	**11**	**4**	**260**	**100,00%**				
	18,08%	42,69%	33,46%	4,23%	1,54%						
N = 195 | n = 159 | sys-missing = 36	159										

*** A = n/a B = ungültig (fehlend)**

Seite 8 Beurteilung der Produktkenntnisse

Frage 12

Frage: Bitte schätzen Sie ein, wie gut Sie sich mit dem im Versand bezogenen Kosmetik bzw. Körperpflegepräparats auskennen

Bitte wählen Sie eine oder mehrere der vorgegebenen Antwortmöglichkeiten aus.

	sehr gut	gut	Teils / Teils	schlecht	sehr schlecht	Anzahl	Prozent	Gesamt	Mittelwert	Missing* A	Missing* B
Gesichtspflegeprodukte	6	16	18	0	0						
	15,00%	40,00%	45,00%	0,00%	0,00%						
Körperpflegeprodukte	4	17	17	1	0						
	10,26%	43,59%	43,59%	2,56%	0,00%						
Feuchtigkeitspflege	4	12	10	0	0						
	15,38%	46,15%	38,46%	0,00%	0,00%						
Antifaltenpräparate	2	2	7	0	0						
	18,18%	18,18%	63,64%	0,00%	0,00%						
Make-Up	5	5	6	0	0						
	31,25%	31,25%	37,50%	0,00%	0,00%						
Sonnenpflege	2	4	12	1	0						
	10,53%	21,05%	63,16%	5,26%	0,00%						
Haarpflege	3	13	6	2	0						
	12,50%	54,17%	25,00%	8,33%	0,00%						
Sonstige Warengruppe view_answers	1	3	1	0	0						
	20,00%	60,00%	20,00%	0,00%	0,00%						
SUMME	27	72	77	4	0						
	29,03%	77,42%	82,80%	4,30%	0,00%						
SUMME II	27	72	77	4	0	**180**	**100,00%**				
	15,00%	40,00%	42,78%	2,22%	0,00%						
N = 195 | n = 159 | sys-missing = 36	93										

*** A = n/a B = ungültig (fehlend)**

Seite 9 Motive für den Kauf im Internet

Frage 13

Frage: Welche Gründe haben für den Kauf im Versandhandel gesprochen?

Bitte wählen Sie eine der vorgegebenen Antwortmöglichkeiten aus.

	Beratung in der Offizin	Prozent	In Offizin ausprobiert	Prozent	Mittelwert Showrooming	Rang	Anzahl	Prozent	Gesamt	Mittelwert	Missing*
											A B
Kundenbindungsprogramme (z.B. Punkte, Taler, Karten)	3	12,00%	2	18,18%	15,09%	11	10	6,29%			
Akzeptierte Zahlungsmittel (EC/Kreditkarte/auf Rechnung)	6	24,00%	5	45,45%	34,73%	5	34	21,38%			
Warenverfügbarkeit (Vorrätigkeit der Produkte)	7	28,00%	6	54,55%	41,28%	3	58	36,48%			
Günstigeres Preisniveau (Angebote)	20	80,00%	10	90,91%	85,46%	1	124	77,99%			
Erfahrungsberichte („Andere Kunden sagen")	9	36,00%	4	36,36%	36,18%	6	31	19,50%			
Produktempfehlungen („Andere Kunden kauften auch")	8	32,00%	3	27,27%	29,64%	10	15	9,43%			
Ausgefallenere Produkte (Nicht überall Erhältlich)	5	20,00%	2	18,18%	19,09%	4	41	25,79%			
Auswahl an bekannten Marken	6	24,00%	4	36,36%	30,18%	6	31	19,50%			
Zugaben (Give Aways)	2	8,00%	1	9,09%	8,55%	13	8	5,03%			
Schutz der persönlichen Privatsphäre (Anonymität)	3	12,00%	1	9,09%	10,55%	8	20	12,58%			
Ausführliche Produkttexte (Hintergrundinformationen)	2	8,00%	1	9,09%	8,55%	9	17	10,69%			
Zeitersparnis	12	50,00%	7	70,00%	60,00%	2	83	58,04%			
Sonstiges	0	0,00%	0	0,00%	0,00%	12	9	5,66%			
Keine Angabe	1	4,00%	0	0,00%	2,00%	14	2	1,26%			
N = 195 | n = 159 | sys-missing = 36							*** A = n/a B = ungültig (fehlend)**				

Seite 10 Kauferfahrung vor Ort

Frage 14

Frage: Haben Sie die rezeptfreien Arznei- und Gesundheitsmittel oder Körperpflegeprodukte auch früher schon mal in einer Apotheke vor Ort gekauft?

Bitte wählen Sie eine der vorgegebenen Antwortmöglichkeiten aus.

	Beratung in der Offizin	Prozent	In Offizin ausprobiert	Prozent	Mittelwert Showrooming	Anzahl	Prozent	Gesamt	Mittelwert	Missing*
										A B
Ja, auch schon mal in einer Apotheke vor Ort (1)	22	100,00%	9	100,00%	100,00%	132	88,59%			
Nein, noch nie in einer Apotheke vor Ort gekauft (2)	0	0,00%	0	0,00%	0,00%	17	11,41%			
Ich bin mir nicht sicher (3)	3	13,64%	2	22,22%	17,93%	10	6,71%			
N = 195 | n = 159 | sys-missing = 36	Mittelwert 1,1		ungültig (fehlend) = 41			*** A = n/a B = ungültig (fehlend)**				

Seite 11 Motive für den Kauf in Präsenzapotheke

Frage 15

Frage: Welche Gründe sprechen für Sie dafür, rezeptfreie Artikel in einer Apotheke vor Ort zu kaufen?

Bitte wählen Sie eine der vorgegebenen Antwortmöglichkeiten aus.

	Beratung in der Offizin	Prozent	In Offizin ausprobiert	Prozent	Mittelwert Showrooming	Rang	Anzahl	Prozent	Gesamt	Mittelwert	Missing* A	Missing* B
Wenn ich Versandkosten sparen möchte	6	24,00%	7	63,64%	43,82%	4	55	38,73%				
Wenn ich mich persönlich beraten lassen möchte	16	64,00%	10	90,91%	77,46%	2	96	67,61%				
Wenn ich mir Produkte vor Ort ansehen möchte	11	44,00%	6	54,55%	49,28%	8	42	29,58%				
Wenn ich Produkte vor Ort ausprobieren möchte	7	28,00%	5	45,45%	36,73%	10	24	16,90%				
Wenn Produkte online nicht verfügbar sind	9	36,00%	4	36,36%	36,18%	6	52	36,62%				
Wenn ich Produkte dringend benötige	19	76,00%	9	81,82%	78,91%	1	112	78,87%				
Wenn ich ein spezielles Angebot wahrnehmen möchte	7	28,00%	3	27,27%	27,64%	11	22	15,49%				
Wenn ich Fragen zu Neben-. bzw. Wechselwirkungen habe	12	48,00%	4	36,36%	42,18%	3	57	40,14%				
Wenn ich Fragen zu Inhaltsstoffen habe	14	56,00%	4	36,36%	46,18%	5	54	38,03%				
Wenn ich mit dem versendetem Präparat nicht zufrieden bin	1	4,00%	1	9,09%	6,55%	12	8	5,63%				
Wenn ich das Apothekenpersonal vor Ort persönlich kenne	4	16,00%	1	9,09%	12,55%	9	25	17,61%				
Wenn ich bislang unbekannte Produkte kaufen möchte	7	28,00%	3	27,27%	27,64%	7	46	32,39%				
Sonstiges	0	0,00%	0	0,00%	0,00%	7	4	2,82%				

N = 195 | n = 142 | sys-missing = 53

* A = n/a B = ungültig (fehlend)

Seite 12 Verhalten bei nicht vorrätigen Artikeln

Frage 16

Frage: Wenn die Apotheke vor Ort die gewünschten Artikel nicht auf Lager hat, ...

Bitte wählen Sie eine der vorgegebenen Antwortmöglichkeiten aus, welche am ehesten zu Ihrem typischen Einkaufsverhalten passt.

	Beratung in der Offizin	Prozent	In Offizin ausprobiert	Prozent	Mittelwert Showrooming	Rang	Anzahl	Prozent	Gesamt	Mittelwert	Missing* A	Missing* B
dann lasse ich mir diese über die Apotheke zur späteren Abholung bestellen	16	64,00%	7	63,64%	63,82%	1	92	64,79%	33,95%			
dann bestelle ich mir diese selbst bei einer Versandapotheke	8	32,00%	4	36,36%	34,18%	3	51	35,92%	18,82%			
bemühe ich mich diese in einer anderen Apotheke in der Nähe zu kaufen	11	44,00%	8	72,73%	58,37%	2	56	39,44%	20,66%			
dann ziehe ich in Erwägung, diese nicht mehr zu kaufen	1	4,00%	1	9,09%	6,55%	7	3	2,11%	1,11%			
erkundige ich mich nach einer anderen Packungsgröße	3	12,00%	2	18,18%	15,09%	5	19	13,38%	7,01%			
frage ich nach einem vergleichbaren Produkt	5	20,00%	3	27,27%	23,64%	4	43	30,28%	15,87%			
überdenke ich den Kauf des Produkts sorgfältig	1	4,00%	0	0,00%	2,00%	6	6	4,23%	2,21%			
Sonstiges	1	4,00%	0	0,00%	2,00%	8	1	0,70%	0,37%			

N = 195 | n = 142 | sys-missing = 53

* A = n/a B = ungültig (fehlend)

Seite 13 Kanalwahl bei bekannten Produkten

Frage 17

Frage: Wenn Sie das rezeptfreie Arzneimittel bzw. Gesundheitsmittel oder Körperpflegeprodukt kennen, dann kaufen Sie es in der Regel ...

Bitte wählen Sie eine der vorgegebenen Antwortmöglichkeiten aus, welche am ebesten zu Ihrem typischen Einkaufsverhalten passt.

	Beratung in der Offizin	Prozent	In Offizin ausprobiert	Prozent	Mittelwert Showrooming	Anzahl	Prozent	Gesamt	Mittelwert	Missing* A	Missing* B
eher in der Apotheke vor Ort (10)	8	32,00%	3	27,27%	29,64%	33	23,24%				
eher in der Versandapotheke (11)	10	40,00%	3	27,27%	33,64%	47	33,10%				
teilweise vor Ort, teilweise im Versand (12)	7	28,00%	5	45,45%	36,73%	61	42,96%				
keine Angabe (13)	0	0,00%	0	0,00%	0,00%	1	0,70%				
N = 195 | n = 142 | sys-missing = 53			ungültig (fehlend) = 45			*** A = n/a B = ungültig (fehlend)**					

Seite 14 Apothekenbesuch ohne Kauf

Frage 18

Frage: Haben Sie schon ein oder mehrmals eine Apotheke vor Ort aufgesucht, diese aber ohne dabei etwas gekauft zu haben, wieder verlassen?

Bitte wählen Sie eine oder mehrere der vorgegebenen Antwortoptionen aus.

	Beratung in der Offizin	Prozent	In Offizin ausprobiert	Prozent	Mittelwert Showrooming	Anzahl	Prozent	Gesamt	Mittelwert	Missing* A	Missing* B
Ja (1)	14	56,00%	8	72,73%	64,37%	49	34,51%				
Teils / Teils (4)	8	32,00%	2	18,18%	25,09%	19	13,38%				
Nein, bisher noch nicht (2)	0	0,00%	0	0,00%	0,00%	66	46,48%				
Ich bin mir nicht sicher (3)	3	12,00%	1	9,09%	10,55%	8	5,63%				
N = 195 | n = 142 | sys-missing = 53	Mittelwert = 1,96					*** A = n/a B = ungültig (fehlend)**					

Seite 15 Motive für Nicht-Kauf

Frage 19

Frage: Bitte geben Sie an, warum Sie die Apotheke ursprünglich aufgesucht hatten.

Bitte wählen Sie eine oder mehrere der vorgegebenen Antwortoptionen aus.

	Beratung in der Offizin	Prozent	In Offizin ausprobiert	Prozent	Mittelwert Showrooming	Rang	Anzahl	Prozent	Gesamt	Mittelwert	Missing* A	Missing* B
Ich wollte mich nur vor Ort beraten lassen	25	100,00%	6	54,55%	77,28%	3	25	32,89%				
Ich wollte Produkte vor Ort ausprobieren (Kosmetik & Körperpflegeprodukte)	6	24,00%	11	100,00%	62,00%	4	11	14,47%				
Ich wollte mir Produktproben abholen	1	4,00%	2	18,18%	11,09%	6	4	5,26%				
Ich wollte Zeitungen, Broschüren oder Flyer abholen	1	4,00%	1	9,09%	6,55%	5	5	6,58%				
Ich wollte Produkte ohne Rezept kaufen	9	36,00%	2	18,18%	27,09%	2	34	44,74%				
Ich wollte ein Rezept einlösen	8	32,00%	2	18,18%	25,09%	1	36	47,37%				
N = 195 | n = 76 | sys-missing = 98	159	15,72%	3,77%				*** A = n/a B = ungültig (fehlend)**					

Seite 15 Motive für Nicht-Kauf

Frage 20

Frage: Bitte geben Sie an, warum Sie darauf hin die Apotheke ohne etwas zu kaufen wieder verlassen haben.

Bitte wählen Sie eine oder mehrere der vorgegebenen Antwortoptionen aus.

	Beratung in der Offizin	Prozent	In Offizin ausprobiert	Prozent	Mittelwert Showrooming	Rang	Anzahl	Prozent	Gesamt	Mittelwert	Missing* A	Missing* B
Ich hatte andere Preisvorstellungen	11	44,00%	6	54,55%	49,28%	2	25	32,89%				
Ich konnte das Produkt nicht kaufen, da es nicht vorrätig war	12	48,00%	5	45,45%	46,73%	1	41	53,95%				
Ich war mit der Beratung nicht zufrieden	4	16,00%	1	9,09%	12,55%	9	4	5,26%				
Ich hatte andere Erwartungen an das Produkt	6	24,00%	2	18,18%	21,09%	5	9	11,84%				
Ich habe die Wartezeit als zu hoch empfunden	5	20,00%	2	18,18%	19,09%	3	17	22,37%				
Ich konnte nicht mit EC/Kreditkarte bezahlen	2	8,00%	1	9,09%	8,55%	8	5	6,58%				
Ich wollte das Produkt nicht selbst transportieren	0	0,00%	0	0,00%	0,00%	10	1	1,32%				
Ich hatte alle Informationen, die ich benötigt habe	4	16,00%	1	9,09%	12,55%	6	8	10,53%				
Ich wollte es bei der Beratung belassen	10	40,00%	3	27,27%	33,64%	4	14	18,42%				
Ich wollte es beim ausprobieren belassen (Kosmetik & Körperpflegeprodukte)	3	12,00%	7	63,64%	37,82%	7	7	9,21%				
Sonstiges	0	0,00%	0	0,00%	0,00%	10	1	1,32%				
N = 195 | n = 76 | sys-missing = 98												

*** A = n/a B = ungültig (fehlend)**

Seite 16 Verhalten bei hochpreisigen Arzneimitteln

Frage 21

Frage: Wenn mir der im Beratungsgespräch genannte Preis eines rezeptfreien Artikels in einer Apotheke vor Ort als sehr hoch erscheint,...

Bitte wählen Sie eine oder mehrere der vorgegebenen Antwortmöglichkeiten aus.

	Beratung in der Offizin	Prozent	In Offizin ausprobiert	Prozent	Mittelwert Showrooming	Rang	Anzahl	Prozent (N = 195)	Gesamt	Mittelwert	Missing* A	Missing* B
konfrontiere ich das Personal mit Internetpreisen	2	8,00%	0	0,00%	4,00%	7	8	5,63%				
kaufe ich das Arzneimittel trotzdem, wenn ich es dringend benötige	9	36,00%	6	54,55%	45,28%	2	79	55,63%				
bemühe ich mich das Arzneimittel in einer anderen Apotheke vor Ort preisgünstiger zu kaufen	6	24,00%	3	27,27%	25,64%	6	12	8,45%				
erkundige ich mich, ob es ein Generikum gibt	10	40,00%	6	54,55%	47,28%	3	62	43,66%				
versuche ich das Arzneimittel vom Arzt verschrieben zu bekommen	5	20,00%	1	9,09%	14,55%	5	14	9,86%				
verhandle ich mit dem Personal um den Preis	4	16,00%	1	9,09%	12,55%	8	5	3,52%				
überdenke ich den Kauf des Arzneimittels sorgfältig zuhause	7	28,00%	3	27,27%	27,64%	4	35	24,65%				
bestelle ich das Arzneimittel über den Versandhandel zu einem günstigeren Preis	19	76,00%	10	90,91%	83,46%	1	88	61,97%				
Sonstiges	0	0,00%	0	0,00%	0,00%	9	0	0,00%				
Keine Angabe	0	0,00%	0	0,00%	0,00%	9	0	0,00%				
N = 195 | n = 142 | sys-missing = 53 Kauffabbruch					37,82%							

*** A = n/a B = ungültig (fehlend)**

Seite 17 Mangelnde Loyalität gegenüber der stationären Apotheke

Frage 22

Frage: Bitte nehmen Sie zu den folgenden Aussagen Stellung, wenn es um den Kauf von rezeptfreien Arznei und Gesundheitsmitteln sowie Körperpflegeprodukten in Apotheken vor Ort geht.

Bitte wählen Sie zwischen „stimme ganz und gar nicht zu" und „stimme voll und ganz zu". Mit den Angaben dazwischen können Sie Ihr Urteil abstufen.

	stimme ganz und gar nicht zu (1)	stimme nicht zu (2)	stimme teilweise zu (3)	stimme zu (4)	stimme voll und ganz zu (5)	Mittelwert (Showroomer) Beratung	Mittelwert (Showroomer) Haptik	Mittelwert (Showrooming)	Gesamt (Alle)	Mittelwert (N = 195)	Missing* A	Missing* B
Wenn ich lokale Apotheken aufsuche, beabsichtige ich dort auch einzukaufen	1 0,70%	6 4,23%	22 15,49%	54 38,03%	59 41,55%	4,64	4,82	4,73	142	5,11	-	-
Wenn ich weiß, was ich wissen will, verlasse ich lokale Apotheken auch ohne zu kaufen	33 23,24%	45 31,69%	37 26,06%	19 13,38%	8 5,63%	3,92	4,55	4,24	142	2,92	-	-
Gelegentlich suche ich Apotheken vor Ort auf, um rezeptfreie Artikel einfach mal auszuprobieren	53 37,32%	45 31,69%	30 21,13%	12 8,45%	2 1,41%	2,72	3,91	3,32	142	2,36	-	-
Regelmäßig benötige rezeptfreie Artikel kaufe ich immer in der Apotheke vor Ort	20 14,08%	38 26,76%	53 37,32%	24 16,90%	7 4,93%	3,56	3,91	3,74	142	3,31	-	-
Beim Kauf vor Ort schätze ich das persönliche Verhältnis zum Apotheker	11 7,75%	16 11,27%	55 38,73%	41 28,87%	19 13,38%	4,32	4,00	4,16	142	4,10	-	-
N = 195 | n = 142 | sys-missing = 53	93						*A = n/a B = ungültig (fehlend)					

Seite 18 Convenience-Orientierung

Frage 22

Frage: Bitte nehmen Sie zu den folgenden Aussagen Stellung, wenn es um den Kauf von rezeptfreien Arznei und Gesundheitsmitteln sowie Körperpflegeprodukten in lokalen Apotheken vor Ort geht.

Bitte wählen Sie zwischen „stimme ganz und gar nicht zu" und „stimme voll und ganz zu". Mit den Angaben dazwischen können Sie Ihr Urteil abstufen.

	stimme ganz und gar nicht zu (1)	stimme nicht zu (2)	stimme teilweise zu (3)	stimme zu (4)	stimme voll und ganz zu (5)	Mittelwert (Showroomer) Beratung	Mittelwert (Showroomer) Haptik	Mittelwert (Showrooming)	Gesamt (Alle)	Mittelwert (N = 195)	Missing* A	Missing* B
Ich gehe nur dann in eine Apotheke, wenn ich etwas bestimmtes kaufen möchte	1 0,70%	4 2,82%	19 13,38%	59 41,55%	59 41,55%	4,80	4,91	4,86	142	5,17	-	-
Ich habe genaue Vorstellungen von den Präparaten, die ich kaufen will	4 2,82%	9 6,34%	39 27,46%	68 47,89%	22 15,49%	4,00	4,45	4,23	142	4,58	-	-
Einkaufen in der Apotheke bedeutet für mich Stress	35 24,65%	51 35,92%	38 26,76%	13 9,15%	5 3,52%	2,56	2,55	2,56	142	2,70	-	-
Ich möchte so wenig Zeit wie möglich mit Einkaufen in der Apotheke verbringen	8 5,67%	13 9,22%	40 28,37%	49 34,75%	31 21,99%	4,40	4,09	4,25	141	4,43	-	1
Ich mag beim Einkaufen in der Apotheke keine langen Warteschlangen	1 0,70%	8 5,63%	32 22,54%	65 45,77%	36 25,35%	4,76	5,27	5,02	142	4,83	-	-
Ich erledige gerne mehrere Einkäufe auf einem Einkaufsweg	3 2,11%	10 7,04%	15 10,56%	66 46,48%	48 33,80%	5,00	5,18	5,09	142	4,94	-	-
Ich kaufe Arzneimitteln gerne im Internet, da ich diese auch wieder umtauschen kann	35 24,82%	45 31,91%	44 31,21%	12 8,51%	5 3,55%	3,32	3,00	3,16	141	2,77	-	1
Bei Warteschlangen in der Apotheke bestelle ich den Artikel lieber im Internet	22 15,49%	42 29,58%	47 33,10%	22 15,49%	9 6,34%	3,72	3,82	3,77	142	3,23	-	-
Beim Kauf in Online-Apotheken lasse ich mich zuvor persönlich vor Ort beraten	46 32,39%	48 33,80%	31 21,83%	15 10,56%	2 1,41%	3,12	3,55	3,34	142	2,49	-	-
N = 195 | n = 142 | sys-missing = 53	119						*A = n/a B = ungültig (fehlend)					

Seite 19 Gesteigertes Preis-Leistungs-Bewusstsein

Frage 24

Frage: Bitte nehmen Sie zu den folgenden Aussagen Stellung, wenn es um den Kauf von rezeptfreien Arznei und Gesundheitsmitteln sowie Körperpflegeprodukten in lokalen Apotheken vor Ort geht.

Bitte wählen Sie zwischen „stimme ganz und gar nicht zu" und „stimme voll und ganz zu". Mit den Angaben dazwischen können Sie Ihr Urteil abstufen.

	stimme ganz und gar nicht zu (1)	stimme nicht zu (2)	stimme teilweise zu (3)	stimme zu (4)	stimme voll und ganz zu (5)	Mittelwert (Showroomer) Beratung	Mittelwert (Showroomer) Haptik	Mittelwert (Showrooming)	Gesamt (Alle)	Mittelwert (N = 195)	Missing* A	Missing* B
	1	2	3	4	5						A	B
Die Apotheke vor Ort verlangt faire Preise für rezeptfreie Artikel	4 2,82%	31 21,83%	75 52,82%	25 17,61%	7 4,93%	3,76	3,64	3,70	142	3,75	-	-
Ich versuche beim Kauf von rezeptfreien Artikeln Preisvorteile zu erzielen	10 7,04%	28 19,72%	33 23,24%	53 37,32%	18 12,68%	4,12	4,09	4,11	142	4,02	-	-
Ich nehme besondere Mühe in Kauf, um günstige Angebote von rezeptfreien Artikeln zu finden	22 15,49%	49 34,51%	41 28,87%	27 19,01%	3 2,11%	3,68	3,64	3,66	142	3,08	-	-
Bei rezeptfreien Artikeln prüfe ich die Angebote mehrerer Anbieter, um Preisvorteile zu erhalten	17 12,14%	19 13,57%	45 32,14%	44 31,43%	15 10,71%	4,56	4,73	4,65	140	3,89	-	1
Ich dehne den Einkauf auch mal aus, um günstige Preise von rezeptfreien Artikeln zu finden	22 15,49%	49 34,51%	42 29,58%	27 19,01%	2 1,41%	3,84	4,00	3,92	142	3,06	-	-
Die Beratung vor Ort rechtfertigt die lokal vergleichsweise höheren Preise	6 4,23%	22 15,49%	62 43,66%	45 31,69%	7 4,93%	3,80	3,82	3,81	142	3,98	-	-
Wegen der schnellen Verfügbarkeit, akzeptiere ich höhere Preise vor Ort	4 2,82%	19 13,38%	63 44,37%	47 33,10%	9 6,34%	4,00	4,18	4,09	142	4,11	-	1
Bevor ich eine Apotheke aufsuche, prüfe ich die Preise der rezeptfreien Artikel im Internet	20 14,08%	27 19,01%	48 33,80%	37 26,06%	10 7,04%	4,28	4,18	4,23	142	3,60	-	-
Empfinde ich den Preis rezeptfreier Artikel vor Ort als zu hoch, bestelle ich diese im Internet	11 7,75%	18 12,68%	43 30,28%	45 31,69%	25 17,61%	4,64	4,73	4,69	142	4,18	-	-
N = 195 | n = 142 | sys-missing = 53	49,30%											

*** A = n/a B = ungültig (fehlend)**

Seite 20 Einkaufserlebnis in der Apotheke vor Ort

Frage 25

Frage: Bitte nehmen Sie zu den folgenden Aussagen Stellung, wenn es um den Kauf von rezeptfreien Arznei und Gesundheitsmitteln sowie Körperpflegeprodukten in lokalen Apotheken vor Ort geht.

Bitte wählen Sie zwischen „stimme ganz und gar nicht zu" und „stimme voll und ganz zu". Mit den Angaben dazwischen können Sie Ihr Urteil abstufen.

	stimme ganz und gar nicht zu (1)	stimme nicht zu (2)	stimme teilweise zu (3)	stimme zu (4)	stimme voll und ganz zu (5)	Mittelwert (Showroomer) Beratung	Mittelwert (Showroomer) Haptik	Mittelwert (Showrooming)	Gesamt (Alle)	Mittelwert (N = 195)	Missing* A	Missing* B
Wenn ich in Apotheken vor Ort einkaufen gehe, löst das eine gute Stimmung bei mir aus	9 6,34%	56 39,44%	56 39,44%	15 10,56%	6 4,23%	3,52	3,64	3,58	142	3,21	-	-
Die Ladengestaltung in der Apotheke vor Ort ist sehr übersichtlich	0 0,00%	25 17,61%	42 29,58%	63 44,37%	12 8,45%	3,80	4,18	3,99	142	4,26	-	-
Das Personal in der Apotheke vor Ort nehme ich grundsätzlich als freundlich wahr	3 2,11%	3 2,11%	25 17,61%	72 50,70%	39 27,46%	4,96	4,91	4,94	142	4,95	-	-
Die Möglichkeit, in Apotheken vor Ort auch mal Schnäppchen machen zu können, beurteile ich als hoch	16 11,27%	69 48,59%	44 30,99%	11 7,75%	2 1,41%	3,08	3,27	3,18	142	2,80	-	2
Die Verkaufsräume lokaler Apotheken sind mit den aktuellen Technologien ausgestattet	3 2,11%	21 14,79%	69 48,59%	43 30,28%	6 4,23%	3,96	4,00	3,98	142	4,03	-	-
Apotheken vor Ort haben die benötigten Arzneimittel vorrätig	3 2,11%	20 14,08%	64 45,07%	47 33,10%	8 5,63%	3,96	4,00	3,98	142	4,10	-	-
In Apotheken vor Ort habe ich den Eindruck, alle benötigten Informationen zu erhalten	0 0,00%	8 5,63%	32 22,54%	75 52,82%	27 19,01%	4,80	4,45	4,63	142	4,80	-	-
Die Apotheke vor Ort bietet viele Markenartikel verschiedener Hersteller an	1 0,70%	13 9,15%	39 27,46%	77 54,23%	12 8,45%	4,44	4,64	4,54	142	4,51	-	-
Die Beratung in Apotheken vor Ort erfolgt auf einer unabhängigen Basis	1 0,70%	24 16,90%	66 46,48%	39 27,46%	12 8,45%	4,16	4,00	4,08	142	4,08	-	-

N = 195 | n = 142 | sys-missing = 53   119

*** A = n/a B = ungültig (fehlend)**

Seite 21 Persönliche Innovativität

Frage 26

Frage: Bitte nehmen Sie zu den folgenden Aussagen Stellung, wenn es um den Kauf von rezeptfreien Arznei und Gesundheitsmitteln sowie Körperpflegeprodukten in lokalen Apotheken vor Ort geht.

Bitte wählen Sie zwischen „stimme ganz und gar nicht zu" und „stimme voll und ganz zu". Mit den Angaben dazwischen können Sie Ihr Urteil abstufen.

	stimme ganz und gar nicht zu (1)	stimme nicht zu (2)	stimme teilweise zu (3)	stimme zu (4)	stimme voll und ganz zu (5)	Mittelwert (Showroomer) Beratung	Mittelwert (Showroomer) Haptik	Mittelwert (Showrooming)	Gesamt (Alle)	Mittelwert (N = 195)	Missing* A	Missing* B
Grundsätzlich bin ich zögerlich, neue Ideen zu akzeptieren	16 11,27%	65 45,77%	42 29,58%	18 12,68%	1 0,70%	3,20	3,00	3,10	142	2,89	-	-
Ich finde es anregend, innovativ und originell zu denken	2 1,41%	16 11,27%	38 26,76%	67 47,18%	19 13,38%	4,36	4,45	4,41	142	4,47	-	-
Ich fühle mich durch komplexe und ungelöste Probleme herausgefordert	9 6,34%	20 14,08%	47 33,10%	57 40,14%	9 6,34%	4,08	3,91	4,00	142	4,06	-	-
Ich muss erst andere Leute sehen, wie sie Innovationen benutzen, bevor ich diese für mich selbst in Erwägung ziehe	22 15,49%	57 40,14%	42 29,58%	19 13,38%	2 1,41%	3,24	3,27	3,26	142	2,89	-	-
Ich fühle mich wohler mit dem Kauf eines Produktes, wenn ich es vorher physisch ausprobieren konnte	9 7,20%	26 20,80%	48 38,40%	40 32,00%	2 1,60%	4,04	4,56	4,30	125	3,72	-	17
Ich kann nur feststellen, ob ein Produkt den Kauf wert ist, wenn ich es berühren konnte	23 18,40%	51 40,80%	36 28,80%	13 10,40%	2 1,60%	3,22	3,22	3,22	125	2,77	-	17
Es gibt viele Produkte, die ich nur kaufen würde, wenn ich sie vor dem Kauf anfassen konnte	14 11,20%	41 32,80%	45 36,00%	22 17,60%	3 2,40%	3,26	3,22	3,24	125	3,23	-	17

N = 195 | n = 142 | sys-missing = 53 119

*A = n/a B = ungültig (fehlend)

Seite 22 Besitz div. Endgeräte f. Kauf

Frage 27

Frage: Über welche internetfähigen Endgeräte verfügen Sie in Ihrem Haushalt?

Bitte wählen Sie eine oder mehrere der vorgegebenen Antwortmöglichkeiten aus.

	Beratung in der Offizin	Prozent	In Offizin ausprobiert	Prozent	Mittelwert Showrooming	Rang	Anzahl	Prozent	Gesamt	Mittelwert	Missing* A	Missing* B
Notebook / Laptop	24	96,00%	10	90,91%	93,46%		132	91,67%				
Smartphone	22	88,00%	11	100,00%	94,00%		133	92,36%				
Tablet	12	48,00%	7	63,64%	55,82%		80	55,56%				
Stationärer Computer (Desktop PC / iMac)	14	56,00%	1	9,09%	32,55%		75	52,08%			*	
PDA	0	0,00%	0	0,00%	0,00%		0	0,00%				

N = 195 | n = 142 | sys-missing = 53

*A = n/a B = ungültig (fehlend)

Seite 23 Nutzung div. Endgeräte f. Kauf

Frage 28

Frage: Wie häufig haben Sie bisher im Zusammenhang mit dem Apothekenbesuch mit Ihrem Smartphone bzw. Tablet ...

Bitte wählen Sie zwischen „nie" und „ständig". Mit den Werten dazwischen können Sie Ihr Urteil abstufen.

	Noch nie	selten	gelegentlich	oft	ständig	Mittelwert (SR) Beratung	Mittelwert (SR) Haptik	Mittelwert (SR)	Gesamt (Alle)	Mittelwert (N = 195)	Missing* A	Missing* B
Apothekenübliche Artikel im internetbasierten Versandhandel bestellt?	59 44,36%	23 17,29%	30 22,56%	17 12,78%	4 3,01%	5,43	5,09	5,26	133	5,13	-	1
Produktinformationen zu apothekenüblichen Artikeln abgerufen?	54 40,91%	25 18,94%	36 27,27%	12 9,09%	5 3,79%	5,55	5,64	5,60	132	5,16	-	2
Produktverfügbarkeiten in anderen Apotheken abgerufen?	89 66,42%	23 17,16%	14 10,45%	6 4,48%	2 1,49%	5,09	4,82	4,96	134	4,57	-	-
Nutzberbewertungen zu apothekenüblichen Artikeln abgerufen?	71 52,99%	25 18,66%	24 17,91%	13 9,70%	1 0,75%	5,22	5,18	5,20	134	4,87	-	-
einen BAR-Code (PZN) von einem apothekenüblichen Artikel gescannt?	114 85,07%	11 8,21%	7 5,22%	1 0,75%	1 0,75%	4,48	4,18	4,33	134	4,24	-	-
Apothekenüblichen Artikel für spätere Zwecke abfotografiert?	93 69,40%	22 16,42%	15 11,19%	2 1,49%	2 1,49%	4,70	5,09	4,90	134	4,49	-	-
einen Preisvergleich zu apothekenüblichen Artikeldurchgeführt?	56 42,11%	29 21,80%	32 24,06%	11 8,27%	5 3,76%	5,78	5,64	5,71	133	5,10	-	1
N = 195 | n = 149 | sys-missing = 46	121											

*A = n/a B = ungültig (fehlend)

Seite 24 Informationsdefizite im Onlinehandel

Frage 29

Frage: Bitte nehmen Sie zu den folgenden Aussagen Stellung, wenn es um den Kauf von rezeptfreien Arznei- und Gesundheitsmitteln sowie Körperpflegeprodukten über den Versandhandel geht.

Bitte wählen Sie zwischen „stimme ganz und gar nicht zu" und „stimme voll und ganz zu". Mit den Angaben dazwischen können Sie Ihr Urteil abstufen.

	stimme ganz und gar nicht zu (1)	stimme nicht zu (2)	stimme teilweise zu (3)	stimme zu (4)	stimme voll und ganz zu (5)	Mittelwert (SR) Beratung	Mittelwert (SR) Haptik	Mittelwert (SR)	Gesamt (Alle)	Mittelwert (N = 195)	Missing* A	Missing* B
Ich kenne mich mit den rezeptfreien Artikeln aus, die ich bei einer Versandapotheke bestelle	4 2,80%	8 5,59%	28 19,58%	75 52,45%	28 19,58%	4,29	4,36	4,33	143	4,72	-	1
Wenn ich zu einem bestimmten rezeptfreien Artikel im Internet fragen habe, dann erkundige ich mich in der Apotheke vor Ort	36 25,17%	49 34,27%	33 23,08%	22 15,38%	3 2,10%	3,44	3,55	3,50	143	2,76	-	1
Das Beratungsangebot in der Apotheke im Internet reicht mir vollkommen aus, wenn es um den Kauf von rezeptfreien Artikeln geht	2 1,41%	15 10,56%	53 37,32%	55 38,73%	17 11,97%	4,16	4,18	4,17	142	4,37	-	2
Manchmal habe ich nach dem Kauf von rezeptfreien Artikeln im Internet das Gefühl, diese könnten nicht genau meine Bedürfnisse erfüllen	14 9,86%	68 47,89%	43 30,28%	14 9,86%	3 2,11%	3,50	3,09	3,30	142	2,89	-	2
Wenn ich rezeptfreie Artikel im Internet kaufe, dann habe ich gelegentlich das Bedürfnis, vor Ort Informationen zu Neben-wirkungen einzuholen	32 22,22%	63 43,75%	32 22,22%	15 10,42%	2 1,39%	3,36	3,55	3,46	144	2,59	-	1
Bei rezeptfreien Artikeln im Internet habe ich das Gefühl, dass die Preise dort besonders gut vergleichbar sind	1 0,69%	8 5,56%	26 18,06%	85 59,03%	24 16,67%	4,76	4,64	4,70	144	4,79	-	-
Beim Kauf von rezeptfreien Artikeln im Internet schätze ich, dass mir noch weitere, zur Therapie passende Arzneimittel empfohlen werden	18 12,59%	41 28,67%	47 32,87%	31 21,68%	6 4,20%	3,92	4,00	3,96	143	3,35	-	2
Grundsätzlich habe ich den Eindruck, dass ich über Wechsel und Neben-wirkungen der gekauften Artikel im Internet gut informiert worden bin	4 2,78%	18 12,50%	60 41,67%	56 38,89%	6 4,17%	4,08	4,45	4,27	144	4,14	-	-
N = 195 | n = 151 | sys-missing = 46	130											

*** A = n/a B = ungültig (fehlend)**

Seite 25 Wahrgenommenes Kaufrisiko

Frage 30

Frage: Bitte nehmen Sie zu den folgenden Aussagen Stellung, wenn es um den Kauf von rezeptfreien Arznei- und Gesundheitsmitteln sowie Körperpflegeprodukten über den Versandhandel geht.

Bitte wählen Sie zwischen „stimme ganz und gar nicht zu" und „stimme voll und ganz zu". Mit den Angaben dazwischen können Sie Ihr Urteil abstufen.

	stimme ganz und gar nicht zu (1)	stimme nicht zu (2)	stimme teilweise zu (4)	stimme zu (5)	stimme voll und ganz zu (6)	Mittelwert (SR) Beratung	Mittelwert (SR) Haptik	Mittelwert (SR)	Gesamt (Alle)	Mittelwert (N = 195)	Missing* A	Missing* B
Bei einer Bestellung von rezeptfreie Artikeln auf dem Versandweg ist das Risiko groß, dass diese nicht der Abbildung entsprechen	23	74	34	12	1	3,08	3,27	3,18	144	2,59	-	-
	15,97%	51,39%	23,61%	8,33%	0,69%							
Ich schätze den Kauf von rezeptfreien Artikeln im Internet als riskant ein, weil mir die persönliche Beratung des Apothekenpersonals fehlt	26	62	40	9	5	3,08	2,91	3,00	142	2,71	-	2
	18,31%	43,66%	28,17%	6,34%	3,52%							
Rezeptfreie Artikel im Versandhandel zu bestellen ist eine Angelegenheit, bei der man viel falsch machen kann	17	47	54	23	3	3,48	3,36	3,42	144	3,19	-	1
	11,81%	32,64%	37,50%	15,97%	2,08%							
Im Internet gekaufte rezeptfreie Artikel entsprechen häufig nicht meinen Erwartungen, weil ich diese nicht vor dem Kauf untersuchen konnte	36	76	26	2	2	2,84	2,64	2,74	142	2,21	-	3
	25,35%	53,52%	18,31%	1,41%	1,41%							
Ich schätze den Kauf von rezeptfreien Artikeln, die ich zum ersten Mal im Internet kaufe als riskant ein	22	54	42	20	5	3,40	3,18	3,29	143	2,99	-	1
	15,38%	37,76%	29,37%	13,99%	3,50%							
Generell betrachtet, ist mir das Risiko zu groß, neuartige rezeptfreie Artikel im Internet zu kaufen	24	54	41	17	7	3,16	3,09	3,13	143	2,96	-	1
	16,78%	37,76%	28,67%	11,89%	4,90%							
Wenn ich Neben- bzw. Wechselwirkungen von neuartigen rezeptfreien Artikeln nicht kenne, kaufe ich diese in der Apotheke vor Ort	14	28	39	47	16	4,00	4,09	4,05	144	3,87	-	-
	9,72%	19,44%	27,08%	32,64%	11,11%							
Der Kauf von rezeptfreien Artikeln in der Apotheke vor Ort ist mir manchmal peinlich	44	43	27	24	6	3,00	3,09	3,05	144	2,74	-	-
	30,56%	29,86%	18,75%	16,67%	4,17%							
N = 195 | n = 151 | sys-missing = 46	93											

*A = n/a B = ungültig (fehlend)

Seite 26 Soziodemographische Daten

Frage 31

Frage: Bitte geben Sie an, in welcher Altersklasse Sie sich befinden?

Bitte wählen Sie eine der vorgegebenen Antwortmöglichkeiten aus.

	Beratung in der Offizin	Prozent	In Offizin ausprobiert	Prozent	Mittelwert Showrooming	Anzahl	Prozent	Gesamt	Mittelwert	Missing* A	Missing* B
16 – 18 Jahre (6)	0	0,00%	0	0,00%	0,00%	0	0,00%				
19 – 24 Jahre (7)	4	16,00%	1	9,09%	12,55%	33	20,75%	709,5	21,5		
25 – 34 Jahre (8)	10	40,00%	6	54,55%	47,28%	59	37,11%	1740,5	29,5		
35 – 44 Jahre (9)	2	8,00%	1	9,09%	8,55%	28	17,61%	1106	39,5		
45 – 54 Jahre (10)	5	20,00%	1	9,09%	14,55%	24	15,09%	1188	49,5		
55 – 64 Jahre (11)	2	8,00%	1	9,09%	8,55%	13	8,18%	773,5	59,5		
>65 Jahre (12)	2	8,00%	1	9,09%	8,55%	2	1,26%	145	72,5		
Keine Angabe (13)	0	0,00%	0	0,00%	0,00%	0	0,00%	5662,5	32,36		
N = 195 | n = 159 | sys-missing = 46											

*A = n/a B = ungültig (fehlend)

Seite 26 Soziodemographische Daten

Frage 32

Frage: Welches Geschlecht haben Sie?

Bitte wählen Sie eine der vorgegebenen Antwortmöglichkeiten aus.

	Beratung in der Offizin	Prozent	In Offizin ausprobiert	Prozent	Mittelwert Showrooming	Anzahl	Prozent	Gesamt	Mittelwert	Missing* A	Missing* B
Bitte Auswählen (4)	0	0,00%	0	0,00%	0,00%	0	0,00%				
Männlich	12	48,00%	4	36,36%	42,18%	68	42,77%				
Weiblich	13	52,00%	7	63,64%	57,82%	91	57,23%				
Keine Angabe (3)	0	0,00%	0	0,00%	0,00%	0	0,00%				

N = 195 | n = 159 | sys-missing = 46 — * A = n/a B = ungültig (fehlend)

Seite 26 Soziodemographische Daten

Frage 33

Frage: Zu welcher Berufsgruppe gehören Sie?

Bitte wählen Sie eine der vorgegebenen Antwortmöglichkeiten aus.

	Beratung in der Offizin	Prozent	In Offizin ausprobiert	Prozent	Mittelwert Showrooming	Anzahl	Prozent	Gesamt	Mittelwert	Missing* A	Missing* B
Schüler(in) / Student(in) oder in Ausbildung	10	41,67%	4	36,36%	39,02%	65	41,40%				
Arbeiter(in)	1	4,17%	0	0,00%	2,09%	2	1,27%				
Angestellte(r)	6	25,00%	3	27,27%	26,14%	52	33,12%				
Selbständige(r)	4	16,67%	1	9,09%	12,88%	27	17,20%				
Rentner(in)	3	12,50%	3	27,27%	19,89%	7	4,46%				
Vorübergehend ohne Beschäftigung	0	0,00%	0	0,00%	0,00%	3	1,91%				
Beamte(r)	0	0,00%	0	0,00%	0,00%	2	1,27%				
Keine Angabe (9)	0	0,00%	0	0,00%	0,00%	1	0,64%				

N = 195 | n = 159 | sys-missing = 46 — * A = n/a B = ungültig (fehlend)

Seite 26 Soziodemographische Daten

Frage 34

Frage: Über welchen höchsten Bildungsabschluss verfügen Sie?

Bitte wählen Sie eine der vorgegebenen Antwortmöglichkeiten aus.

	Beratung in der Offizin	Prozent	In Offizin ausprobiert	Prozent	Mittelwert Showrooming	Anzahl	Prozent	Gesamt	Mittelwert	Missing* A	Missing* B
Keinen Berufsabschluss (1)	0	0,00%	0	0,00%	0,00%	1	0,63%				
Qualifizierter Hauptschulabschluss (2)	1	4,00%	1	9,09%	6,55%	5	3,16%				
Mittlere Reife (3)	4	16,00%	0	0,00%	8,00%	15	9,49%				
Abitur / Fachabitur (4)	6	24,00%	1	9,09%	16,55%	43	27,22%				
Bachelor (5)	7	28,00%	5	45,45%	36,73%	47	29,75%				
Master / Diplom (6)	7	28,00%	4	36,36%	32,18%	42	26,58%				
Promotion (8)	0	0,00%	0	0,00%	0,00%	5	3,16%				
Professur (9)	0	0,00%	0	0,00%	0,00%	0	0,00%				
Keine Angabe (10)	0	0,00%	0	0,00%	0,00%	1	0,63%				

N = 195 | n = 159 | sys-missing = 46

*** A = n/a B = ungültig (fehlend)**

Anhang D: Ergebnisse der Fachkräftebefragung

Seite 2

Frage 1

Frage: Sind Sie aktuell in einer öffentlichen Offizin-Apotheke in Deutschland im Handverkauf tätig?

Bitte wählen Sie eine Antwortoption aus.

	Anzahl	Prozent	Gesamt	Mittelwert	Missing* A	Missing* B
Ja (1)	91	67,41%				
Nein (2)	27	15,43%				
Keine Angabe (3)	93	53,14%				

N = 175 | n = 175 | System-Missing = 0

*** A = n/a B = ungültig (fehlend)**

Seite 3

Frage 2

Besitzt die Apotheke, in der Sie aktuell tätig sind, eine Internetseite zum Onlinehandel mit Arzneimitteln? (Botendienst ist nicht gemeint)

Bitte wählen Sie eine Antwortoption aus.

	Anzahl	Prozent	Gesamt	Mittelwert	Missing* A	Missing* B
Ja (1)	23	16,79%				
Nein (2)	137	83,21%				
Keine Angabe (3)	0	0,00%				

N = 175 | n = 175 | System-Missing = 0

*** A = n/a B = ungültig (fehlend)**

Seite 4

Frage 3

Frage: Wie oft kommt es vor, dass sich Kunden in Ihrer Offizin...

Bitte wählen Sie zwischen „sehr selten" und „sehr häufig" aus. Mit den Angaben dazwischen können Sie Ihr Urteil abstufen.

	Nie (1)	sehr selten (2)	selten (3)	gelegentlich (4)	häufig (5)	sehr häufig (6)	ständig (7)	Anzahl	Prozent	Gesamt	Mittelwert	Missing* A	Missing* B
zu einem Produkt beraten lassen, ohne dieses im Anschluss kaufen zu wollen?	0,00% 0	5,11% 7	11,68% 16	56,93% 78	18,98% 26	5,11% 7	2,19% 3			137	4,16	-	-
nach einer Beratung zu einem OTC-Produkt die PZN des Produktes notieren?	23,36% 0	32,12% 7	25,55% 16	13,87% 78	5,11% 26	0,00% 7	0,00% 3			137	2,45	-	-
nach einer Beratung den Handelsnamen des Präparats notieren?	4,41% 0	21,32% 7	21,32% 16	35,29% 78	12,50% 26	2,94% 7	2,21% 3			136	3,50	1	-
nach der Bekanntgabe des Verkaufspreises eines OTC-Produkts nicht kaufen?	0,00% 0	2,92% 7	12,41% 16	44,53% 78	30,66% 26	8,03% 7	1,46% 3			137	4,34	-	-
gegen eine Bestellung von nicht vorrätigen OTC-Produkten entscheiden?	0,00% 0	2,19% 7	16,79% 16	38,69% 78	32,12% 26	8,03% 7	2,19% 3			137	4,36	-	-
ohne Kaufabsichten zu Wirkungen und Neben-wirkungen beraten lassen?	3,73% 0	14,93% 7	14,93% 16	45,52% 78	15,67% 26	3,73% 7	1,49% 3			134	3,73	3	-

N = 160 | n = 137 | System-Missing = 0 — *** A = n/a B = ungültig (fehlend)**

Seite 5

Frage 4

Frage: Beobachten Sie, dass Kunden...

Bitte wählen Sie zwischen „noch nie beobachtet" und „beobachte ich ständig". Mit den Angaben dazwischen können Sie Ihr Urteil abstufen.

	nie (1)	sehr selten (2)	selten (3)	gelegentlich (4)	häufig (5)	sehr häufig (6)	ständig (7)	Anzahl	Prozent	Gesamt	Mittelwert	Missing* A	Missing* B
die Apotheke betreten und ohne etwas zu kaufen wieder verlassen?	0,73% 1	10,95% 15	22,63% 31	48,91% 67	13,14% 18	2,19% 3	1,46% 2			137	3,77	-	-
in der Freiwahl Produkte nur ansehen und ohne zu kaufen wieder verlassen?	0,73% 1	13,14% 18	14,60% 20	47,45% 65	19,71% 27	3,65% 5	0,73% 1			137	3,87	-	-
Körperpflegeprodukte oder Kosmetika ausprobieren ohne diese kaufen zu wollen?	0,73% 1	5,11% 7	26,28% 36	35,04% 48	25,55% 35	4,38% 6	2,92% 4			137	4,07	-	-
Ihre Apotheke wieder verlassen, da der Kundenandrang sehr hoch ist?	1,49% 2	25,37% 34	32,09% 43	32,09% 43	5,97% 8	2,24% 3	0,75% 1			134	3,26	2	1
in ihrer Apotheke nur Preise erfragen und ohne diese zu kaufen wieder verlassen?	0,74% 1	14,81% 20	27,41% 37	34,07% 46	17,78% 24	4,44% 6	0,74% 1			135	3,70	1	1
während der Beratung Preise aus dem Internet zur Preisverhandlung nutzen?	13,24% 18	22,06% 30	16,18% 22	31,62% 43	11,03% 15	3,68% 5	2,21% 3			136	3,27	-	1
sagen, dass Sie vor dem Kauf noch mal im Internet recherchieren wollen?	6,62% 9	20,59% 28	23,53% 32	33,09% 45	11,76% 16	1,47% 2	2,94% 4			136	3,42	1	-
in ihrer Apotheke anrufen und sich nach Preisen erkundigen?	0,00% 0	8,96% 12	17,16% 23	38,06% 51	24,63% 33	5,22% 7	5,97% 8			134	4,24	3	-

N = 160 | n = 137 | System-Missing = 0 — *** A = n/a B = ungültig (fehlend)**

Seite 6

Frage 5

Frage: Wie hoch schätzen Sie die Anzahl an Beratungen in den zufällig ausgewählten Kategorien (Indikationen) pro Arbeitstag durchschnittlich ein?

Bitte wählen Sie zwischen „<1 Mal pro Tag" und „>25 Mal pro Tag". Mit den Angaben dazwischen können Sie Ihr Urteil abstufen.

	<1	2-4x (2)	6-9x (3)	10-14x (4)	15-19x (5)	20-25x (6)	>25x (7)	Weiß nicht (8)	Anzahl	Prozent	Gesamt	Mittelwert	Missing* A	B
Schmerzmittel	0.00%	0.00%	10.64%	25.53%	27.66%	19.15%	17.02%	0.00%			47	5,06	-	-
	0	0	5	12	13	9	8	0						
Vitamine / Mineralstoffe / Nahrungsergänzungsmittel	6.38%	29.79%	27.66%	23.40%	8.51%	4.26%	0.00%	0.00%			47	3,11	-	-
	3	14	13	11	4	2	0	0						
Hautmittel	2.13%	27.66%	27.66%	19.15%	19.15%	4.26%	0.00%	0.00%			47	3,38	-	-
	1	13	13	9	9	2	0	0						
Herz- und Kreislaufmittel	2.13%	38.30%	25.53%	10.64%	6.38%	8.51%	4.26%	4.26%			47	3,45	-	-
	1	18	12	5	3	4	2	2						
Mittel für die Blase / Fortpflanzungsorgane	8.51%	38.30%	25.53%	14.89%	4.26%	4.26%	2.13%	2.13%			47	3,00	-	-
	4	18	12	7	2	2	1	1						
Mittel für den Verdauungstrakt	0%	17%	46%	22%	6%	4%	2%	4%			54	3,54	-	-
	0	9	25	12	3	2	1	2						
Beruhigungs-, -Schlaf, -Stimmungsaufhellungsmittel	5,56%	29,63%	38,89%	18,52%	3,70%	0,00%	0,00%	3,70%			54	3,04	-	-
	3	16	21	10	2	0	0	2						
Tonika / Geriatrische Mittel / Immunstimmulanzien	24%	44%	17%	7%	4%	0%	0%	4%			54	2,41	-	-
	13	24	9	4	2	0	0	2						
Produkte zur Gewichtsabnahme	48,15%	42,59%	3,70%	3,70%	0,00%	0,00%	0,00%	1,85%			54	1,74	-	-
	26	23	2	2	0	0	0	1						
Entwöhnungsmittel (Raucherentwöhnung)	78%	19%	2%	0%	0%	0%	0%	2%			54	1,35	-	-
	42	10	1	0	0	0	0	1						
Gesichtspflegeprodukte	8,33%	55,56%	27,78%	5,56%	2,78%	0,00%	0,00%	0,00%			36	2,39	-	-
	3	20	10	2	1	0	0	0						
Körperpflegeprodukte	11%	56%	22%	8%	3%	0%	0%	0%			36	2,36	-	-
	4	20	8	3	1	0	0	0						
Make-Up	69,44%	22,22%	5,56%	0,00%	0,00%	0,00%	0,00%	2,78%			36	1,53	-	-
	25	8	2	0	0	0	0	1						
Sonnenpflege	42%	36%	17%	3%	3%	0%	0%	0%			36	1,89	-	-
	15	13	6	1	1	0	0	0						
Haarpflege	55,56%	36,11%	2,78%	2,78%	0,00%	0,00%	0,00%	2,78%			36	1,69	-	-
	20	13	1	1	0	0	0	1						

N = 160 | n = 36 - 54 | System-Missing = 0

***A = n/a B = ungültig (fehlend)**

Frage 6

Frage: Wie häufig pro Tag kaufen Kunden nach erfolgter Beratung in den zufällig ausgewählten Kategorien schätzungsweise nicht?

Bitte wählen Sie zwischen „<1 Mal pro Tag" und „>15 Mal pro Tag". Mit den Angaben dazwischen können Sie Ihr Urteil abstufen.

	<1	1x (2)	2-3x (3)	4-5x (4)	6-9x (5)	10-13x (6)	14-15x (7)	Weiß nicht (8)	Anzahl	Prozent	Gesamt	Mittelwert	Missing* A	Missing* B
Schmerzmittel	51,06%	21,28%	17,02%	4,26%	2,13%	2,13%	2,13%	0,00%			47	2,00	-	-
	24	10	8	2	1	1	1	0						
Vitamine / Mineralstoffe / Nahrungsergänzungsmittel	6%	36%	36%	13%	6%	2%	0%	0%			47	2,83	-	-
	3	17	17	6	3	1	0	0						
Hautmittel	8,51%	31,91%	31,91%	12,77%	10,64%	2,13%	0,00%	2,13%			47	3,02	-	-
	4	15	15	6	5	1	0	1						
Herz- und Kreislaufmittel	40%	30%	17%	0%	2%	4%	0%	6%			47	2,38	-	-
	19	14	8	0	1	2	0	3						
Mittel für die Blase / Fortpflanzungsorgane	42,55%	29,79%	10,64%	2,13%	4,26%	2,13%	0,00%	8,51%			47	2,45	-	-
	20	14	5	1	2	1	0	4						
Mittel für den Verdauungstrakt	47%	21%	13%	6%	4%	2%	2%	6%			53	2,40	-	1
	25	11	7	3	2	1	1	3						
Beruhigungs-, -Schlaf, -Stimmungsaufhellungsmittel	44,44%	22,22%	18,52%	5,56%	3,70%	0,00%	0,00%	5,56%			54	2,30	-	-
	24	12	10	3	2	0	0	3						
Tonika / Geriatrische Mittel / Immunstimmulanzien	26%	28%	26%	2%	6%	0%	0%	11%			53	2,89	-	1
	14	15	14	1	3	0	0	6						
Produkte zur Gewichtsabnahme	31,48%	33,33%	14,81%	5,56%	1,85%	0,00%	0,00%	12,96%			54	2,78	-	-
	17	18	8	3	1	0	0	7						
Entwöhnungsmittel (Raucherentwöhnung)	56%	17%	9%	2%	0%	0%	0%	17%			54	2,57	-	-
	30	9	5	1	0	0	0	9						
Gesichtspflegeprodukte	13,89%	44,44%	22,22%	11,11%	5,56%	2,78%	0,00%	0,00%			36	2,58	-	-
	5	16	8	4	2	1	0	0						
Körperpflegeprodukte	22%	36%	22%	19%	0%	0%	0%	0%			36	2,39	-	-
	8	13	8	7	0	0	0	0						
Make-Up	44,44%	27,78%	5,56%	5,56%	2,78%	0,00%	0,00%	13,89%			36	2,64	-	-
	16	10	2	2	1	0	0	5						
Sonnenpflege	31%	36%	17%	8%	6%	0%	0%	3%			36	2,36	-	-
	11	13	6	3	2	0	0	1						
Haarpflege	44,44%	25,00%	22,22%	2,78%	2,78%	0,00%	0,00%	2,78%			36	2,08	-	-
	16	9	8	1	1	0	0	1						

N = 160 | n = 36 – 54 | System-Missing = 2

*** A = n/a B = ungültig (fehlend)**

Frage 7

Frage: Wie hoch schätzen Sie die Beratungszeit pro Kunde in den zufällig ausgewählten Kategorien (Indikationen) in Minuten ein?

Bitte wählen Sie zwischen „<30 Sekunden" und „>6 Minuten". Mit den Werten dazwischen können Sie Ihr Urteil abstufen.

		0-30 Sek (1)	1-2 Min (2)	3-5 Min (3)	>6 Min (4)	Weiß nicht (5)	Anzahl	Prozent	Gesamt	Mittelwert	Missing* A	Missing* B
Schmerzmittel	%	2,13%	46,81%	51,06%	0,00%	0,00%			47	2,49	-	-
	n	1	22	24	0	0						
Vitamine / Mineralstoffe / Nahrungsergänzungsmittel	%	0,00%	12,77%	48,94%	38,30%	0,00%			47	3,26	-	-
	n	0	6	23	18	0						
Hautmittel	%	0,00%	8,51%	46,81%	44,68%	0,00%			47	3,36	-	-
	n	0	4	22	21	0						
Herz- und Kreislaufmittel	%	0,00%	14,89%	61,70%	21,28%	2,13%			47	3,11	-	-
	n	0	7	29	10	1						
Mittel für die Blase / Fortpflanzungsorgane	%	0,00%	19,15%	48,94%	23,40%	8,51%			47	3,21	-	-
	n	0	9	23	11	4						
Mittel für den Verdauungstrakt	%	5,56%	29,63%	53,70%	9,26%	1,85%			54	2,72	-	-
	n	3	16	29	5	1						
Beruhigungs-, -Schlaf, -Stimmungsaufhellungsmittel	%	0,00%	14,81%	48,15%	35,19%	1,85%			54	3,24	-	-
	n	0	8	26	19	1						
Tonika / Geriatrische Mittel / Immunstimmulanzien	%	5,66%	28,30%	41,51%	15,09%	9,43%			53	2,94	-	1
	n	3	15	22	8	5						
Produkte zur Gewichtsabnahme	%	0,00%	18,52%	44,44%	33,33%	3,70%			54	3,22	-	-
	n	0	10	24	18	2						
Entwöhnungsmittel (Raucherentwöhnung)	%	0,00%	29,63%	33,33%	27,78%	9,26%			54	3,17	-	-
	n	0	16	18	15	5						
Gesichtspflegeprodukte	%	0,00%	13,89%	55,56%	27,78%	2,78%			36	3,19	-	-
	n	0	5	20	10	1						
Körperpflegeprodukte	%	0,00%	22,22%	55,56%	22,22%	0,00%			36	3,00	-	-
	n	0	8	20	8	0						
Make-Up	%	11,11%	11,11%	38,89%	19,44%	19,44%			36	3,25	-	-
	n	4	4	14	7	7						
Sonnenpflege	%	2,78%	33,33%	50,00%	13,89%	0,00%			36	2,75	-	-
	n	1	12	18	5	0						
Haarpflege	%	5,56%	30,56%	41,67%	13,89%	8,33%			36	2,89	-	-
	n	2	11	15	5	3						

N = 160 | n = 36 - 54 | System-Missing = 1

*** A = n/a B = ungültig (fehlend)**

Seite 8

Frage 8

Frage: Haben Sie das Gefühl, dass Kunden während des Einkaufs in der Offizin das Smartphone nutzen...

Bitte wählen Sie zwischen „nie" und „sehr oft". Mit den Angaben dazwischen können Sie Ihr Urteil abstufen.

	nie (1)	selten (2)	gelegentlich (3)	häufig (4)	sehr oft (5)	Anzahl	Prozent	Gesamt	Mittelwert	Missing* A	Missing* B
um Preise im Internet zu vergleichen?	21,80%	45,86%	24,81%	6,77%	0,75%			133	2,19	4	-
	29	61	33	9	1						
um Produktinformationen im Internet abzurufen?	26,15%	43,85%	23,08%	4,62%	2,31%			130	2,13	5	2
	34	57	30	6	3						
um Nutzerbewertungen im Internet abzurufen?	51,64%	35,25%	9,02%	3,28%	0,82%			122	1,66	15	-
	63	43	11	4	1						
um Produktverfügbarkeiten im Internet zu prüfen?	51,26%	35,29%	11,76%	0,84%	0,84%			119	1,65	17	1
	61	42	14	1	1						
um Produkte im Internet zu bestellen?	62,30%	22,95%	11,48%	2,46%	0,82%			122	1,57	15	-
	76	28	14	3	1						
um die Einkaufsliste zu abzurufen?	17,19%	25,00%	39,06%	12,50%	6,25%			128	2,66	8	1
	22	32	50	16	8						
um die Uhrzeit abzulesen?	14,29%	30,25%	26,05%	21,85%	7,56%			119	2,78	18	-
	17	36	31	26	9						
Sonstiges	9,38%	15,62%	21,88%	28,12%	25,00%			32	3,44	37	68
	3	5	7	9	8						

N = 160 | n = 137 | System-Missing = 0 ***A = n/a B = ungültig (fehlend)**

Seite 9

Frage 9

Frage: Haben Sie schon mal beobachtet, dass Kunden während des Einkaufs in der Offizin das Smartphone nutzen, um...

Bitte wählen Sie zwischen „noch nie beobachtet" und „sehr häufig beobachtet". Mit den Angaben dazwischen können Sie Ihr Urteil abstufen.

	noch nie (1)	selten (2)	sehr selten (3)	gelegentlich (4)	häufig (5)	sehr häufig (7)	Anzahl	Prozent	Gesamt	Mittelwert	Missing* A	Missing* B
OTC- bzw. Freiwahlprodukte abzufotografieren?	38,97%	30,15%	8,09%	18,38%	3,68%	0,74%			136	2,21	1	-
	53	41	11	25	5	1						
Barcodes oder die PZN von OTC- bzw. Freiwahlprodukten zu scannen?	60,77%	23,08%	10,00%	4,62%	1,54%	0,00%			130	1,63	6	1
	79	30	13	6	2	0						
Produktnamen zu notieren? (Notizen)	14,81%	43,70%	8,15%	25,19%	7,41%	0,74%			135	2,70	-	2
	20	59	11	34	10	1						
Sonstiges	38,46%	7,69%	0,00%	23,08%	30,77%	0,00%			13	3,00	37	87
	5	1	0	3	4	0						

N = 160 | n = 137 | System-Missing = 0 ***A = n/a B = ungültig (fehlend)**

Seite 10

Frage 10

Frage: Es kommt vor, dass Kunden sich zu einem Produkt beraten lassen möchten, aber keine Kaufabsicht besitzen. Bemerken Sie dieses Kundenverhalten auch in ihren Beratungs- und Verkaufsgesprächen?

Bitte wählen Sie eine der vorgegeben Antwortmöglichkeiten aus.

	Anzahl	Prozent	Gesamt	Mittelwert	Missing* A	Missing* B
Ja, mir fällt es auf, wenn sich Kunden nur beraten lassen wollen (1)	86	62,77%				
Nein, mir fällt es nicht wirklich auf, wenn sich Kunden nur beraten lassen wollen (2)	14	10,22%				
Ich bin mir unsicher (3)	34	24,82%				
Keine Angabe (4)	3	2,19%				

N = 160 | n = 137 | System-Missing = 0 — Mittelwert 1,66 — * A = n/a B = ungültig (fehlend)

Seite 11

Frage 11

Frage: Sie haben angegeben, dass Sie Kunden bemerken, die eine Beratung zu Produkten beanspruchen, dabei jedoch keine Kaufabsicht verfolgen. Wie gehen Sie häufig damit um, wenn Sie zu einem Produkt beraten, Kunden aber nicht kaufen wollen?

Bitte wählen Sie eine oder mehrere der vorgegeben Antwortmöglichkeiten aus.

	Anzahl	Prozent	Gesamt	Mittelwert	Missing* A	Missing* B
Ich reagiere gelassen und verabschiede den Kunden	63	51,22%				
Ich erfrage die Hintergründe des Nicht-Kaufs	25	20,33%				
Ich schlage Produktalternativen vor (Eigenmarke, Generika)	65	52,85%				
Ich biete einen Preisnachlass an (Internetpreise)	11	8,94%				
Ich empfehle eine alternative Packungsgröße	37	30,08%				
Ich weise auf ein entsprechendes Angebot hin (Preisaktion, Sondergrößen)	47	38,21%				
Ich weise auf eine günstigere Produktalternative hin (Generika)	65	52,85%				
Ich reagiere auch schon mal etwas genervt	14	11,38%				
Sonstiges	10	8,13%				

N = 160 | n = 137 | System-Missing = 0 — * A = n/a B = ungültig (fehlend)

Seite 12

Frage 12

Frage: Welche Maßnahmen halten Sie generell für effektiv, damit Kunden in Apotheken vor Ort kaufen und nicht über eine Versandhandelsapotheke?

Bitte wählen Sie eine oder mehrere der vorgegeben Antwortmöglichkeiten aus.

	Anzahl	Prozent	Gesamt	Mittelwert	Missing* A	Missing* B
Betrieb eines eigenen Versandhandels (Online-Shop)	13	9,49%				
Absenkung des Preisniveaus bei OTC- und Freiwahlprodukten (Preisflyer)	34	24,82%				
Training der Fach- und Verkaufskompetenzen des Personals (Produkt- und Verkaufsschulung)	113	82,48%				
Vertrieb von honorarpflichtigen Zusatzleistungen (Blutdruck, Venenmessung)	30	21,90%				
Verbesserung des Einkaufserlebnis in der Offizin	76	55,47%				
Ausbau der Marketingaktivitäten (Preisflyer-Angebote)	59	43,07%				
Verschlechterung des Mobilfunkempfangs in der Offizin	1	0,73%				
Einführung einer Beratungsgebühr (Beratungsintensive Indikationen)	29	21,17%				
Sonstiges	12	8,76%				

N = 160 | n = 137 | System-Missing = 0

*** A = n/a B = ungültig (fehlend)**

Frage 13

Frage: Sie haben angegeben, dass Sie eine Verbesserung des Einkaufserlebnisses für effektiv halten, damit Kunden in Apotheken vor Ort kaufen. Welche der nachfolgenden Maßnahmen tragen Ihrer Meinung nach wesentlich zur Verbesserung des Einkaufserlebnisses bei?

Bitte wählen Sie zwischen „ganz und gar nicht effektiv" und „voll und ganz effektiv". Mit den Angaben dazwischen können Sie Ihr Urteil abstufen.

	ganz und gar nicht effektiv	nicht effektiv	teilweise effektiv	effektiv	voll und ganz effektiv	Weiß nicht	Anzahl	Prozent	Gesamt	Mittelwert	Missing* A	Missing* B
Bereitstellen von Kundenbindungsprogrammen (z. B. Punkte)	0,00%	9,21%	39,47%	36,84%	14,47%	1,32%			76	0,54	-	-
	0	7	30	28	11	1						
Anbieten verschiedener Zahlungsarten (EC bzw. Kreditkarte)	1,32%	7,89%	17,11%	44,74%	27,63%	2,63%			76	0,49	-	-
	1	6	13	34	21	2						
Bereithalten eines Lieferdienstes (Botendienst)	0,00%	0,00%	7,89%	38,16%	56,58%	0,00%			76	0,65	-	-
	0	0	6	29	43	0						
Anbieten von Kundenparkplätzen	0,00%	1,32%	14,47%	31,58%	51,32%	2,63%			76	0,68	-	-
	0	1	11	24	39	2						
Anbieten vergleichsweiser längerer Öffnungszeiten	2,63%	13,16%	40,79%	28,95%	10,53%	5,26%			76	0,60	-	-
	2	10	31	22	8	4						
Aufnahme ausgefallenerer Produkte ins Sortiment	2,63%	10,53%	36,84%	42,11%	7,89%	1,32%			76	0,49	-	-
	2	8	28	32	6	1						
Ausweiten des Angebots an Eigenmarken	1,32%	19,74%	39,47%	30,26%	6,58%	3,95%			76	0,51	-	-
	1	15	30	23	5	3						
Vorhalten eines diskreten Beratungsbereichs (Anonymität)	0,00%	6,58%	32,89%	46,05%	14,47%	1,32%			76	0,48	-	-
	0	5	25	35	11	1						
Abgabe von kostenfreien Zugaben oder Werbemitteln (Give aways)	0,00%	10,53%	39,47%	31,58%	18,42%	1,32%			76	0,58	-	-
	0	8	30	24	14	1						
Anbieten von Informationsveranstaltungen (Kundenabende)	0,00%	7,89%	40,79%	28,95%	14,47%	9,21%			76	0,64	-	-
	0	6	31	22	11	7						
Verbesserung der Lagerhaltung (Vermeidung von Defekten)	1,32%	0,00%	17,11%	57,89%	23,68%	2,63%			76	0,45	-	-
	1	0	13	44	18	2						
Einführung eines Category Management-Systems (Platzierung)	0,00%	7,89%	47,37%	32,89%	6,58%	7,89%			76	0,62	-	-
	0	6	36	25	5	6						
Reduzierung der Wartezeiten in der Apotheke (Erhöhung der Kassenanzahl)	0,00%	13,16%	36,84%	34,21%	14,47%	1,32%			76	0,52	-	-
	0	10	28	26	11	1						
Renovierung bzw. Umbau der Apotheke (Modernisierung)	0,00%	3,95%	32,89%	42,11%	17,11%	2,63%			76	0,53	-	-
	0	3	25	32	13	2						
Installation einer digitalen Sicht- oder Freiwahl (Flachbildschirme)	5,26%	40,79%	30,26%	3,95%	2,63%	18,42%			76	0,56	-	-
	4	31	23	3	2	14						
Aktionstage der Pharmaindustrie (Promotion)	1,32%	6,58%	56,58%	23,68%	6,58%	5,26%			76	0,70	-	-
	1	5	43	18	5	4						
Digitalisierung der Apotheke (Mobil-optimierte Webseite oder App, iBeacons, Terminals)	2,63%	5,26%	44,74%	34,21%	6,58%	6,58%			76	0,62	-	-
	2	4	34	26	5	5						

N = 160 | n = 76 | System-Missing = 61

*** A = n/a B = ungültig (fehlend)**

Seite 14

Frage 14

Frage: Bitte wählen Sie die Apothekenklassifizierung aus, welche am ehesten zu der Apotheke passt, in der Sie tätig sind.

Bitte die Klassifizierung aus dem Drop-Down Menü auswählen.

	Anzahl	Prozent	Gesamt	Mittelwert	Missing* A	Missing* B
Stadtapotheke	54	39,71%				
Landapotheke	44	32,35%				
Ärztehausapotheke	21	15,44%				
Centerapotheke	11	8,09%				
Sonstiges (5)	6	4,41%				

N = 160 | n = 137 | System-Missing = 0 — *** A = n/a B = ungültig (fehlend)**

Seite 14

Frage 15

Frage: Welchen Beruf üben Sie in der Apotheke aus?

Bitte die Klassifizierung aus dem Drop-Down Menü auswählen.

	Anzahl	Prozent	Gesamt	Mittelwert	Missing* A	Missing* B
Bitte Auswählen (8)	2	1,48%				
Apotheker(in) (1)	50	37,04%				
Pharmazeutisch technische® Assistent(in) (2)	77	57,04%				
Pharmazeutisch kaufmännische® Assistent(in) (3)	1	0,74%				
Pharmaziepraktikant(in) (4)	2	1,48%				
PTA bzw., PKA-Auszubildende(r) (5)	5	3,70%				
Pharmazie Student(in) (6)	0	0,00%				
Sonstige (In Ausbildung) Zusammenfassung	8	7,40%				

N = 160 | n = 137 | System-Missing = 0 — *** A = n/a B = ungültig (fehlend)**

Seite 14

Frage 16

Bitte geben Sie an, in welcher Altersklasse Sie sich befinden

Bitte wählen Sie ihr Alter aus dem Drop-Down Menü aus

	Anzahl	Prozent	Gesamt	Mittelwert	Missing* A	Missing* B
Bitte Auswählen	5	3,65%				
16 – 18 Jahre	0	0,00%				
19 – 24 Jahre	16	11,68%				
25 – 34 Jahre	45	32,85%				
35 – 44 Jahre	25	18,25%				
45 – 54 Jahre	32	23,36%				
55 – 64 Jahre	11	8,03%				
>65 Jahre	3	2,19%				
Keine Angabe	0	0,00%				

N = 160 | n = 137 | System-Missing = 0 — *** A = n/a B = ungültig (fehlend)**

Seite 14

Frage 17

Frage: Welches Geschlecht haben Sie?

Bitte wählen Sie eine der vorgegebenen Antwortmöglichkeiten aus.

	Anzahl	Prozent	Gesamt	Mittelwert	Missing* A	Missing* B
Bitte Auswählen	3	2%				
Männlich	22	17%				
Weiblich	111	83%				
Keine Angabe	1	1%				

N = 160 | n = 137 | System-Missing = 0 — *** A = n/a B = ungültig (fehlend)**

Anhang E: Feldbericht der Konsumentenbefragung

Feldbericht		
Die angezeigten Daten beziehen sich auf die Feldzeit vom 01.11.2016 bis 26.12.2016 - Aktiv seit 55 Tagen		
	Absolute Zahlen	Prozent
Gesamtsample (Brutto 1)	368	100,00%
Bereinigtes Gesamtsample (Brutto 2)	368	100,00%
Nettobeteiligung	298	87,76%
Ausschöpfungsquote	87,76%	
Beendigungsquote	63,40%	
Statistische Kennzahlen		
Mittlere Bearbeitungszeit (arithm. Mittel)	0h 19m 11.79s	
Mittlere Bearbeitungszeit (Median)	0h 13m 47s	
Tageszeit mit den meisten Zugriffen	10h 52m	
Durchschnittliche Teilnehmeranzahl pro Tag	37.75	
Durchschnittliche Teilnehmeranzahl pro Woche	55.43	
Seite mit den meisten Abbrüchen	Seite: S1 Startseite Anzahl 70	
Detaillierter Feldbericht		

Gesamtsample (Brutto 1)		
	Absolute Zahlen	Prozent
Gesamt	368	100,00%
Abgewiesen (Quote voll) (36)	0	0,00%
Ausgescreent (37)	0	0,00%
Stichprobenneutrale Ausfälle	0	0,00%
Bereinigtes Gesamtsample (Brutto 2)		
	Absolute Zahlen	Prozent
Gesamt	368	100,00%
Eingeladen (12)	0	0,00%
Noch nicht begonnen (20)	70	12,24%
Stichprobenrelevante Ausfälle (12, 20)	70	12,24%
Nettobeteiligung		
	Absolute Zahlen	Prozent
Gesamt	298	100,00%
Beendet (31, 32)	195	63,40%
Antwortet gerade (21, 23)	0	0,00%
Unterbrochen (22)	103	36,60%

Abbrüche nach Seite		
Seite:	Abbrüche	fortgeschritten bis Seite
S1 Startseite	71 (100,00%)	368 (100,00%)
S2 Kauf von Arzneimitteln im Versandhandel	8 (11,27%)	297 (80,71%)
S3 Klassifikation des Kaufs	4 (5,63%)	289 (78,53%)
S4 Kauf in der OTC-Warengruppe über den Versandweg	0 (0,00%)	285 (77,45%)
S5 Information in der Warengruppe	1 (1,41%)	285 (77,45%)
S6 Art und Weise des Kaufs von OTC-Produkten Online	0 (0,00%)	284 (77,17%)
S7 Kauf des Präparats in Präsenzapotheke	0 (0,00%)	284 (77,17%)
S8 Beurteilung der Produktkenntnisse	0 (0,00%)	284 (77,17%)
S9 Motive für den Kauf im Internet	1 (1,41%)	284 (77,17%)
S10 Kauferfahrung vor Ort	1 (1,41%)	283 (76,90%)
S11 Motive für den Kauf in Präsenzapotheke	0 (0,00%)	282 (76,63%)
S12 Verhalten bei nicht vorrätigen Artikeln	0 (0,00%)	282 (76,63%)
S13 Kanalwahl bei bekannten Produkten	1 (1,41%)	282 (76,63%)
S14 Apothekenbesuch ohne Kauf	0 (0,00%)	281 (76,36%)
S15 Motive für Nicht-Kauf	0 (0,00%)	281 (76,36%)
S16 Verhalten bei hochpreisigen Arzneimitteln	0 (0,00%)	281 (76,36%)
S17 Mangelnde Loyalität gegenüber der stationären Apotheke	0 (0,00%)	281 (76,36%)
S18 Convenience-Orientierung	0 (0,00%)	281 (76,36%)
S19 Gesteigertes Preis-Leistungs-Bewusstsein	0 (0,00%)	281 (76,36%)
S20 Einkaufserlebnis in der Apotheke vor Ort	0 (0,00%)	281 (76,36%)
S21 Persönliche Innovativität	1 (1,41%)	281 (76,36%)
S22 Besitz div. Endgeräte f. Kauf	0 (0,00%)	280 (76,09%)
S23 Nutzung div. Endgeräte f. Kauf	0 (0,00%)	280 (76,09%)
S24 Informationsdefizite im Onlinehandel	0 (0,00%)	280 (76,09%)
S25 Wahrgenommenes Kaufrisiko	1 (1,41%)	280 (76,09%)
S26 Soziodemographische Daten	0 (0,00%)	279 (75,82%)
Filterseite	24 (33,80%)	279 (75,82%)
Endseite_Gewinnspiel	60 (84,51%)	255 (69,29%)
S25 Endseite	0 (0,00%)	195 (52,99%)
Gesamt	**0 (0,00%)**	**173 (47,01%)**
Gesamt	**0 (0,00%)**	**189 (51,36%)**
Gesamt	**Beendet nach Unterbrechung**	**6 (2,00%)**

Anhang F: Feldbericht der Fachkräftebefragung

Feldbericht		
Die angezeigten Daten beziehen sich auf die Feldzeit vom 01.11.2016 bis 20.12.2016 - Aktiv seit 49 Tagen		
	Absolute Zahlen	Prozent
Gesamtsample (Brutto 1)	251	100,00%
Bereinigtes Gesamtsample (Brutto 2)	251	100,00%
Nettobeteiligung	190	75,70%
Ausschöpfungsquote	75,70%	
Beendigungsquote	54,58%	
Statistische Kennzahlen		
Mittlere Bearbeitungszeit (arithm. Mittel)	0h 13m 38.45s	
Mittlere Bearbeitungszeit (Median)	0h 10m 35s	
Tageszeit mit den meisten Zugriffen	12h 27m	
Durchschnittliche Teilnehmeranzahl pro Tag	12.55	
Durchschnittliche Teilnehmeranzahl pro Woche	41.83	
Seite mit den meisten Abbrüchen	Seite: Landing Page Anzahl 62	

Detaillierter Feldbericht		
Gesamtsample (Brutto 1)		
	Absolute Zahlen	Prozent
Gesamt	251	100,00%
Abgewiesen (Quote voll) (36)	0	0,00%
Ausgescreent (37)	61	24,30%
Stichprobenneutrale Ausfälle	0	0,00%
Bereinigtes Gesamtsample (Brutto 2)		
	Absolute Zahlen	Prozent
Gesamt	251	100,00%
Eingeladen (12)	0	0,00%
Noch nicht begonnen (20)	61	24,30%
Stichprobenrelevante Ausfälle (12, 20)	61	24,30%
Nettobeteiligung		
	Absolute Zahlen	Prozent
Gesamt	190	100,00%
Beendet (31, 32)	137	72,11%
Antwortet gerade (21, 23)	0	0,00%
Unterbrochen (22)	53	27,89%

Abbrüche nach Seite		
Seite:	Abbrüche	fortgeschritten bis Seite
Landing Page	62 (24.70%)	251 (100.00%)
Einleitung	8 (3.19%)	189 (75.30%)
S1 Aktive Tätigkeit	6 (2.39%)	181 (72.11%)
S2 Beratung ohne Kauf	8 (3.19%)	175 (69.72%)
S3 Apothekenbesuch ohne Kauf	3 (1.20%)	167 (66.53%)
S4 Anzahl Beratungen je Indikation pro Stunde	0 (0.00%)	164 (65.34%)
S5 Anzahl Kaufabbrüche je Indikation pro Stunde	1 (0.40%)	164 (65.34%)
S6 Produktgruppe Beratungszeit	2 (0.80%)	163 (64.94%)
S4 Anzahl Beratungen je Indikation pro Stunde	0 (0.00%)	161 (64.14%)
S5 Anzahl Kaufabbrüche je Indikation pro Stunde	1 (0.40%)	161 (64.14%)
S6 Produktgruppe Beratungszeit	3 (1.20%)	160 (63.75%)
S4 Anzahl Beratungen je Indikation pro Stunde	4 (1.59%)	157 (62.55%)
S5 Anzahl Kaufabbrüche je Indikation pro Stunde	0 (0.00%)	153 (60.96%)
S6 Produktgruppe Beratungszeit	0 (0.00%)	153 (60.96%)
S7 Rolle mobiler Endgeräte	1 (0.40%)	153 (60.96%)
S8 Einsatz mobiler Endgeräte	0 (0.00%)	152 (60.56%)
S9 Registrierung von "Showrooming"	1 (0.40%)	152 (60.56%)
S10 Aktuelle Strategien zur Abwehr von "Showrooming"	0 (0.00%)	151 (60.16%)
S11 Maßnahmen zur Abwehr von "Showrooming"	0 (0.00%)	151 (60.16%)
S12 Bewertung von Maßnahmen zur Abwehr von "Showrooming"	0 (0.00%)	151 (60.16%)
S13 Apothekenklassifizierung / Beruf / Alter / Geschlecht	1 (0.40%)	151 (60.16%)
Filterseite	10 (3.98%)	150 (59.76%)
Endseite	3 (1.20%)	140 (55.78%)
Endseite	0 (0.00%)	137 (54.58%)
Gesamt	**Abgebrochen**	**114 (45.42%)**
Gesamt	**Beendet**	**131 (52.19%)**
Gesamt	**Beendet nach Unterbrechung**	6 (2.39%)

Anhang G: Logit-Modell (Loyalität)

Logistische Regression Loyalität

Zusammenfassung der Fallverarbeitung			
Ungewichtete Fälle[a]		H	Prozent
Ausgewählte Fälle	Einbezogen in Analyse	62	32
	Fehlende Fälle	133	68
	Gesamtsumme	195	100
	Nicht ausgewählte Fälle	0	0
Gesamtsumme		**195**	**100**

a. Wenn die Gewichtung in Kraft ist, finden Sie in der Klassifikationstabelle die Gesamtzahl von Fällen.

Block 0: Anfangsblock

Klassifikationstabelle[a,b]					
Beobachtet			Vorhersagewert		
			Showrooming (Beratung & Ausprobieren)		Prozentsatz richtig
			not quoted	quoted	
Schritt 0	Showrooming (Beratung & Ausprobieren)	not quoted	37	0	100
		quoted	25	0	
	Gesamtprozentsatz				**59,68**

a. Die Konstante ist im Modell enthalten.
b. Der Trennwert ist ,500

Variablen in der Gleichung							
		B	Standardfehler	Wald	df	Sig.	Exp(B)
Schritt 0	Konstante	-,392	,259	2,293	1	,130	,676

Nicht in der Gleichung vorhandene Variablen					
			Score	df	Sig.
Schritt 0	Variablen	Faktorenanalyse	6,097	1	,014
	Gesamtstatistik	Loyalität	6,097	1	,014

Block 1: Methode = Eingabe

Omnibustests der Modellkoeffizienten				
		Chi-Quadrat	df	Sig.
Schritt 1	Schritt	6,333	1	,012
	Block	6,333	1	,012
	Modell	6,333	1	,012

Modellübersicht			
Schritt	-2 Log-Likelihood	R-Quadrat nach Cox & Snell	R-Quadrat nach Nagelkerke
1	77,280a	,097	,131

a. Die Schätzung wurde bei Iteration Nummer 4 beendet, da Parameterschätzungen sich um weniger als ,001 geändert haben.

Klassifikationstabelle[a]					
Beobachtet			Vorhersagewert		
			Showrooming (Beratung & Ausprobieren)		Prozentsatz richtig
			not quoted	quoted	
Schritt 1	Showrooming (Beratung & Ausprobieren)	not quoted	46	11	70,3
		quoted	14	11	44,0
	Gesamtprozentsatz				59,7

a. Der Trennwert ist ,500

		B	Standardfehler	Wald	df	Sig.	Exp(B)
Schritt 1[a]	Faktorenanalyse Loyalität	-,704	,296	5,639	1	,018	0,495
	Konstante	-,721	,314	5,269	1	,022	,486
95% Konfidenzintervall für EXP(B): Unterer 0,277 / Oberer 0,884							

a. In Schritt 1 eingegebene Variable(n): Faktorenanalyse Loyalität.

Korrelationsmatrix		Konstante	Faktorenanalyse Loyalität
Schritt 1	Konstante	1,000	,496
	Faktorenanalyse Loyalität	,496	1,000

Anhang H: Logit-Modell (Convenience Orientierung)

Logistische Regression Convenience Orientierung

Zusammenfassung der Fallverarbeitung			
Ungewichtete Fälle[a]		H	Prozent
Ausgewählte Fälle	Einbezogen in Analyse	81	42
	Fehlende Fälle	114	58
	Gesamtsumme	195	100
	Nicht ausgewählte Fälle	0	0
Gesamtsumme		**195**	**100**

a. Wenn die Gewichtung in Kraft ist, finden Sie in der Klassifikationstabelle die Gesamtzahl von Fällen.

Block 0: Anfangsblock

Klassifikationstabelle[a,b]					
Beobachtet			Vorhersagewert		
			Showrooming (Beratung & Ausprobieren)		Prozentsatz richtig
			not quoted	quoted	
Schritt 0	Showrooming (Beratung & Ausprobieren)	not quoted	53	0	100
		quoted	28	0	0
	Gesamtprozentsatz				**65**

a. Die Konstante ist im Modell enthalten.
b. Der Trennwert ist ,500

Variablen in der Gleichung						
		B	Standardfehler	Wald	df	Sig.	Exp(B)
Schritt 0	Konstante	-,638	,234	7,459	1	,006	,528

Nicht in der Gleichung vorhandene Variablen					
			Score	df	Sig.
Schritt 0	Variablen	Faktorenanalyse Convenience Orientierung	6,949	1	,008
	Gesamtstatistik		6,949	1	,008

Block 1: Methode = Eingabe

Omnibustests der Modellkoeffizienten				
		Chi-Quadrat	df	Sig.
Schritt 1	Schritt	8,177	1	,004
	Block	8,177	1	,004
	Modell	8,177	1	,004

Modellübersicht			
Schritt	-2 Log-Likelihood	R-Quadrat nach Cox & Snell	R-Quadrat nach Nagelkerke
1	96,269a	,096	,133

a. Die Schätzung wurde bei Iteration Nummer 4 beendet, da Parameterschätzungen sich um weniger als ,001 geändert haben.

Klassifikationstabelle[a]					
Beobachtet			Vorhersagewert		
			Showrooming (Beratung & Ausprobieren)		Prozentsatz richtig
			not quoted	quoted	
Schritt 1	Showrooming (Beratung & Ausprobieren)	not quoted	46	7	86,8
		quoted	25	3	10,7
	Gesamtprozentsatz				60,5

a. Der Trennwert ist ,500

		B	Standardfehler	Wald	df	Sig.	Exp(B)
Schritt 1[a]	Faktorenanalyse Convenience Orientierung	,712	,291	5,987	1	,014	2,038
	Konstante	-,602	,247	5,945	1	,015	,548
95% Konfidenzintervall für EXP(B): Unterer 1,152 / Oberer 3,606							

a. In Schritt 1 eingegebene Variable(n): Faktorenanalyse Convenience Orientierung.

Korrelationsmatrix		Konstante	Faktorenanalyse Convenience Orientierung
Schritt 1	Konstante	1,000	-,129
	Faktorenanalyse Convenience Orientierung	-,129	1,000

Anhang I: Logit-Modell (Preis-Leistungs-Bewusstsein)

Logistische Regression Preis-Leistungs-Bewusstsein

Zusammenfassung der Fallverarbeitung			
Ungewichtete Fälle[a]		H	Prozent
Ausgewählte Fälle	Einbezogen in Analyse	81	42
	Fehlende Fälle	114	58
	Gesamtsumme	195	100
	Nicht ausgewählte Fälle	0	0
Gesamtsumme		**195**	**100**

a. Wenn die Gewichtung in Kraft ist, finden Sie in der Klassifikationstabelle die Gesamtzahl von Fällen.

Block 0: Anfangsblock

Klassifikationstabelle[a,b]					
Beobachtet			Vorhersagewert		
			Showrooming (Beratung & Ausprobieren)		Prozentsatz richtig
			not quoted	quoted	
Schritt 0	Showrooming (Beratung & Ausprobieren)	not quoted	53	0	100
		quoted	28	0	0
	Gesamtprozentsatz				**65**

a. Die Konstante ist im Modell enthalten.
b. Der Trennwert ist ,500

Variablen in der Gleichung							
		B	Standardfehler	Wald	df	Sig.	Exp(B)
Schritt 0	Konstante	-,638	,234	7,459	1	,006	,528

Nicht in der Gleichung vorhandene Variablen					
			Score	df	Sig.
Schritt 0	Variablen	Faktorenanalyse Preis-Leistungs-Bewusstsein	5,856	1	,016
	Gesamtstatistik		5,856	1	,016

Block 1: Methode = Eingabe

Omnibustests der Modellkoeffizienten				
		Chi-Quadrat	df	Sig.
Schritt 1	Schritt	6,211	1	,013
	Block	6,211	1	,013
	Modell	6,211	1	,013

Modellübersicht			
Schritt	-2 Log-Likelihood	R-Quadrat nach Cox & Snell	R-Quadrat nach Nagelkerke
1	98,236a	,074	,102

a. Die Schätzung wurde bei Iteration Nummer 4 beendet, da Parameterschätzungen sich um weniger als ,001 geändert haben.

Klassifikationstabelle[a]					
Beobachtet			Vorhersagewert		
			Showrooming (Beratung & Ausprobieren)		Prozentsatz richtig
			not quoted	quoted	
Schritt 1	Showrooming (Beratung & Ausprobieren)	not quoted	49	4	92,5
		quoted	20	8	28,6
	Gesamtprozentsatz				70,4

a. Der Trennwert ist ,500

		B	Standardfehler	Wald	df	Sig.	Exp(B)
Schritt 1[a]	Faktorenanalyse Preis-Leistungs-Bewusstsein	,725	,309	5,480	1	,019	2,064
	Konstante	-,835	,266	9,872	1	,002	,434
95% Konfidenzintervall für EXP(B): Unterer 1,125 / Oberer 3,785							

a. In Schritt 1 eingegebene Variable(n): Faktorenanalyse Preis-Leistungs-Bewusstsein.

Korrelationsmatrix		Konstante	Faktorenanalyse Preis Leistungs Bewusstsein
Schritt 1	Konstante	1,000	-,407
	Faktorenanalyse Preis-Leistungs-Bewusstsein	-,407	1,000

Anhang J: Logit-Modell (Einkaufserlebnis)

Logistische Regression Einkaufserlebnis

Zusammenfassung der Fallverarbeitung			
Ungewichtete Fälle[a]		H	Prozent
Ausgewählte Fälle	Einbezogen in Analyse	81	42
	Fehlende Fälle	114	58
	Gesamtsumme	195	100
	Nicht ausgewählte Fälle	0	0
Gesamtsumme		**195**	**100**

a. Wenn die Gewichtung in Kraft ist, finden Sie in der Klassifikationstabelle die Gesamtzahl von Fällen.

Block 0: Anfangsblock

Klassifikationstabelle[a,b]					
Beobachtet			Vorhersagewert		
			Showrooming (Beratung & Ausprobieren)		Prozentsatz richtig
			not quoted	quoted	
Schritt 0	Showrooming (Beratung & Ausprobieren)	not quoted	53	0	100
		quoted	28	0	0
	Gesamtprozentsatz				**65**

a. Die Konstante ist im Modell enthalten.
b. Der Trennwert ist ,500

Variablen in der Gleichung							
		B	Standardfehler	Wald	df	Sig.	Exp(B)
Schritt 0	Konstante	-,638	,234	7,459	1	,006	,528

Nicht in der Gleichung vorhandene Variablen					
			Score	df	Sig.
Schritt 0	Variablen	Faktorenanalyse	3,089	1	,079
	Gesamtstatistik	Einkaufserlebnis	3,089	1	,079

Block 1: Methode = Eingabe

Omnibustests der Modellkoeffizienten				
		Chi-Quadrat	df	Sig.
Schritt 1	Schritt	3,176	1	,075
	Block	3,176	1	,075
	Modell	3,176	1	,075

Modellübersicht			
Schritt	-2 Log-Likelihood	R-Quadrat nach Cox & Snell	R-Quadrat nach Nagelkerke
1	101,270a	,038	,053

a. Die Schätzung wurde bei Iteration Nummer 4 beendet, da Parameterschätzungen sich um weniger als ,001 geändert haben.

Klassifikationstabelle[a]					
Beobachtet			Vorhersagewert		
			Showrooming (Beratung & Ausprobieren)		Prozentsatz richtig
			not quoted	quoted	
Schritt 1	Showrooming (Beratung & Ausprobieren)	not quoted	50	3	94,3
		quoted	25	3	10,7
	Gesamtprozentsatz				65,4

a. Der Trennwert ist ,500

		B	Standardfehler	Wald	df	Sig.	Exp(B)
Schritt 1[a]	Faktorenanalyse Einkaufserlebnis	,433	,251	2,968	1	,085	1,542
	Konstante	-,668	,240	7,706	1	,006	,513
95% Konfidenzintervall für EXP(B): Unterer 0,942/ Oberer 2,522							

a. In Schritt 1 eingegebene Variable(n): Faktorenanalyse Einkaufserlebnis.

1

Korrelationsmatrix		Konstante	Faktorenanalyse Einkaufserlebnis
Schritt 1	Konstante	1,000	-,135
	Faktorenanalyse Einkaufserlebnis	-,135	1,000

Anhang K: Logit-Modell (Innovativität)

Logistische Regression Innovativität

Zusammenfassung der Fallverarbeitung			
Ungewichtete Fälle[a]		H	Prozent
Ausgewählte Fälle	Einbezogen in Analyse	73	37
	Fehlende Fälle	122	63
	Gesamtsumme	195	100
	Nicht ausgewählte Fälle	0	0
Gesamtsumme		**195**	**100**

a. Wenn die Gewichtung in Kraft ist, finden Sie in der Klassifikationstabelle die Gesamtzahl von Fällen.

Block 0: Anfangsblock

Klassifikationstabelle[a,b]					
Beobachtet			Vorhersagewert		
			Showrooming (Beratung & Ausprobieren)		Prozentsatz richtig
			not quoted	quoted	
Schritt 0	Showrooming (Beratung & Ausprobieren)	not quoted	51	0	100
		quoted	28	0	0
	Gesamtprozentsatz				**65**

a. Die Konstante ist im Modell enthalten.
b. Der Trennwert ist ,500

Variablen in der Gleichung							
		B	Standardfehler	Wald	df	Sig.	Exp(B)
Schritt 0	Konstante	-,600	,235	6,499	1	,011	,549

Nicht in der Gleichung vorhandene Variablen					
			Score	df	Sig.
Schritt 0	Variablen	Faktorenanalyse	0,767	1	,381
	Gesamtstatistik	Innovativität	0,767	1	,381

Block 1: Methode = Eingabe

Omnibustests der Modellkoeffizienten				
		Chi-Quadrat	df	Sig.
Schritt 1	Schritt	0,772	1	,380
	Block	0,772	1	,380
	Modell	0,772	1	,380

Modellübersicht			
Schritt	-2 Log-Likelihood	R-Quadrat nach Cox & Snell	R-Quadrat nach Nagelkerke
1	101,951a	,010	,013

a. Die Schätzung wurde bei Iteration Nummer 4 beendet, da Parameterschätzungen sich um weniger als ,001 geändert haben.

Klassifikationstabelle[a]					
Beobachtet			Vorhersagewert		
			Showrooming (Beratung & Ausprobieren)		Prozentsatz richtig
			not quoted	quoted	
Schritt 1	Showrooming (Beratung & Ausprobieren)	not quoted	51	0	100,0
		quoted	28	0	0,0
	Gesamtprozentsatz				64,6

a. Der Trennwert ist ,500

		B	Standardfehler	Wald	df	Sig.	Exp(B)
Schritt 1[a]	Faktorenanalyse Innovativität	-,227	,260	0,761	1	,383	0,797
	Konstante	-,623	,239	6,807	1	,009	,536
95% Konfidenzintervall für EXP(B): Unterer 0,479 / Oberer 1,326							

a. In Schritt 1 eingegebene Variable(n): Faktorenanalyse Innovativität.

Korrelationsmatrix		Konstante	Faktorenanalyse Innovativität
Schritt 1	Konstante	1,000	,144
	Faktorenanalyse Innovativität	,144	1,000

Anhang L: Logit-Modell (Informationsdefizite)

Logistische Regression Informationsdefizite

Zusammenfassung der Fallverarbeitung			
Ungewichtete Fälle[a]		H	Prozent
Ausgewählte Fälle	Einbezogen in Analyse	81	42
	Fehlende Fälle	114	59
	Gesamtsumme	195	100
	Nicht ausgewählte Fälle	0	0
Gesamtsumme		**195**	**100**

a. Wenn die Gewichtung in Kraft ist, finden Sie in der Klassifikationstabelle die Gesamtzahl von Fällen.

Block 0: Anfangsblock

Klassifikationstabelle[a,b]					
Beobachtet			Vorhersagewert		
			Showrooming (Beratung & Ausprobieren)		Prozentsatz richtig
			not quoted	quoted	
Schritt 0	Showrooming (Beratung & Ausprobieren)	not quoted	53	0	100
		quoted	28	0	0
	Gesamtprozentsatz				

a. Die Konstante ist im Modell enthalten.
b. Der Trennwert ist ,500

Variablen in der Gleichung							
		B	Standardfehler	Wald	df	Sig.	Exp(B)
Schritt 0	Konstante	-,638	,234	7,459	1	,006	,528

Nicht in der Gleichung vorhandene Variablen					
			Score	df	Sig.
Schritt 0	Variablen	Faktorenanalyse	5,775		1
	Gesamtstatistik	Informationsdefizite	5,775		1

Block 1: Methode = Eingabe

Omnibustests der Modellkoeffizienten				
		Chi-Quadrat	df	Sig.
Schritt 1	Schritt	5,838	1	,016
	Block	5,838	1	,016
	Modell	5,838	1	,016

Modellübersicht			
Schritt	-2 Log-Likelihood	R-Quadrat nach Cox & Snell	R-Quadrat nach Nagelkerke
1	98,608a	,070	,096

a. Die Schätzung wurde bei Iteration Nummer 4 beendet, da Parameterschätzungen sich um weniger als ,001 geändert haben.

Klassifikationstabelle[a]					
Beobachtet			Vorhersagewert		
			Showrooming (Beratung & Ausprobieren)		Prozentsatz richtig
			not quoted	quoted	
Schritt 1	Showrooming (Beratung & Ausprobieren)	not quoted	48	5	90,6
		quoted	23	5	17,9
	Gesamtprozentsatz				65,4

a. Der Trennwert ist ,500

		B	Standardfehler	Wald	df	Sig.	Exp(B)
Schritt 1[a]	Faktorenanalyse Informations-defizite	,400	,171	5,481	1	,019	1,492
	Konstante	-1,801	,569	10,012	1	,002	,165
95% Konfidenzintervall für EXP(B): Unterer 1,076 / Oberer 2,085							

a. In Schritt 1 eingegebene Variable(n): Faktorenanalyse Informationsdefizite.

Korrelationsmatrix		Konstante	Faktorenanalyse Informationsdefizite
Schritt 1	Konstante	1,000	-,905
	Faktorenanalyse Informations-defizite	-,905	1,000

Anhang M: Logit-Modell (Kaufrisiko)

Logistische Regression Kaufrisiko

Zusammenfassung der Fallverarbeitung		H	Prozent
Ungewichtete Fälle[a]		H	Prozent
Ausgewählte Fälle	Einbezogen in Analyse	81	42
	Fehlende Fälle	114	58
	Gesamtsumme	195	100
	Nicht ausgewählte Fälle	0	0
Gesamtsumme		**195**	**100**

a. Wenn die Gewichtung in Kraft ist, finden Sie in der Klassifikationstabelle die Gesamtzahl von Fällen.

Block 0: Anfangsblock

Klassifikationstabelle[a,b]					
Beobachtet			Vorhersagewert		
			Showrooming (Beratung & Ausprobieren)		Prozentsatz richtig
			not quoted	quoted	
Schritt 0	Showrooming (Beratung & Ausprobieren)	not quoted	53	0	100
		quoted	28	0	0
	Gesamtprozentsatz				**65**

a. Die Konstante ist im Modell enthalten.
b. Der Trennwert ist ,500

Variablen in der Gleichung		B	Standardfehler	Wald	df	Sig.	Exp(B)
Schritt 0	Konstante	-,638	,234	7,459	1	,006	,528

Nicht in der Gleichung vorhandene Variablen			Score	df	Sig.
Schritt 0	Variablen	Faktorenanalyse	4,405		1
	Gesamtstatistik	Wahrgenommenes Kaufrisiko	4,405		1

Block 1: Methode = Eingabe

Omnibustests der Modellkoeffizienten		Chi-Quadrat	df	Sig.
Schritt 1	Schritt	4,471	1	,034
	Block	4,471	1	,034
	Modell	4,471	1	,034

Modellübersicht			
Schritt	-2 Log-Likelihood	R-Quadrat nach Cox & Snell	R-Quadrat nach Nagelkerke
1	99,976a	,054	,074

a. Die Schätzung wurde bei Iteration Nummer 4 beendet, da Parameterschätzungen sich um weniger als ,001 geändert haben.

Klassifikationstabelle[a]					
Beobachtet			Vorhersagewert		
			Showrooming (Beratung & Ausprobieren)		Prozentsatz richtig
			not quoted	quoted	
Schritt 1	Showrooming (Beratung & Ausprobieren)	not quoted	50	3	94,3
		quoted	22	6	21,4
	Gesamtprozentsatz				69,1

a. Der Trennwert ist ,500

Variablen in der Gleichung		B	Standardfehler	Wald	df	Sig.	Exp(B)
Schritt 1[a]	Faktorenanalyse Wahrgenommenes Kaufrisiko	,523	,255	4,195	1	,041	1,687
	Konstante	-,675	,243	7,732	1	,005	,509
95% Konfidenzintervall für EXP(B): Unterer 1,023 / Oberer 2,782							

a. In Schritt 1 eingegebene Variable(n): Faktorenanalyse Wahrgenommenes Kaufrisiko.

Korrelationsmatrix		Konstante	Faktorenanalyse Wahrgenommenes Kaufrisiko
Schritt 1	Konstante	1,000	-,141
	Faktorenanalyse Wahrgenommenes Kaufrisiko	-,141	1,000

Anhang N: Logit-Modell (Produktkenntnisse)

Logistische Regression Produktkenntnisse

Zusammenfassung der Fallverarbeitung		H	Prozent
Ungewichtete Fälle[a]		H	Prozent
Ausgewählte Fälle	Einbezogen in Analyse	26	13
	Fehlende Fälle	169	87
	Gesamtsumme	195	100
	Nicht ausgewählte Fälle	0	0
Gesamtsumme		**195**	**100**

a. Wenn die Gewichtung in Kraft ist, finden Sie in der Klassifikationstabelle die Gesamtzahl von Fällen.

Block 0: Anfangsblock

Klassifikationstabelle[a,b]					
Beobachtet			Vorhersagewert		
			Showrooming (Beratung & Ausprobieren)		Prozentsatz richtig
			not quoted	quoted	
Schritt 0	Showrooming (Beratung & Ausprobieren)	not quoted	15	0	100
		quoted	11	0	0
	Gesamtprozentsatz				**58**

a. Die Konstante ist im Modell enthalten.
b. Der Trennwert ist ,500

Variablen in der Gleichung		B	Standardfehler	Wald	df	Sig.	Exp(B)
Schritt 0	Konstante	-,310	,397	0,610	1	,435	,733

Nicht in der Gleichung vorhandene Variablen			Score	df	Sig.
Schritt 0	Variablen	Faktorenanalyse	1,048	1	,306
	Gesamtstatistik	Produktkenntnisse	1,048	1	,306

Block 1: Methode = Eingabe

Omnibustests der Modellkoeffizienten		Chi-Quadrat	df	Sig.
Schritt 1	Schritt	1,098	1	,295
	Block	1,098	1	,295
	Modell	1,098	1	,295

Modellübersicht				
Schritt	-2 Log-Likelihood		R-Quadrat nach Cox & Snell	R-Quadrat nach Nagelkerke
1	34,328[a]		,410	,560

a. Die Schätzung wurde bei Iteration Nummer 4 beendet, da Parameterschätzungen sich um weniger als ,001 geändert haben.

Klassifikationstabelle[a]					
Beobachtet			Vorhersagewert		
			Showrooming (Beratung & Ausprobieren)		Prozentsatz richtig
			not quoted	quoted	
Schritt 1	Showrooming (Beratung & Ausprobieren)	not quoted	12	3	80,0
		quoted	7	4	36,4
	Gesamtprozentsatz				61,5

a. Der Trennwert ist ,500

Variablen in der Gleichung		B	Standardfehler	Wald	df	Sig.	Exp(B)
Schritt 1[a]	Faktorenanalyse Produktkenntnisse	,471	,472	0,993	1	,319	1,601
	Konstante	-2,196	1,960	1,255	1	,263	,111
95% Konfidenzintervall für EXP(B): Unterer 0,634 / Oberer 4,041							

a. In Schritt 1 eingegebene Variable(n): Faktorenanalyse Produktkenntnisse.

Korrelationsmatrix		Konstante	Faktorenanalyse Produktkenntnisse
Schritt 1	Konstante	1,000	-,978
	Faktorenanalyse Produktkenntnisse	-,978	1,000

Anhang O: Korrelationsmatrix der Konstrukte

Korrelationen		Einschätzung der Produktkenntnisse	Mangelnde Loyalität gegenüber der stationären Apotheke	Convenience-Orientierung	Gesteigertes Preis-Leistungs-Bewusstsein	Persönliche Innovativität	WahrgenommenesKaufrisiko	Informations-defizite	Einkaufserlebnis in der Apotheke vor Ort	Showrooming (Beratung & Ausprobieren)
Einschätzung der Produktkenntnisse	Pearson-Korrelation	1								
	Sig. (1-seitig)									
	N = Stichprobengröße	53								
Mangelnde Loyalität gegenüber der stationären Apotheke	Pearson-Korrelation	-,118	1							
	Sig. (1-seitig)	,219								
	N = Stichprobengröße	45	121							
Convenience-Orientierung	Pearson-Korrelation	,076	,386**	1						
	Sig. (1-seitig)	,307	,000							
	N = Stichprobengröße	46	121	142						
Gesteigertes Preis-Leistungs-Bewusstsein	Pearson-Korrelation	,128	-,362**	,041	1					
	Sig. (1-seitig)	,198	,000	,314						
	N = Stichprobengröße	46	121	142	142					
Persönliche Innovativität	Pearson-Korrelation	,103	,038	,169*	-,156*	1				
	Sig. (1-seitig)	,248	,339	,024	,033					
	N = Stichprobengröße	46	120	139	139	139				
WahrgenommenesKaufrisiko	Pearson-Korrelation	-,182	,003	-,067	-,067	-,276**	1			
	Sig. (1-seitig)	,096	,489	,214	,214	,000				
	N = Stichprobengröße	53	121	142	142	139	159			
Informations-defizite	Pearson-Korrelation	,045	-,235**	-,255**	,141*	-,218**	,413**	1		
	Sig. (1-seitig)	,384	,005	,001	,047	,005	,000			
	N = Stichprobengröße	46	121	142	142	139	142	142		
Einkaufserlebnis in der Apotheke vor Ort	Pearson-Korrelation	,022	-,135	-,113	,134	-,169*	,438**	**,918****	1	
	Sig. (1-seitig)	,443	,070	,091	,056	,024	,000	,000		
	N = Stichprobengröße	46	121	142	142	139	142	142	142	
Showrooming (Beratung & Ausprobieren)	Pearson-Korrelation	,201	-,314**	,293**	,269**	-,099	,233*	,167	,195*	1
	Sig. (1-seitig)	,163	,007	,004	,008	,194	,018	,069	,040	
	N = Stichprobengröße	26	62	81	81	79	81	81	81	81

***. Korrelation ist bei Niveau 0,01 signifikant (einseitig).*

**. Korrelation ist bei Niveau 0,05 signifikant (einseitig).*

Anhang P: Layout-Beispiel der Konsumentenbefragung

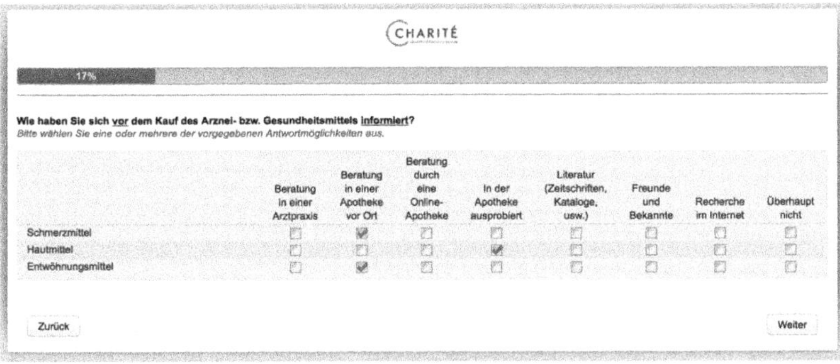

CHARITÉ

17%

Wie haben Sie sich vor dem Kauf des Arznei- bzw. Gesundheitsmittels informiert?
Bitte wählen Sie eine oder mehrere der vorgegebenen Antwortmöglichkeiten aus.

	Beratung in einer Arztpraxis	Beratung in einer Apotheke vor Ort	Beratung durch eine Online-Apotheke	In der Apotheke ausprobiert	Literatur (Zeitschriften, Kataloge, usw.)	Freunde und Bekannte	Recherche im Internet	Überhaupt nicht
Schmerzmittel	☐	☒	☐	☐	☐	☐	☐	☐
Hautmittel	☐	☐	☐	☒	☐	☐	☐	☐
Entwöhnungsmittel	☐	☒	☐	☐	☐	☐	☐	☐

Zurück | Weiter

CHARITÉ

52%

Bitte geben Sie an, warum Sie die Apotheke ursprünglich aufgesucht hatten.
Bitte wählen Sie eine- oder mehrere der vorgebenen Antwortoptionen aus.

☐ Ich wollte Zeitungen, Broschüren oder Flyer abholen
☐ Ich wollte ein Rezept einlösen
☒ Ich wollte Produkte vor Ort ausprobieren (Kosmetik & Körperpflegeprodukte)
☒ Ich wollte mich vor Ort beraten lassen
☐ Ich wollte Produkte ohne Rezept kaufen
☐ Ich wollte mir Produktproben abholen
Sonstiges

Bitte geben Sie an, warum Sie darauf hin die Apotheke ohne etwas zu kaufen wieder verlassen haben.
Bitte wählen Sie eine- oder mehrere der vorgebenen Antwortoptionen aus.

☐ Ich wollte das Produkt nicht selbst transportieren
☐ Ich hatte andere Erwartungen an das Produkt
☒ Ich wollte es bei der Beratung belassen
☐ Ich habe die Wartezeit als zu hoch empfunden
☒ Ich wollte es beim ausprobieren belassen (Kosmetik & Körperpflegeprodukte)
☐ Ich hatte alle Informationen, die ich benötigt habe
☐ Ich war mit der Beratung nicht zufrieden
☐ Ich konnte nicht mit EC-/Kreditkarte bezahlen
☐ Ich hatte andere Preisvorstellungen
☐ Ich konnte das Produkt nicht kaufen, da es nicht vorrätig war
☐ Sonstiges

Zurück | Weiter

SCHRIFTENREIHE MASTERSTUDIENGANG CONSUMER HEALTH CARE

herausgegeben von Prof. Dr. Marion Schaefer

ISSN 1869-6627

1 *Lena Harmann*
Patienteninformation und Shared Decision Making im Lichte des Publikumswerbeverbotes für verschreibungspflichtige Arzneimittel
ISBN 978-3-8382-0056-9

2 *Janna K. Schweim*
Untersuchungen zum Arzneimittelversandhandel aus Verbrauchersicht
ISBN 978-3-8382-0071-2

3 *Ansgar Muhle*
Deutsche Gesundheitsportale im Netz
Kritische Einschätzung anhand der gängigen Qualitätssiegel
ISBN 978-3-8382-0086-6

4 *Elizabeth Storz*
Psychopharmakamarkt in Deutschland
Eine Untersuchung zu den Strukturveränderungen durch das Arzneiversorgungs-Wirtschaftlichkeitsgesetz (AVWG)
ISBN 978-3-8382-0109-2

5 *Ursula Sellerberg*
Heilpflanzen-Datenbanken im Internet
Eine kritische Untersuchung anhand verbraucherrelevanter Kriterien
ISBN 978-3-8382-0092-7

6 *Rüdiger Kolbeck*
Arzneimittelfälschungen auf globaler und nationaler Ebene
Eine Studie über das Problembewusstsein bei Patienten und Experten
ISBN 978-3-8382-0155-9

7 *Silke Lauterbach*
Das diabetische Fußsyndrom
Ein Ratgeber zur Identifizierung von Risikopatienten in der Apotheke
ISBN 978-3-8382-0182-5

8 *Judith Rommerskirchen*
Die Arzneimittelrabattverträge der gesetzlichen Krankenversicherungen
Eine Studie über Probleme bei ihrer Umsetzung an der Schnittstelle von Arzt und Apotheker
ISBN 978-3-8382-0253-2

9 *Verena Purrucker*
Möglichkeiten und Grenzen von Franchisesystemen in der zahnärztlichen Versorgung in Deutschland
ISBN 978-3-8382-0186-3

10 *Stefan Prüller*
Risiken und Nebenwirkungen auf der Spur
Konsumentenberichte über unerwünschte Arzneimittelwirkungen als Chance für Krankenkassen
ISBN 978-3-8382-0318-8

11 *Denny Lorenz*
Development of a Standard Report for Signal Verification on Public Adverse Event Databases
ISBN 978-3-8382-0432-1

12 *Kerstin Bendig*
Risikomanagement in der Arzneimittelsicherheit
Ansätze zur Effektivitätsbewertung von Risikominimierungsmaßnahmen in den USA und Europa im Vergleich
ISBN 978-3-8382-0438-3

13 *Dirk Klintworth*
Reporting Guidelines und ihre Bedeutung für die Präventions- und Gesundheitsförderungsforschung
ISBN 978-3-8382-0448-2

14 *Judith Weigel*
Schwangerschaft bei Frauen mit und ohne Autoimmunerkrankungen
Ein Vergleich hinsichtlich der mütterlichen Charakteristika und des Ausgangs der Schwangerschaft
ISBN 978-3-8382-0468-0

15 *Christopher Funk*
Mobile Softwareanwendungen (Apps) im Gesundheitsbereich
Entwicklung, Marktbetrachtung und Endverbrauchermeinung
ISBN 978-3-8382-0493-2

16 *Carmen Flecks*
Auf der Suche nach Psychotherapie
Bedarfsplanung für die Psychotherapie unter besonderer Berücksichtigung des Versorgungsstrukturgesetzes 2012 (GKV-VStG)
ISBN 978-3-8382-0498-7

17 *Beate Kern*
Arzneimittel für seltene Erkrankungen:
Evidenzlevel der Wirksamkeitsstudien, Frühe Nutzenbewertung und Preisentwicklung in Deutschland
ISBN 978-3-8382-0762-9

18 *Heike Dally*
Anforderungen an das Design klinischer Studien in der Onkologie nach Einführung der frühen Nutzenbewertung
ISBN 978-3-8382-0933-3

19 *Malena Johannes*
Big Data for Big Pharma
An Accelerator for The Research and Development Engine?
ISBN 978-3-8382-0942-5

20 *Christian Keinki*
Informationsbroschüren für Krebspatienten
Eine empfehlenswerte Quelle für Ratsuchende?
ISBN 978-3-8382-0920-3

21 *Anne Thoring*
Gesundheits-Applikationen (Apps) von pharmazeutischen Unternehmen und Medizinprodukte-Herstellern
Chancen und Risiken für die Patientenkommunikation
ISBN 978-3-8382-1009-4

22 *Cornelia Wiese*
Frühe Nutzenbewertung von Arzneimitteln aus Sicht der behandelnden Ärzte
ISBN 978-3-8382-0923-4

23 *Raphael Sell*
Arzneimitteltherapiesicherheit aus der Apotheke
Eine Studie zur Medikationsanalyse
ISBN 978-3-8382-1187-9

24 *Moritz Bayer*
Das „Showrooming"-Verhalten von Konsumenten im deutschen Arzneimittel- und Apothekenmarkt
Ursachen, Ausprägungen und strategische Handlungsempfehlungen für die operative Apothekenführung
ISBN 978-3-8382-1160-2

ibidem.eu

www.ingramcontent.com/pod-product-compliance
Ingram Content Group UK Ltd.
Pitfield, Milton Keynes, MK11 3LW, UK
UKHW062307290726
14090UKWH00018B/927

9 783838 211602